Ratgeber für die
Pflege zu Hause

Hilfe im Alltag für Angehörige und Pflegende

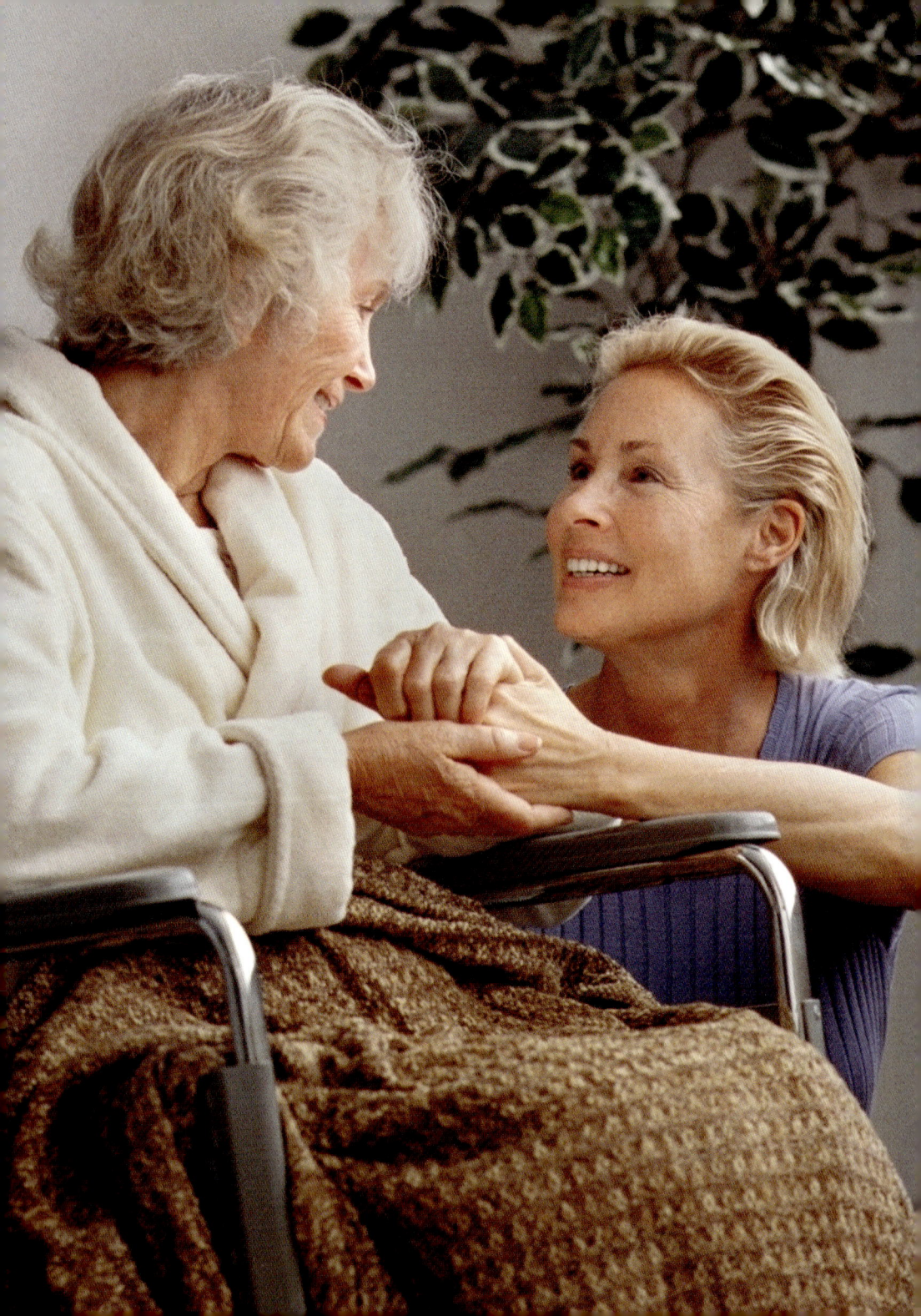

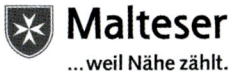
Malteser
... weil Nähe zählt.

Ratgeber für die
Pflege zu Hause

Hilfe im Alltag für Angehörige und Pflegende

London, New York, Melbourne, München und Delhi

British Medical Association
Dr. Mark Porter (Chair of Council), Dr. Andrew Dearden
(Treasurer),
Dr. Steve Hajioff (Chairman of Representative Body)
Fachliche Redaktion für die BMA Dr. Michael Peters

Mit Beiträgen von
Russell Caller, Doortje Cramer-Scharnagl, Helen Crawley,
Jemima Dunne, Anna Jordan, Polly Landsberg, Dawn Mohun,
Henny Pearmain, David Taylor

DK
Programmleitung Jonathan Metcalf
Programmmanager Liz Wheeler
Cheflektorat Angeles Gavira, Sarah Larter
Lektorat Janet Mohun, Andrea Bagg
Redaktion Joanna Edwards, Martyn Page
Redaktionsassistenz Kaiya Shang
Bildredaktion Michelle Baxter, Duncan Turner,
Sue Peachy, Rob Nunn
Herstellung Alice Sykes, Nikoleta Parasaki
Art Director Philip Ormerod, Nigel Wright, XAB
Fotos Ruth Jenkinson

DK Delhi
Cheflektorat Rohan Sinha
Redaktion Ritu Mishra
Bildredaktion Sudakshina Basu, Shreya Anand Virmani
DTP-Design Balwant Singh, Arjinder Singh, Bimlesh Tiwary
Herstellung Pankaj Sharma

Für die deutsche Ausgabe:
Programmleitung Monika Schlitzer
Projektbetreuung Andrea Göppner
Herstellungsleitung Dorothee Whittaker
Herstellungskoordination Claudia Rode
Herstellung und Covergestaltung Anna Ponton

Bibliografische Information der Deutschen Bibliothek
Die Deutsche Bibliothek verzeichnet diese Publikation in der
Deutschen Nationalbibliografie; detaillierte bibliografische
Daten sind im Internet über http://dnb.ddb.de abrufbar.

Titel der englischen Originalausgabe:
BMA Carer's Manual

© Dorling Kindersley Limited, London, 2013
Ein Unternehmen der Penguin-Gruppe

© der deutschsprachigen Ausgabe by Dorling Kindersley Verlag
GmbH, München, 2014
Alle deutschsprachigen Rechte vorbehalten

Übersetzung Angie Dröher, Ute Villwock
Lektorat und inhaltliche Überarbeitung
Dr. Doortje Cramer-Scharnagl
Fachliche Beratung Katja Dördrechter

ISBN 978-3-8310-2446-9

Printed and bound in China

Besuchen Sie uns im Internet
www.dorlingkindersley.de

INHALT

VORWORT

Was passiert mit mir, wenn ich mich einmal nicht mehr selbst versorgen kann? Wenn ich aufgrund von Alter oder Krankheit auf Hilfe angewiesen sein werde? Welche Wünsche und Vorstellungen, welche Ansprüche werde ich dann an mein Leben haben?

Die meisten von uns haben sich diese Fragen schon einmal gestellt, und mit nur wenigen Ausnahmen beantworten wir sie alle gleich:

»Ich möchte in meiner gewohnten Umgebung bleiben, in der Nähe von Freunden und Verwandten. Ich möchte versorgt werden von Menschen, die respekt- und liebevoll mit mir umgehen. Die wissen, was zu tun ist, und mir keine Schmerzen zufügen. Menschen, die auf meine Bedürfnisse eingehen, auch wenn ich sie vielleicht nicht mehr äußern kann. Die mir helfen, so viel Eigenständigkeit wie möglich zu behalten. Menschen, die mich in meiner Gesamtheit sehen, nicht nur auf Krankheit und Gebrechlichkeit reduziert. Menschen, die meine Biografie kennen, damit sie verstehen, warum ich bin, wie ich bin. – Ich möchte meine Würde behalten.«

Wie kann man es als Pflegender schaffen, auf diese Wünsche, die so sehr nachvollziehbar sind, einzugehen? Wie die komplexen Anforderungen bewältigen?

Dieses Buch gibt Ihnen eine Vielzahl von Hilfen an die Hand. Es ist ein Ratgeber, der alle Bereiche des alltäglichen Lebens umfasst: von Wohnraumanpassung über Hilfsmittel, Ernährung, Körperpflege und Notfallmaßnahmen bis hin zu finanziellen, rechtlichen und psychologischen Fragen. Praktische Tipps und anschauliche Anleitungen erleichtern Ihnen den Pflegealltag. Sie finden zudem wichtige Hinweise darauf, wo Sie Hilfe erhalten, die Sie unbedingt in Anspruch nehmen sollten!

Geben Sie auf sich Acht, sorgen Sie für ausreichend Freiräume und lassen Sie auch negative Gefühle zu! Selbstreflexion und Kommunikation sind die Basis für eine harmonische Pflegesituation, die trotz aller Belastungen auch viel Zufriedenheit und Freude bringen kann. Reden Sie miteinander, teilen Sie Wünsche, Sorgen und Ängste und versuchen Sie, sich hineinzuversetzen in die Rolle des jeweils anderen.

Die Aufgabe, einen Menschen zu pflegen, ist unglaublich anspruchsvoll, sie zu bewältigen, unglaublich bereichernd!

Und ... ganz wichtig: Lachen sie miteinander! Nichts verbindet zwei Menschen mehr und nimmt den Druck aus jeder noch so festgefahrenen Situation!

Katja Dördrechter
Staatlich examinierte Krankenschwester
Ausbildungsreferentin des Malteser Hilfsdienstes e.V.
Projektleiterin des MalTa in Bottrop, ein Tagestreff für
Menschen im Frühstadium der Demenz

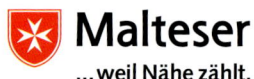

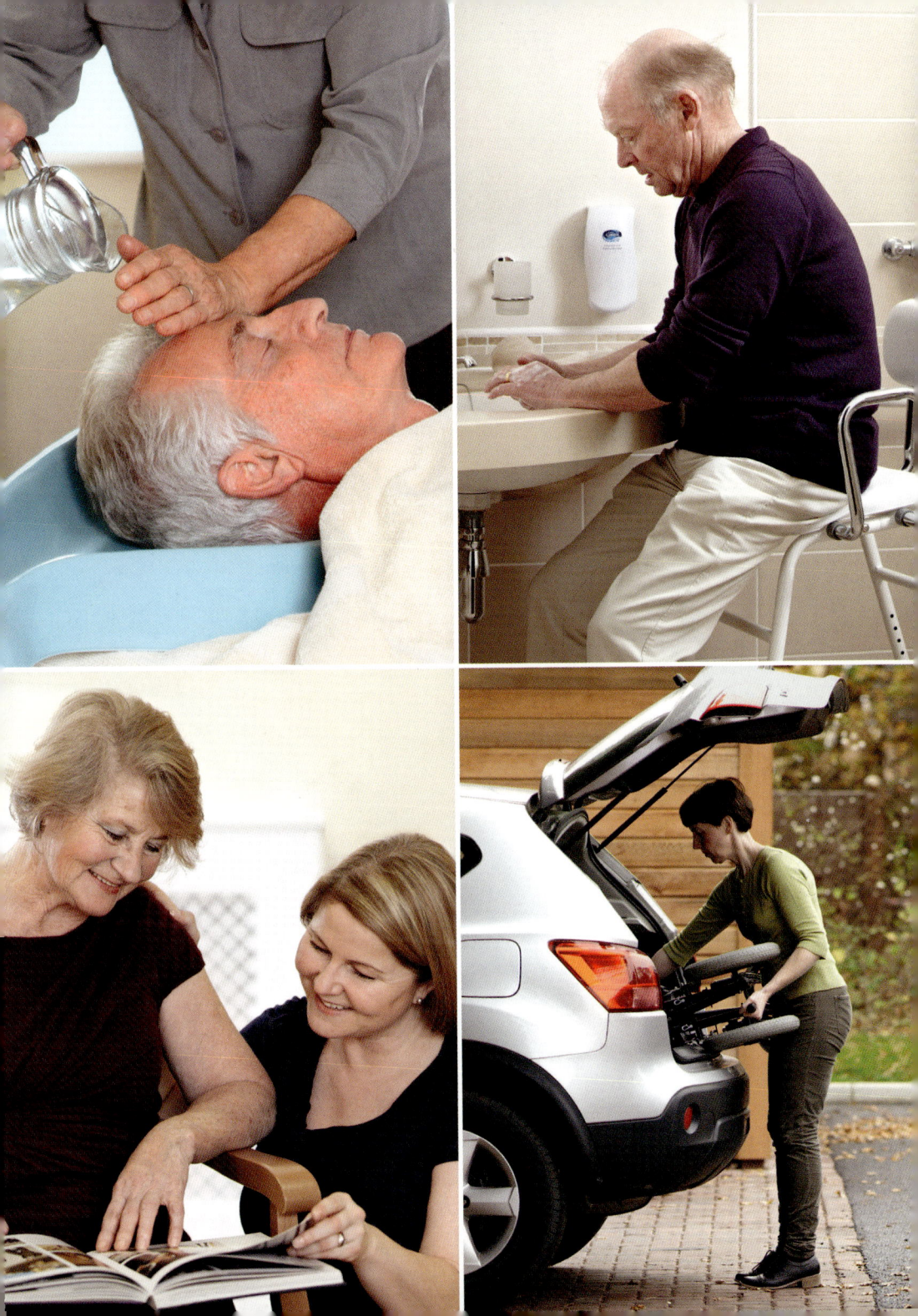

1

DIE ENTSCHEIDUNG, EINEN MENSCHEN ZU PFLEGEN

DIE ROLLE DER PFLEGENDEN

Einen Menschen zu pflegen, heißt, Verantwortung zu übernehmen – sich mit Mitgefühl, Respekt und Würde um die Gesundheit und das Wohlbefinden eines Anderen zu kümmern. Wenn beispielsweise Ihre Partnerin oder ein naher Verwandter alt oder krank wird, könnten Sie die geeignete Person für deren Pflege sein. Sie kennen sich gegenseitig oft sehr gut und es besteht ein tiefes Vertrauen zueinander.

Jemanden zu pflegen, erfordert Geduld und Sie müssen das richtige Maß zwischen Förderung der Eigenständigkeit und Hilfestellung finden. Es kann sein, dass die Übernahme der Pflege weder für Sie noch für die pflegebedürftige Person die beste Wahl ist. Daher ist es wichtig, die Bedürfnisse aller Beteiligten realistisch zu beurteilen und auch andere Familienmitglieder dabei nicht außer Acht zu lassen.

Umfang der Hilfestellung

Wie viel Hilfestellung Sie leisten müssen, hängt von der Situation der zu betreuenden Person ab. Manche Menschen benötigen nur Unterstützung bei bestimmten Dingen, wie beim Kochen oder Einkaufen. Jemand, den Sie außerhalb Ihres Haushalts betreuen, braucht Sie ggf. nur gelegentlich für Arzttermine oder Verwandtenbesuche.

PFLEGE WIRD AUS VERSCHIEDENEN GRÜNDEN BENÖTIGT

- **Allgemeine Verschlechterung des Gesundheitszustands** Die meisten älteren Menschen waren in ihrem Leben unabhängig und genießen auch das Alter noch mit relativ guter und stabiler Gesundheit. Gewisse Beeinträchtigungen der Gesundheit gehören jedoch zum Alterungsprozess. Meist wird irgendwann Unterstützung bei der täglichen Versorgung benötigt.

- **Gedächtnisstörungen** Im Alter lässt das Kurzzeitgedächtnis nach und wir vergessen z. B., wo wir Schlüssel abgelegt haben. Ernsthafte Gedächtnisprobleme, wie sie bei Demenz vorkommen (siehe folgende Seite), können für Menschen, die allein leben, zu einer echten Gefahr werden. So vergessen sie etwa das Gas abzudrehen, Medikamente einzunehmen oder wie sie nach einem Spaziergang wieder nach Hause gelangen.

- **Erkrankungen** Viele Krankheiten, u. a. Schlaganfall, Herzinfarkt, Krebs oder Demenz, können zur Pflegebedürftigkeit eines Menschen führen. Häufig treten sie bei älteren Menschen auf – dann kommt zu den krankheitsbedingten Schwierigkeiten der natürliche, altersbedingte Abbau hinzu und die Pflegeanforderungen können komplex werden. Doch auch junge Menschen können an diesen Leiden erkranken.

- **Stürze** Ältere Menschen stürzen häufiger als junge und verletzen sich dabei leichter. Stürze verunsichern und verringern so eigene Aktivitäten. Unter Umständen kann ein Sturz die entscheidende Wende im Leben eines älteren Menschen bedeuten und ihn plötzlich von einer unabhängigen in eine hilfsbedürftige Person verwandeln.

- **Depressionen und Angstzustände** Darunter leiden ältere Menschen häufiger als junge, da sie generell abbauen und oft ihre Lebensaufgabe oder Unabhängigkeit verlieren. Depressionen können auch die Folge anderer Gesundheitsprobleme sein, etwa bei Schilddrüsen- oder Herzkrankheiten.

- **Trauerfälle** Der Verlust des Partners führt oft zu großer Leere und Trauer. Für manchen hat das Leben scheinbar keinen Sinn mehr. Die gegenseitige Unterstützung fehlt, da sich gesundheitliche Bedürfnisse und Alltagsfähigkeiten zweier älterer Partner häufig ergänzen. Stirbt der eine, so kommt der andere allein nur noch schwer zurecht.

- **Chronische Leiden** Menschen mit chronisch fortschreitenden Krankheiten, wie z. B. Multipler Sklerose (MS) oder Parkinson, benötigen – abhängig von Stadium und Schwere der Krankheit – unterschiedlich intensive pflegerische Hilfe.

Benötigt die Person jedoch Hilfe bei Grund-
bedürfnissen, etwa beim Essen oder der
Körperpflege, müssen Sie möglicherweise
rund um die Uhr einsatzbereit sein. In diesem Fall sollten Sie erwägen, ob der oder
die Betroffene in Ihren Haushalt umziehen kann. Dazu können pflegegerechte
Anpassungen notwendig werden (S. 26–41).
Alternativ sollte auch ein Pflegeheim in
Erwägung gezogen werden.

■ **Kurzzeitpflege** Ihre Angehörige oder Ihr
Partner benötigt nur kurze Zeit Hilfe, um
sich etwa von einem Sturz, einer Operation oder einer plötzlichen Krankheit, z. B.
einem Herzinfarkt, zu erholen. Anfangs ist
sicherlich intensive Pflege im Krankenhaus nötig, doch mit Beginn der Genesung
ist die Versorgung zu Hause oft die beste
Entscheidung.

Zunächst wird eine Ganztagsbetreuung
notwendig sein und Sie könnten überlegen, kurzzeitig bei der betroffenen Person
einzuziehen. Mit fortschreitender Genesung verringert sich der Pflegeaufwand
und es genügt, wenn Sie nur bei Bedarf
vorbeikommen.

■ **Langzeitpflege** Bei dauerhafter Min-
derung körperlicher oder geistiger Fähigkeiten ist eine Person auf Langzeitpflege
angewiesen. Solche Veränderungen
können schleichend eintreten und sind

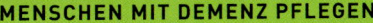

MENSCHEN MIT DEMENZ PFLEGEN

Demenz ist ein häufiger Grund für Pflegebedürftigkeit. Das Demenzrisiko steigt mit dem
Alter. Demenz kann auch bei ansonsten guter
Gesundheit einsetzen. Wenn Sie sich um eine
demenzkranke Person kümmern, müssen Sie
sich bewusst sein, dass die Krankheit immer
weiter fortschreitet und sehr langwierig sein
kann. Die Symptome sind vielschichtig:

■ Störungen des Kurzzeitgedächtnisses zählen zu den Hauptsymptomen. Sie führen zu
vielerlei Problemen: Man vergisst z. B. den
Herd auszuschalten oder verlegt Dinge.

■ Urteilsvermögen und Orientierungsfähigkeit
werden im Verlauf der Erkrankung immer
stärker beeinträchtigt. Irgendwann sind
auch einfache alltägliche Aufgaben für die
Erkrankten nicht mehr zu bewältigen.

■ Demenzkranke verkennen oft Situationen
und verhalten sich dann »unangemessen«,
wehren z. B. eine Hilfestellung ab.

■ Es treten oft Unruhezustände und Störungen des Schlaf-Wach-Rhythmus auf
(S. 107). Am Tag fühlt sich die Person dann
schläfrig und kann sogar Essen und Trinken
vergessen.

anfangs manchmal nicht eindeutig. Sie
bemerken vielleicht, dass die betroffene
Person sich zurückzieht und das Interesse
an früheren Hobbys verliert. Lebt sie allein,
fällt Ihnen vielleicht auf, dass sie etwa beim
Saubermachen der eigenen Wohnung
nachlässig wird. Lebt sie bei
Ihnen, wird die zunehmend
notwendige Betreuung oft
früher offensichtlich, z. B.
wenn Sie sie nicht mehr
gerne allein lassen, sei es
weil Sie einkaufen oder zur
Arbeit gehen müssen.

Unterstützung

Der langsame Verlust der Fingerfertigkeit ist äußerst hinderlich,
da sämtliche Tätigkeiten beeinträchtigt sind – vom Anziehen
bis zur Medikamenteneinnahme.
Hier ist häufig Hilfe nötig.

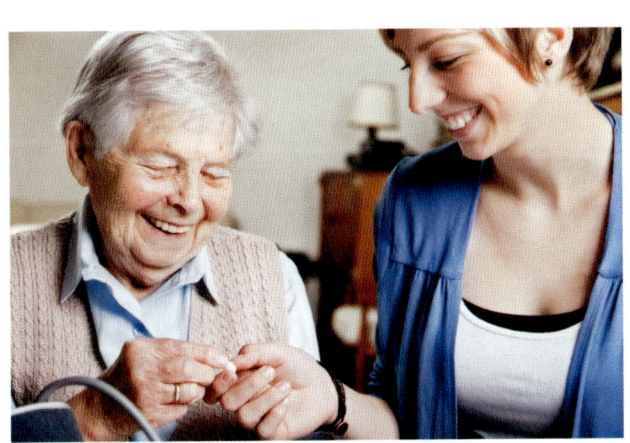

DIE ENTSCHEIDUNG ZUR PFLEGE

Wenn der Partner pflegebedürftig wird, empfindet man die Übernahme der Pflege meist als selbstverständlich. Entwickelt sich der Hilfsbedarf aufgrund einer chronischen Erkrankung oder altersbedingt nach und nach, kann man in die Rolle als Pflegeperson langsam hineinwachsen. Anders ist es, wenn ein Verwandter, der nicht bei Ihnen lebt, pflegebedürftig wird. Sie sollten die Entscheidung zu dessen Pflege nicht allein treffen. Sprechen Sie mit Ihrer Familie und der betroffenen Person darüber und beraten Sie sich auch mit dem zuständigen Arzt. Er kann den Pflegebedarf einschätzen.

Absprachen mit dem Arbeitgeber

Pflege und Beruf zu vereinbaren, ist nicht leicht. Deswegen haben Arbeitnehmer in Deutschland die Möglichkeit, sich bis zu einem halben Jahr ganz oder teilweise von der Arbeit freistellen zu lassen (Pflegezeit) oder ihre Arbeitszeit bis zu zwei Jahre lang auf 15 Wochenstunden zu reduzieren (Familienpflegezeit). Dafür müssen bestimmte Voraussetzungen erfüllt sein (S. 210–211) – sprechen Sie frühzeitig mit Ihrem Arbeitgeber darüber.

Das Familienleben

Bevor Sie sich zur Pflege eines Menschen außerhalb Ihres Haushalts entscheiden, sollten Sie überlegen, inwieweit die anderen Familienmitglieder davon betroffen sind. Bleibt Ihnen noch genügend Zeit für die Familie? Diese Dinge sollten unbedingt gemeinsam besprochen und das Für und Wider abgewägt werden.

Sprechen Sie mit der betroffenen Person

Was möchte der Betroffene? Oft weiß er selbst am besten, bei welchen täglichen Arbeiten er Unterstützung braucht. Mit der Zustimmung zu Ihrer Hilfe wird Ihre Rolle einfacher. Wird Hilfe hingegen eher abgelehnt, müssen Sie zur Erweiterung des Betreuungsumfangs kreativer werden, z. B. indem Sie die Stundenzahl der Reinigungskraft erhöhen oder wöchentliche bzw. tägliche Besuche weiterer Helfer (Verwandte, Nachbarn) einplanen.

Bei beginnendem Gedächtnisverlust, der schließlich zu einer Einschränkung der Geschäftsfähigkeit führen kann, müssen Sie an eine Vorsorgevollmacht (S. 195–196) denken, um bei Bedarf Entscheidungen für die betreute Person treffen zu können.

Ambulante Pflege

In Deutschland erstellen der Medizinische Dienst der Krankenversicherung (MDK) für gesetzlich bzw. die MEDICPROOF GmbH für privat Versicherte von jedem, der Leistungen von der Pflegeversicherung bean-

---

PRAKTISCHE ERWÄGUNGEN

Einige praktische Fragen müssen geklärt werden, bevor Sie sich um einen anderen Menschen kümmern.

- Wie viel Pflegebedarf ist realistisch?
- Bin ich die am besten geeignete Person oder käme jemand anderes infrage?
- Von wem möchte der Betroffene gepflegt werden (sofern Alternativen bestehen)?
- Habe ich die Situation mit der Familie und anderen besprochen?
- Muss die eigene bzw. die Wohnung des Betroffenen verändert werden?
- Wie kann ich Teil- oder Vollzeitpflege leisten, während ich selbst arbeite?
- Bin ich dazu bereit, bei Bedarf meine Arbeit aufzugeben?
- Weiß ich, welche finanziellen Hilfen mir als Pflegender zustehen, und wie wirkt sich die Pflege auf meine finanzielle Situation aus (S. 202–212)?

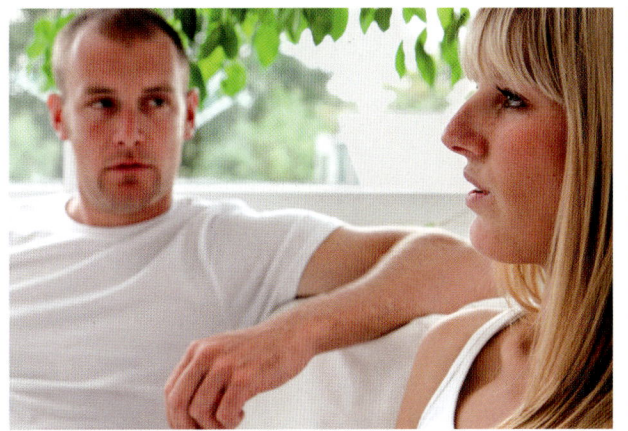

rigen über den erforderlichen Hilfsbedarf und Hilfsmittel spricht. Bereiten Sie sich auf diesen Besuch gut vor (S. 211).

Steht die Pflegestufe fest, können entsprechende Leistungen eines ambulanten Pflegedienstes in Anspruch genommen werden, der bei der Grundpflege (Körperpflege, Ernährung, Mobilität) und der hauswirtschaftlichen Versorgung unterstützen kann.

Unterstützendes Netzwerk
Ihre Entscheidung zur Pflege wirkt sich auf viele andere Menschen aus. Vergewissern Sie sich, dass alle betroffenen Personen Sie sowohl persönlich als auch organisatorisch unterstützen.

tragt, ein Gutachten zu Pflegebedürftigkeit und Pflegeaufwand. In der Regel geschieht dies bei einem Hausbesuch, bei dem sich der Gutachter ein Bild vom Zustand des Betroffenen und seiner Wohnsituation macht und mit ihm und ggf. den Angehö-

Neubeurteilung der Situation
Der Zustand des Hilfsbedürftigen kann sich sowohl verbessern als auch verschlechtern. Verschlechtert sich die Situation nach einigen Wochen oder Monaten, müssen Sie Ihre Entscheidung zur Pflege ggf. noch einmal überdenken. Sprechen Sie mit dem zuständigen Arzt und bitten Sie eventuell um eine Überweisung an einen Geriater. Manchmal ist ein Pflegeheim doch die bessere Lösung.

MEDIZINISCHE FACHKRÄFTE

- **Arzt** Der Hausarzt der pflegebedürftigen Person ist für die medizinische Versorgung zuständig und kann an andere medizinische Dienste und Fachärzte überweisen.

- **Ambulante Pflegefachkräfte** Pflegedienste bieten häusliche Pflege an, wie z. B. Hilfe bei der Körperhygiene, Verbandwechsel und Verabreichung von Spritzen. Die Gesundheits- und Krankenpfleger stehen in Verbindung mit dem zuständigen Hausarzt, der die notwendige Versorgung verordnet.

- **Fachgesundheits- und Krankenpfleger** Für diverse Krankheiten gibt es speziell ausgebildete Fachpflegekräfte, z. B. für häusliche Intensivpflege, onkologische Pflege, Diabetesberatung oder Gerontopsychiatrie.

- **Ergotherapeuten** Sie beraten u. a. bez. Wohnraumanpassung oder Hilfsmitteln, wodurch der Betroffene unabhängiger bleibt.

- **Physiotherapeuten** Sie unterstützen die Aufrechterhaltung bzw. Wiedererlangung körperlicher Fähigkeiten durch Verbesserung der Beweglichkeit, der Kraft und der Bewegungsabläufe.

- **Geriater** Diese Fachärzte haben sich auf die Betreuung und Behandlung älterer Menschen mit chronischen (Mehrfach-)Erkrankungen spezialisiert, darunter vor allem altersassoziierte Leiden wie etwa Demenz, Arthrose, Altersdepression u. a.

- **Andere Fachkräfte im Gesundheitswesen** Hierzu gehören z. B. Fußpfleger, Zahnärzte, Diät- und Ernährungsberater oder Palliativteams zur Versorgung und Begleitung unheilbar Kranker, deren Lebenserwartung begrenzt ist. Der Hausarzt kann an diese Fachkräfte überweisen bzw. ihre Dienste verschreiben.

DIE RICHTIGE UMGEBUNG

Jemanden im eigenen Haushalt zu pflegen, etwa den Partner, bedeutet, ständig einsatzbereit zu sein. Jemanden außer Haus zu pflegen, birgt andere Herausforderungen. Am einfachsten ist es, wenn man in der Nähe wohnt, doch bei guter Planung kann man auch Pflege aus größerer Entfernung anbieten. Benötigt der Betroffene bei vielen täglichen Verrichtungen Ihre Hilfe oder kann er nicht mehr ohne Risiko allein leben, müssen Sie erwägen, ihn zu sich nach Hause zu holen.

Menschen in deren Zuhause pflegen
Die meisten hilfsbedürftigen Menschen möchten am liebsten in ihrer gewohnten Umgebung bleiben. Benötigen sie nur bei wenigen Aufgaben Hilfe, ist dies oft möglich. Vorher sollte eine Bedarfsanalyse erfolgen (S. 12), um sicherzugehen, dass das Leben allein gefahrlos möglich ist.

In den meisten Wohnungen lauern Sturzgefahren, z. B. Teppiche. Ein Ergotherapeut hilft, die Wohnung sicherer zu machen. Er berät auch, welche sonstigen Hilfsmittel es gibt (S. 26–41), damit der Betroffene so lange wie möglich dort wohnen bleiben kann.

Aus der Entfernung pflegen
Wenn Sie weiter weg von der hilfsbedürftigen Person wohnen, ist das Erkennen ihrer Bedürfnisse zum richtigen Zeitpunkt nicht einfach und die Herausforderung steigt. Bei plötzlichem Unwohlsein schnell vor Ort zu sein, ist problematisch. Auch die finanzielle Belastung ist nicht zu unterschätzen, da regelmäßige Fahrtkosten entstehen. Mit steigendem Alter der Person wird eine effektive Betreuung immer schwieriger.

Ein gut strukturierter und organisierter Betreuungsplan, in den mehrere Personen eingebunden sind, kann die Situation verbessern. Irgendwann ist es jedoch

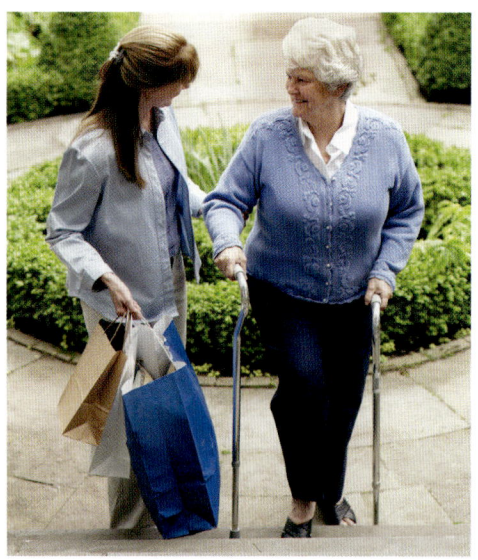

Unterstützung zu Hause
Solange sie bei einigen täglichen Arbeiten, wie z. B. Einkaufen, Hilfe erhalten, können viele pflegebedürftige Menschen weiterhin zu Hause leben.

sicherlich vernünftiger, entweder selbst in die Nähe des hilfsbedürftigen Menschen zu ziehen oder diesen zu sich zu holen.

Besprechen Sie gemeinsam den Hilfsbedarf und lassen Sie sich beraten (S. 28). Womöglich hat der Betroffene Anspruch auf Leistungen der Pflegeversicherung, so dass während Ihrer Abwesenheit andere Menschen die Versorgung übernehmen können (S. 22). Manche Hilfsdienste für Senioren werden auch ehrenamtlich angeboten, vermittelt z. B. von kommunalen Seniorenberatungen oder der Diakonie.

Der Betroffene zieht bei Ihnen ein
Die Entscheidung, einen Menschen bei sich aufzunehmen, darf nicht voreilig getroffen werden. Zunächst sollten Sie sich fragen, wie gut Sie und Ihre Familie mit der Person auskommen. Lautet die Antwort: »Nicht

sehr gut«, dann wird es problematisch werden, diese Person zukünftig rund um die Uhr im Haus zu haben.

Weiterhin muss bedacht werden: Wie viel Privatsphäre ist für Sie, Ihre Familie und die betroffene Person möglich? Kann sie weiterhin eigenen Interessen nachgehen und Freunde einladen? Wird sie sämtliche Mahlzeiten mit Ihnen einnehmen? Kann sie Lärm und Unordnung Ihrer Kinder ertragen? Diese Fragen sollten Sie unbedingt frühzeitig mit allen Beteiligten klären.

Bei notwendigen Veränderungen in Ihrer Wohnung muss geklärt werden, welche Kosten dies mit sich bringt und ob Sie dazu finanzielle Unterstützung erhalten können. Einen Menschen zu Hause zu pflegen, ist anstrengend und anspruchsvoll – Sie sollten in jedem Fall darüber nachdenken, Hilfe in Anspruch zu nehmen (S. 22–25).

Hausnotrufsysteme

Mit einem Hausnotrufsystem können allein lebende Menschen im Notfall leicht Hilfe herbeirufen. Die Basisstation wird an das Telefonsystem angeschlossen, mit ihr

verbunden ist ein tragbarer Notrufsender, der auf Knopfdruck ein Signal an die Notrufzentrale sendet. Der Notrufsender kann am Handgelenk oder um den Hals getragen werden. Wird per Knopfdruck Alarm ausgelöst, so kann die Zentrale über ein Freisprechgerät mit der betroffenen Person Kontakt aufnehmen, auch wenn diese z. B. im Nebenzimmer gestürzt ist. Antwortet sie nicht, so wird der Bereitschaftsdienst alarmiert. Es gibt viele unterschiedliche Sensoren und Alarmsysteme, u. a.:

■ **Aktiver Notruf** Hier wird der Alarm im eigenen Haus von Hand ausgelöst (siehe oben). Mobile Systeme bieten die Möglichkeit, auch von unterwegs Hilfe zu alarmieren.

■ **Passiver Notruf** Es wird erfasst, wenn der Nutzer sich längere Zeit nicht bewegt bzw. meldet. Dann erfolgt eine telefonische Nachfrage oder jemand schaut vor Ort nach, ob alles in Ordnung ist.

■ **Fallsensoren** Der Alarm wird im Falle eines Sturzes automatisch ausgelöst.

■ **Rauchmelder** Sie reagieren z. B. auf Kohlenmonoxid, Hitze und Rauch (S. 31).

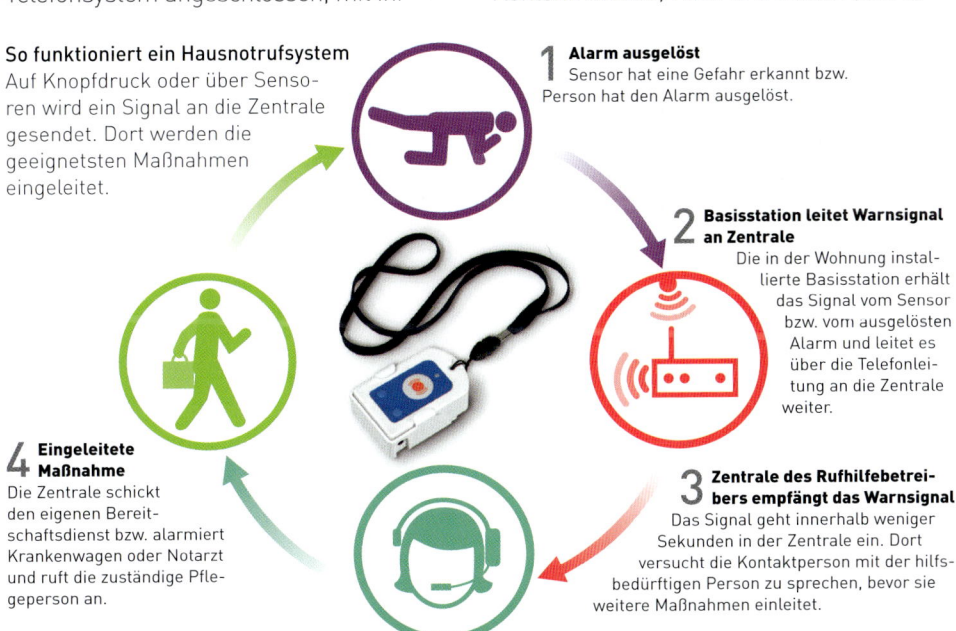

So funktioniert ein Hausnotrufsystem
Auf Knopfdruck oder über Sensoren wird ein Signal an die Zentrale gesendet. Dort werden die geeignetsten Maßnahmen eingeleitet.

1 Alarm ausgelöst
Sensor hat eine Gefahr erkannt bzw. Person hat den Alarm ausgelöst.

2 Basisstation leitet Warnsignal an Zentrale
Die in der Wohnung installierte Basisstation erhält das Signal vom Sensor bzw. vom ausgelösten Alarm und leitet es über die Telefonleitung an die Zentrale weiter.

4 Eingeleitete Maßnahme
Die Zentrale schickt den eigenen Bereitschaftsdienst bzw. alarmiert Krankenwagen oder Notarzt und ruft die zuständige Pflegeperson an.

3 Zentrale des Rufhilfebetreibers empfängt das Warnsignal
Das Signal geht innerhalb weniger Sekunden in der Zentrale ein. Dort versucht die Kontaktperson mit der hilfsbedürftigen Person zu sprechen, bevor sie weitere Maßnahmen einleitet.

VERÄNDERTE BEZIEHUNGEN

Eine fürsorgliche Beziehung aufzubauen, in der Sie und die pflegebedürftige Person das Gleichgewicht zwischen Unterstützung und Unabhängigkeit finden, kostet Zeit. Ältere Menschen bestehen oft fest darauf, ihre Unabhängigkeit und die tägliche Routine beizubehalten, obgleich ihnen dies offensichtlich schwerfällt und vielleicht sogar Risiken in sich birgt.

Einen Freund oder Nachbarn pflegen

Einen Freund oder Nachbarn zu pflegen, ist etwas ganz anderes, als den Partner oder einen Verwandten zu unterstützen. Da die Beziehung meist nicht so eng ist, können manche Pflegemaßnahmen schambehaftet sein. Wenn Sie das Gefühl haben, dass Sie mehr tun, als Sie eigentlich wollen oder sollten, versuchen Sie z. B. ein Familienmitglied des Betroffenen oder einen Pflegedienst für diese Aufgaben zu engagieren. Fühlt man sich bei der Pflege unwohl, treten leicht Verstimmungen auf, worunter die Beziehung leidet. Pflegeverantwortung kann leicht zu viel werden.

Am Anfang haben Sie vielleicht einmal pro Woche den Einkauf oder die gelegentliche Begleitung zum Arzt übernommen. Doch der Gesundheitszustand Ihres Schützlings hat sich seither verschlechtert, und nun wird von Ihnen Hilfe beim Essen, Anziehen und Waschen erwartet.

Beansprucht die Pflege mehr Zeit oder Kraft als Sie aufbringen können, führen Sie mit der betroffenen Person ein ehrliches Gespräch und erklären Sie, dass Sie diese Pflege nicht länger leisten können. Bieten Sie dabei Hilfe bei der Suche nach Alternativen an, z. B. über Sozialdienste, Pflegedienste oder Wohlfahrtsverbände (S. 213).

Die eigenen Eltern pflegen

Die Pflege eines Elternteils kann emotional anstrengend sein, da man selbst früher auf die beiden angewiesen war. Umgekehrt kann es für Vater oder Mutter ebenso schwierig sein, von Ihnen abhängig zu sein, wohl wissend, dass Sie Ihre eigenen Verpflichtungen im Leben haben. Sie müssen für sich entscheiden, ob Sie sich dazu in der Lage fühlen, die eigenen Eltern umfassend zu pflegen oder ob Sie lieber nicht die Hauptpflegeperson sein möchten. Die Pflege eines Angehörigen kann die Beziehung vertiefen, sie aber auch sehr belasten.

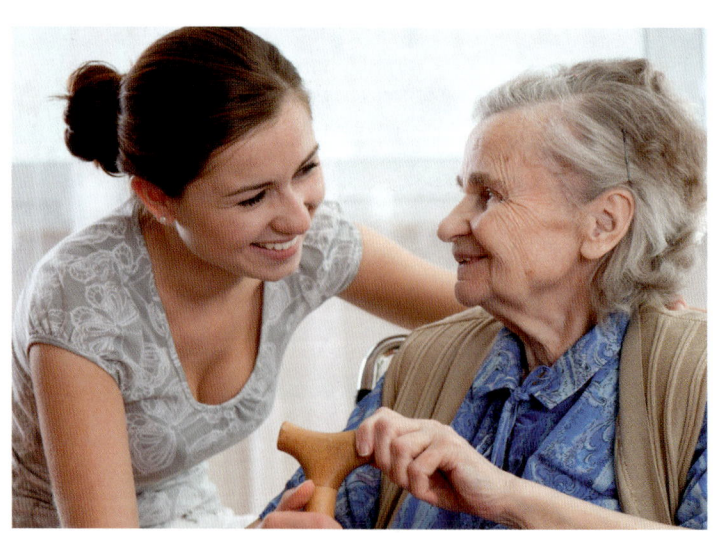

Enge Bindung
Die Pflege eines Eltern- oder Großelternteils kann sehr verbinden, auch wenn beide ihre veränderten Rollen anpassen müssen.

■ **Veränderte Rollen** Auch als Erwachsene gehen wir häufig davon aus, dass die Eltern immer mit ihrer Liebe und Unterstützung für uns da sein werden. Zu merken, dass ein Elternteil nun auf uns angewiesen ist, kann zu Verlust- und Trauergefühlen führen. Ebenso ist es für die betroffene Mutter oder den Vater schwierig zu akzeptieren, dass sie nicht mehr Beschützer, sondern auf die Hilfe des eigenen Kindes angewiesen sind. Die Pflege kann für Sie eine Art Ausgleich für die Ihnen entgegengebrachte elterliche Fürsorge sein. Wenn Sie jedoch spüren, dass diese Pflege wie selbstverständlich von Ihnen erwartet wird, kann dies kränken und zu Schuldgefühlen führen (S. 21).

■ **Aufteilung der Pflege** Für bestimmte Aufgaben kann es vorteilhaft sein, einen ambulanten Pflegedienst (S. 22) zu engagieren, wenn Sie sich z. B. als Sohn oder Tochter nicht in der Lage sehen, Vater oder Mutter bei Inkontinenz zu waschen.

Manche ältere Menschen schämen sich, auf Hilfe beim Waschen und Anziehen angewiesen zu sein, und fühlen ihre Würde nur bewahrt, wenn dies nicht von Sohn oder Tochter erledigt wird. Die Pflege durch eine dritte Person kann unbelasteter ablaufen. Wenn sich ein Pflegedienst primär um die Intimpflege wie etwa Waschen und Anziehen kümmert, bleibt Ihnen außerdem mehr Zeit für Hilfe beim Essen oder für andere Aktivitäten. Dadurch können Sie eine »normalere« Beziehung mit Ihren Eltern aufrechterhalten.

Den eigenen Partner pflegen

Den eigenen Partner oder die eigene Partnerin zu pflegen, verändert die Natur der Beziehung. Wo sich einst Geben und Nehmen die Waage hielten, bietet nun ein Partner Pflege und Hilfe, während der andere zunehmend abhängiger wird.

■ **Die eigenen Gefühle verstehen** Ohne Zweifel sind Sie traurig, weil Ihr Partner krank ist. Auch Ärger oder Verbitterung sind möglich, da sich die Zukunft, die Sie einst gemeinsam geplant hatten, nun anders darstellt.

Wenn Sie einen Partner pflegen, der unter einer Erkrankung wie der Alzheimer-Krankheit leidet, kommt zusätzlich die emotionale Last hinzu, den Partner von einst immer mehr zu verlieren. Möglicherweise können Sie ihn nicht mehr als die Person empfinden, mit der Sie einst Ihr Leben teilten. In diesem Fall sind Gefühle wie Verzweiflung, Wut, Verletztheit oder Trauer darüber, dass Ihr Partner nicht mehr die Rolle in Ihrem Leben einnehmen kann, die er einst innehatte, ganz normal.

■ **Die sexuelle Beziehung** Die Krankheit Ihres Partners wirkt sich ggf. körperlich aus, so dass eine sexuelle Beziehung schwierig wird. Die von Ihnen erbrachte Intimpflege kann auch dazu führen, dass Sie Sex als unangenehm oder unangebracht empfinden. Sex ist für eine Partnerschaft aber oft wichtig. Versuchen Sie, mit Ihrem Partner über Ihre Gefühle zu reden, um Spannungen und aufkommende Gefühle der Isolation zu vermeiden.

DIE PERSÖNLICHE WAHL LASSEN

Die Versuchung, Dinge schnell selbst zu erledigen, mag groß sein, wenn Sie sehen, dass Sie vieles leichter schaffen, um das die betroffene Person schwer kämpfen müsste.

Es ist jedoch wichtig, sie möglichst viel allein tun zu lassen, und zwar auf ihre Weise. Dadurch bewahrt sie sich viele Fähig- und Fertigkeiten.

Es bewahrt die Würde, der eigenen Routine zu folgen und den eigenen Lebensstil zu leben.

Hilfreich ist oft, wenn Sie gemeinsam überlegen, wobei sie Hilfe braucht und was sie allein tun kann. Sie können gemeinsam einen Tages- oder Wochenplan ausarbeiten, in dem auch Raum für Gespräche vorgesehen ist.

ZEIT FÜR SICH SELBST

Andere Menschen zu pflegen, beeinflusst die eigene Gesundheit oft mehr, als man denkt. Forschungsergebnisse zeigen, dass Pflegende häufiger selbst Gesundheitsprobleme haben als jene Menschen, die diese Aufgaben nicht leisten.

Ihre gesundheitlichen Bedürfnisse

Oft fehlt Ihnen die Zeit, sich um sich selbst zu kümmern, oder Sie verkraften nur schwer, dass sich der Zustand Ihres »Patienten« vor Kurzem verschlechtert hat. Sie dürfen Ihre eigene Gesundheit jedoch nicht vernachlässigen. Denn wenn Sie ständig erschöpft oder gestresst sind, können Sie nicht Ihr Bestes geben, und wenn Sie selbst krank werden, können Sie sich nur schwer um andere kümmern. Gesunde Ernährung, ausreichend Schlaf, Bewegung und ein emotionales Wohlbefinden (S. 20) sind die Grundpfeiler für die eigene Gesundheit.

Professionelle Hilfe

Lassen Sie Ihren eigenen Arzt wissen, dass Sie jemanden pflegen, so dass Sie Rat und die nötige Unterstützung erhalten. Wenn er Ihre Situation kennt, kann er leichter die richtige Diagnose stellen und Sie gut behandeln, wenn Sie selbst Probleme haben.

Auch wenn Sie sehr beschäftigt sind, achten Sie darauf, dass Sie regelmäßige Vorsorgeuntersuchungen durchführen lassen. Fragen Sie Ihren Arzt ggf. nach einem Gesundheitscheck inklusive Gewichts- und Blutdruckkontrolle sowie Blut- und Urintest. Hierbei haben Sie auch die Möglichkeit, Ihre Gesundheitssituation mit ihm zu besprechen.

Hat die betreute Person eine Pflegestufe, kann für bestimmte Zeiten eine Ersatzpflege (Verhinderungspflege) in Anspruch genommen werden. Das geht auch, wenn Sie nur stundenweise verhindert sind. Auch eine stationäre Kurzzeitpflege ist möglich, damit Sie sich selbst eine Zeit lang erholen können (S. 24).

Gesunde Ernährung

Ausgewogene Mahlzeiten versorgen Sie mit der nötigen Energie für Ihren anstren-

---

SO BEEINFLUSST SIE DIE PFLEGE

Die Pflege eines anderen Menschen benötigt Zeit, Energie und Engagement und lässt dabei leicht die eigenen Bedürfnisse vergessen. Nehmen Sie sich daher regelmäßig Zeit, um die Auswirkungen dieser Aufgabe auf sich selbst zu beurteilen.

Fragen an sich selbst
- Können Sie allein das Haus verlassen, um persönliche Dinge in Ruhe zu erledigen?
- Wird Ihre Gesundheit beeinträchtigt?
- Kommen andere Familienmitglieder durch Ihre Pflegerolle zu kurz?
- Beeinträchtigt Ihre Pflegerolle Ihren Beruf?
- Beeinträchtigt Ihre Pflegerolle Ihre finanzielle Situation?

Beurteilung Ihrer Antworten
Haben Sie die erste Frage mit »Nein« bzw. eine der letzten vier Fragen mit »Ja« beantwortet, müssen Sie über eine Verbesserung Ihrer Situation nachdenken.

Maßnahmen ergreifen
Fragen Sie bei den örtlichen Sozialdiensten nach Möglichkeiten zur Erleichterung der Pflege.

- Ggf. steht Ihnen Ersatz- oder Kurzzeitpflege zu (S. 24), damit Sie sich eine Erholungspause gönnen können.
- Nutzen Sie Hilfsmittel, die Ihre Arbeit leichter und ggf. sicherer machen.
- Für Pflegende wie Pflegebedürftige gibt es finanzielle Hilfen (S. 202–212).

genden Tag und sichern Ihnen lang anhaltende Gesundheit. Sie können Mahlzeiten gleichzeitig an Ihre eigenen und auch an die Bedürfnisse der gepflegten Person anpassen. Weitere Informationen dazu erhalten Sie auf den Seiten 42–63.

Ausreichender Schlaf

Wer zu wenig schläft, kann weniger bewältigen und ist schneller ungehalten, niedergeschlagen und gestresst. Daher ist es wichtig, dass Sie sich um ausreichenden Schlaf kümmern.

■ **Regelmäßige Zubettgehzeit** Nachdem Sie die pflegebedürftige Person zu Bett gebracht haben, ist die Versuchung groß, persönliche Dinge zu erledigen, wie z. B. E-Mails zu schreiben oder Freunde anzurufen. Dadurch kommen Sie vielleicht selbst erst zu spät zu Bett. Indem Sie eine regelmäßige Zubettgehzeit einhalten, sichern Sie sich ausreichende Nachtruhe.

■ **Kurze Nickerchen** Hält die Person während des Tages mehrere kurze Nickerchen, sollten Sie sich während dieser Zeit ebenfalls ausruhen, so dass Sie wieder fit sind für Ihre pflegerischen Aufgaben am Nachmittag und Abend.

■ **Hilfe bei gestörter Nachtruhe** Werden Sie nachts häufig geweckt, weil die pflegebedürftige Person zur Toilette muss oder von Schlafstörungen geplagt wird (S. 107), werden Sie sich schnell erschöpft fühlen. In diesem Fall sollten Sie Ihren Arzt und auch den Arzt Ihres Schützlings um Rat fragen, welche Lösungsmöglichkeiten es gibt.

Schlaf und Erholung
Kontinuierlicher Schlafmangel geht mit vermehrtem Stress einher. Sorgen Sie dafür, dass Sie ausreichend schlafen, damit sich Körper und Seele erholen können.

Zeit für sportliche Bewegung schaffen

Als ausgelastete Pflegende finden Sie vielleicht kaum Zeit für Sport. Trifft dies auf Sie zu, versuchen Sie, sportliche Übungen in Ihren Tagesablauf einzubauen und ggf. auch die betreute Person dazu zu motivieren.

■ **Täglicher Spaziergang** Wechselnde Routen für den täglichen Spaziergang tragen zum körperlichen und emotionalen Wohlbefinden bei, da man neue Anregungen für nette Gespräche findet. Kann die betreute Person nicht weit laufen, erkundigen Sie sich bei den entsprechenden Stellen nach Elektromobilen oder Rollstühlen.

■ **Übungen auf dem Stuhl und am Boden** Es gibt zahlreiche Übungen in verschiedenen Schwierigkeitsgraden (S. 95–100), die Sie gemeinsam ausüben können.

■ **Yoga** Bietet sowohl für gesundheitlich angeschlagene als auch für fitte Menschen viele Vorteile. Es verbessert das Gleichgewicht bei älteren Menschen und verringert so das Sturzrisiko.

■ **Schwimmen** Viele Schwimmbäder bieten auch abends Badezeiten an – vielleicht können Sie sich dann besser freinehmen. Oder Sie gehen mit der betreuten Person zusammen schwimmen, sofern möglich.

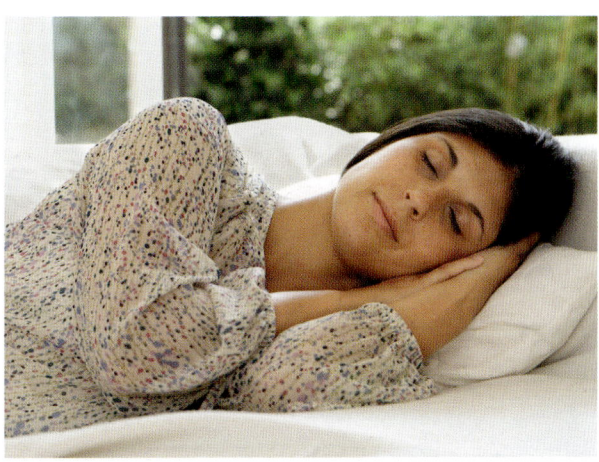

EMOTIONALES WOHLBEFINDEN

Auch wenn Sie es schaffen, meist eine positive Einstellung zu behalten, so wird es auch Tage geben, an denen Sie sich überfordert, erschöpft oder frustriert fühlen. Stress ist normal, wenn man sich jeden Tag nicht nur um sich selbst, sondern vor allem um jemand anderen kümmern muss. Tagein, tagaus müssen immer wieder dieselben Aufgaben erledigt werden, egal, ob Sie fit oder aber erschöpft, traurig, wütend oder gereizt sind.

Stressabbau

Es ist wichtig, eigenen Stress rechtzeitig zu erkennen und etwas dagegen zu unternehmen. Wenn Sie Belastungen ignorieren, fallen Ihnen die täglichen Aufgaben immer schwerer. Das kann letztendlich Ihre Gesundheit ernsthaft beeinträchtigen.

■ **Soziale Isolation vermeiden** Bevor Sie es merken, sind Sie in die allumfassende Rolle der Pflegenden so eingebunden, dass Sie sich isolieren. Sie finden keine Zeit mehr, um Freunde anzurufen, und diese merken nicht, dass Sie die Situation erdrückt. Ihre Freunde wollen Ihnen nicht zusätzlich zur Last fallen, fühlen sich der Situation nicht gewachsen, da sie die Bedürfnisse der pflegebedürftigen Person nicht verstehen, oder sie haben Angst, etwas Falsches zu sagen oder nicht richtig zu reagieren, falls die Person schwierig ist.

Oft hilft es, wenn Sie in Ihren Wochenablauf einige positive Tätigkeiten einplanen, die Sie stärken und Ihre Pflichten letztlich besser bewältigen lassen. Vergessen Sie Ihre Freunde nicht, sondern nehmen Sie sich regelmäßig Zeit für Verabredungen, z. B. zum Spazierengehen, Kaffeetrinken oder für einen Plausch am Abend. Sprechen Sie offen und ehrlich über Ihren Tag oder die Krankheit der betreuten Person, damit Ihre Freunde Sie besser verstehen.

Nehmen Sie Hilfe an, wenn Sie Ihnen angeboten wird, denn jeder profitiert von Zuneigung und Unterstützung.

■ **Den Tag planen** Mit ein paar einfachen Regeln vermeiden Sie, dass Sie die täglichen Aufgaben erdrücken. Ein grober Tagesplan hilft, die Übersicht zu behalten. Teilen Sie Ihre Aufgaben nach Priorität ein. Muss wirklich alles von Ihnen selbst erledigt werden? Manches, wie z. B. Bügeln, könnte auch ein Familienmitglied übernehmen. Übermüdung ist der Hauptfaktor für Stress, also denken Sie unbedingt an ausreichende Ruhezeiten.

■ **Zeit für sich selbst** Belohnen Sie sich jede Woche und machen Sie jeden Tag einige kleine schöne Dinge. Man kann

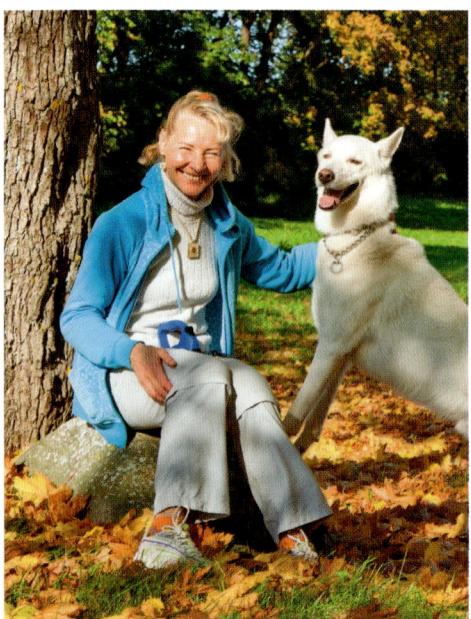

Frische Luft schnappen
Sich Zeit für sich selbst zu nehmen, ist nicht egoistisch. Wenn man die eigenen Bedürfnisse befriedigt, hat man mehr Energie, um andere zu unterstützen.

sich an vielen Dingen erfreuen, z. B. an der Lieblingsradiosendung, einem Spiel, einem ausgiebigen Bad mit entspannenden ätherischen Ölen, am Musizieren oder an der Gesellschaft von Freunden.

Darüber hinaus brauchen Sie auch längere Auszeiten, sowohl von den täglichen Aufgaben als auch von der betreuten Person. Schuldgefühle sind dabei unangebracht, denn mit etwas Abstand sieht man die Dinge aus einer anderen Perspektive und baut Stress ab. Außerdem können Sie so Ihren eigenen Interessen und Hobbys nachgehen und sich selbst als Individuum wahrnehmen. Ein getrennter Urlaub hält die Beziehung zu der betreuten Person frisch, da es neue Erlebnisse gibt, über die Sie sprechen können. Es gibt verschiedene Möglichkeiten der Unterstützung, wenn Sie Urlaub benötigen (S. 24–25).

Negative Gefühle verstehen

Die Pflege eines Menschen mit Gebrechen ist emotional anstrengend und es ist normal, dass dabei auch negative Gefühle entstehen, darunter:
- Das Gefühl der eigenen Unzulänglichkeit in der Rolle der/des Pflegenden
- Die Überzeugung, dass der Betroffene sein Leiden nicht verdient hat
- Gefangensein in der Pflegerolle, die man sich nicht ausgesucht hat
- Wut auf die pflegebedürftige Person
- Schuldgefühle, da man meint, die eigenen Emotionen seien nicht richtig
- Verlustgefühle, Trauer um den einst gesunden und geliebten Menschen

Wenn Sie verstehen, warum Sie diese Gefühle haben, sind Sie auf dem richtigen Weg für den Umgang damit. Das Schlimmste wäre es, Gefühle nicht zuzulassen. Sie schämen sich vielleicht darüber zu sprechen, doch wenn sich diese Gefühle anstauen, erdrücken sie Sie mit der Zeit. Verkannte Wut kann eskalieren und zu irrationalen Situationseinschätzungen

SICH UM SICH SELBST KÜMMERN

Es gibt Zeiten, in denen einem alles zu viel ist und man sich niedergeschlagen fühlt. So finden Sie heraus, ob Sie depressiv oder aber nur übermüdet sind:
- Fühlen Sie sich überfordert und unfähig?
- Schlafen Sie schlecht, auch wenn Ihre Nachtruhe nicht gestört wird, oder wachen Sie sehr früh auf?
- Fühlen Sie sich die meiste Zeit sehr müde?
- Weinen Sie häufig?
- Sind Sie oft gereizt?
- Vergessen Sie vieles und haben Sie Schwierigkeiten, sich zu konzentrieren?
- Vergessen Sie zu essen oder essen Sie als Kompensation zu viel?

Wenn Sie einige Fragen mit »Ja« beantwortet haben, ist es Zeit, mit Ihrem Arzt zu sprechen. Er kann Ihnen einige Hilfsangebote empfehlen oder ggf. geeignete Medikamente verschreiben.

führen. Die negativen Gefühle werden dann möglicherweise an der betreuten Person ausgelassen.

- **Hilfe erhalten** Wenn Sie mit Ihren Freunden nicht darüber sprechen können, ziehen Sie den Besuch einer Selbsthilfegruppe oder eines Angehörigenkreises in Erwägung (S. 25). Dort können Sie sich mit ebenfalls Betroffenen austauschen, erkennen, warum die Situation für Sie belastend ist, und so die eigene Balance wiederfinden. Oft findet man dort neue Wege, um mit den schwierigen Herausforderungen des Alltags umzugehen.

Sinnvoll ist es auch, eine Pflegeberatung in Anspruch zu nehmen, die für gesetzlich Versicherte die jeweiligen Pflegekassen übernehmen, für privat Versicherte die COMPASS Private Pflegeberatung GmbH. Bundesweit gibt es Pflegestützpunkte, die auch Angehörige beraten (S. 213). In einigen Kommunen kann man sich zudem an Pflege- und Seniorenberatungsstellen wenden.

HILFE UND UNTERSTÜTZUNG

Pflege ist anstrengend, und es kann sein, dass Sie Unterstützung im Pflegealltag benötigen. Selbst wenn diese bereits besteht, werden Sie von Zeit zu Zeit eine Auszeit brauchen, während sich entweder jemand anders zu Hause um Ihren Schützling kümmert (Ersatz- bzw. Verhinderungspflege) oder dieser kurzfristig in ein Pflegeheim zieht (Kurzzeitpflege).

Hilfe bei der Pflege

Eine Möglichkeit ist es, eine oder mehrere Pflegepersonen, idealerweise Fachkräfte, zu engagieren. Diese bringen als Außenstehende oft eine wohltuende Objektivität in die Pflege mit ein.

Wenn man jemanden pflegt, den man liebt, können Gefühle manchmal verhindern, die richtigen Entscheidungen zu treffen oder sich genug um sich selbst zu kümmern. Im Pflegealltag ist es oft einfach nicht möglich, sich von emotionalen Zwängen freizumachen. Eine dritte Person, die bei der Pflege hilft oder Ihnen z. B. einen Kurzurlaub ermöglicht, kann Ihnen hier den nötigen Abstand verschaffen. Sicherlich hat sie nicht so eine tiefe Bindung zum Pflegebedürftigen wie Sie, dafür bringt sie aber die nötige Erfahrung für die Hilfestellung mit.

■ **Wie kann die Hilfestellung aussehen?**
Ein Pfleger kann die gleiche tägliche Unterstützung leisten, die Sie auch bieten. Eine gute Pflegekraft wird dabei die bestehenden Abläufe und Ihre eigenen Wünsche genauso berücksichtigen wie die Vorlieben der zu pflegenden Person. Nach und nach wird meist auch eine persönliche Beziehung entstehen.

Möglich ist z. B. Hilfe beim Waschen und Anziehen, beim Essen oder beim Toilettengang. Auch grundlegende Hausarbeiten und Hilfsdienste wie Einkaufen oder

Fahrten zum Arzt werden angeboten. Die Weisse Liste stellt eine Online-Planungshilfe mit Kostenhinweisen bereit (S. 214).

Wenn nötig, kommen Gesundheits- und Krankenpfleger von Pflegediensten mehrmals am Tag vorbei. Damit ist oft schon der Grundbedarf abgedeckt. Pflegeheime und Hilfsorganisationen bieten innerhalb ihrer Einrichtungen oftmals Tagespflege an, zu der auch Freizeitaktivitäten gehören. Meist gibt es einen Hol- und Bringdienst. Leider seltener sind Anbieter für Nachtpflege. Wird eine Ganztagspflege zu Hause gewünscht, so besteht die Möglichkeit, dafür Pflegekräfte aus dem Ausland einzustellen.

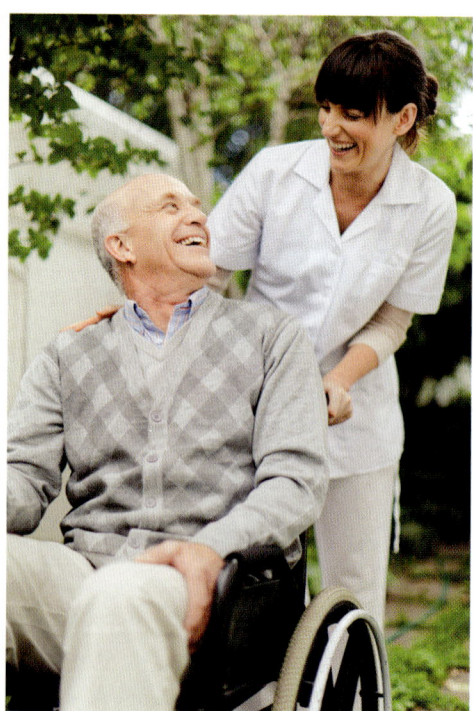

Verantwortung abgeben
Eine Hilfe von außen wird nicht nur Ihren Alltag erleichtern. Oft freut sich auch die betreute Person über die neuen Austauschmöglichkeiten.

Damit die Entlastung auch wirklich greift, müssen Sie sicher sein können, dass die Pflegekraft die entsprechende Qualifikation mitbringt. Entscheidend ist, dass Ihr Schützling in guten Händen ist – und zwar nicht nur hinsichtlich der Pflege selbst, sondern auch, was Einfühlungsvermögen und respektvollen Umgang mit ihm angeht. Die Mitarbeiter von Pflegediensten sind in der Regel sehr gut ausgebildet. Wenn die zu betreuende Person demenzkrank ist, sollten Sie zusätzlich besonders darauf achten, dass die Pflegekraft Erfahrung mit dieser Erkrankung hat und dass »die Chemie« zwischen beiden stimmt.

Auch gesetzliche Vorgaben sind zu beachten – vor allem, wenn Sie private Helfer engagieren wollen. Und schließlich spielen die Kosten eine wesentliche Rolle bei der Entscheidung, welche Hilfe infrage kommt, denn die Pflegeversicherung zahlt längst nicht alles.

■ **Hilfe finden** Ein guter Anfang ist es, sich an den nächsten Pflegestützpunkt zu wenden. Die Adresse erhalten Sie bei Ihrer Pflegekasse oder über das Internet (S. 213). Sie können auch im örtlichen Telefonbuch nach Pflegediensten schauen oder Freunde und Bekannte fragen, wo sie gute Erfahrungen gemacht haben. In der lokalen Tageszeitung finden sich oft Anzeigen von Menschen, die privat Betreuungs- oder Pflegedienste anbieten. Möglicherweise ist es eine gute Lösung, eine bereits engagierte Haushaltshilfe zu bitten, zusätzlich die eine oder andere Pflegeaufgabe zu übernehmen. Dabei kann die bestehende persönliche Beziehung sehr vorteilhaft sein.

Geht es um die Begleitung Demenzkranker, sind die Alzheimer-Gesellschaften eine ideale Anlaufstelle. Sie vermitteln oft ehrenamtliche Helfer, die stundenweise Betreuung (keine Pflege) anbieten. Bedenken Sie, dass eine echte Entlastung nur möglich ist, wenn die Person ihre neue Pflegekraft akzeptiert und sich wohl mit ihr fühlt.

DIE RICHTIGE AUSWAHL TREFFEN

Bei der Entscheidung für einen Pflegedienst oder eine Pflegekraft sind viele Aspekte zu berücksichtigen.

Ist das Angebot für Sie geeignet?
- Bedient der Pflegedienst Ihre persönlichen Wünsche und Bedürfnisse?
- Wie viele verschiedene Pflegekräfte wird der Pflegedienst bei Ihnen einsetzen?
- Werden Besuche angeboten, wann Sie es sich wünschen, oder müssten Sie Kompromisse eingehen?
- Wirken die Mitarbeiter zuverlässig? Wurden z. B. Termine pünktlich eingehalten?
- Treten die Mitarbeiter einfühlsam, geduldig und respektvoll auf, stimmt die »Chemie«?
- Haben Sie den Eindruck, sie können eine gute Beziehung zur pflegebedürftigen Person aufbauen?

Wichtige Formalitäten
- Prüfen Sie, ob der Pflegedienst einen Vertrag mit Ihrer Kasse hat, und lassen Sie sich den letzten MDK-Prüfbericht zeigen.
- Verlangen Sie von privaten Pflegekräften Referenzen.
- Möchten Sie eine ausländische Pflegekraft für die 24-Stunden-Pflege zu Hause engagieren, lassen Sie sich die Bescheinigung »A1« vom Sozialhilfeträger des Heimatlandes und die sogenannte Verleiherlaubnis der Vermittlungsagentur zeigen.

Pflegekurse für Angehörige
Für Menschen, die Pflege zu Hause leisten, bieten Kassen und Hilfsorganisationen, z. B. der Malteser Hilfsdienst (MHD, S. 213), Pflegekurse an. Zum Teil geschieht dies in Zusammenarbeit mit Volkshochschulen und anderen Einrichtungen. Hier bekommen Sie Tipps und Hilfen zur praktischen Pflege. Darüber hinaus wird auch in anderen Dingen, die die alltägliche Unterstützung betreffen, beraten. Spezielle Kurse gibt es im Falle einer Demenzerkrankung.

Die Kurse können die Situation zu Hause deutlich erleichtern. Darüber hinaus ist der Austausch mit anderen Betroffenen oft sehr hilfreich.

» HILFE UND UNTERSTÜTZUNG

Ersatz- und Kurzzeitpflege

Es gibt verschiedene Möglichkeiten, dass Sie sich bei der Pflege vertreten lassen, um sich selbst zu erholen. Berücksichtigen Sie bei Ihrer Wahl die Wünsche der zu pflegenden Person, Ihre eigenen Bedürfnisse und auch die Finanzierungsmöglichkeiten.

■ **Ersatzpflege** Wenn Sie in Urlaub gehen oder für eine Zeit verhindert sind, können Sie für maximal 28 Tage pro Jahr einen ambulanten Pflegedienst mit der Ersatzpflege (Verhinderungspflege) zu Hause beauftragen. Auch Privatpersonen können dies übernehmen.

Ersatzpflege kann auch stundenweise in Anspruch genommen werden, z.B. wenn Sie einen Arzttermin haben oder sich einmal einen ganzen Nachmittag lang in Ruhe erholen möchten. Das ist besonders bei der Betreuung Demenzkranker hilfreich. Die Begrenzung auf 28 Tage im Jahr entfällt, sofern die Ersatzpflege für weniger als 8 Stunden am Stück und nicht an mehreren Tagen hintereinander in Anspruch genommen wird.

■ **Kurzzeitpflege** Alternativ kann die pflegebedürftige Person kurzzeitig in ein Pflegeheim umziehen – nicht nur, wenn Sie Urlaub benötigen, sondern z.B. auch nach einem Krankenhausaufenthalt. Es gelten die gleichen zeitlichen und finanziellen

Rahmen wie bei der Ersatzpflege, wobei immer zusätzlich ein gewisser Eigenanteil zu zahlen ist (S. 208). Erkundigen Sie sich bei Ihrer Pflegekasse, welche Heime für Kurzzeitpflege infrage kommen. Der Antrag auf Kostenübernahme muss vorab gestellt werden.

■ **Tages- oder Nachtpflege** Wenn die häusliche Pflege nicht ganztags möglich ist, z.B. weil Sie berufstätig sind oder wenn ein hilfsbedürftiger Mensch nachts sehr unruhig ist, kommt möglicherweise eine teilstationäre Versorgung infrage. Dabei werden die Pflegebedürftigen von zu Hause abgeholt, tagsüber bzw. nachts in einem Tageszentrum oder einer Nachtpflegeeinrichtung versorgt und anschließend wieder nach Hause gebracht. Die Angebote bestehen nicht überall. Pflegeversicherung, Pflegestützpunkte und Wohlfahrtsverbände können mit Informationen weiterhelfen.

Finanzielle Hilfen

Ihre Pflegekasse ist dazu verpflichtet, Sie über mögliche finanzielle Hilfen zu beraten. Die Leistungen können – in genau definierten Grenzen – auch miteinander kombiniert werden. Nutzen Sie unbedingt die Möglichkeit zu einer ausführlichen individuellen Pflegeberatung, die auf Wunsch auch zu Hause durchgeführt wird.

UNTERSTÜTZUNG VON DER FAMILIE UND FREUNDEN

Freunde und Familie bieten sicher gern Hilfe an, damit Sie sich eine Auszeit gönnen können. Diese Lösung hat mehrere Vorteile gegenüber einer Entlastung über die Pflegekasse.

■ Die pflegebedürftige Person ist entspannter, wenn jemand Bekanntes nach ihr schaut.

■ Sie fühlen sich besser, wenn Sie wissen, dass sich Ihr Schützling in guten und vertrauten Händen befindet.

■ Ein Helfer, der die Person kennt, wird auch deren Gewohnheiten, deren Vorlieben und Abneigungen besser einschätzen können.

■ Sie vermeiden den bürokratischen und den finanziellen Aufwand, der für eine offizielle Ersatzpflege nötig ist.

Rechnen Sie aber auch damit, dass Familienangehörige und Freunde ebenfalls mit der Pflege überfordert sein könnten.

- **Pflegegeld** Je nach Pflegestufe wird monatlich ein bestimmter Betrag an den Pflegebedürftigen ausgezahlt, mit dem dieser nach eigenem Gutdünken z. B. private Hilfen bezahlen kann.
- **Pflegedienst** Ebenfalls pflegestufenabhängig übernimmt die Pflegekasse die Leistungen des ambulanten Pflegedienstes.
- **Ersatz- und Kurzzeitpflege** Jährlich bis zu 1550,– Euro übernimmt die Pflegekasse für diese Entlastungsangebote. Die Höhe der Pflegestufe ist dabei egal; dennoch müssen bestimmte Voraussetzungen erfüllt sein (S. 206).
- **Teilstationäre Versorgung** Ob Tages- oder Nachtpflege von der Versicherung übernommen werden, hängt von der Pflegestufe und vom festgestellten Bedarf des Pflegebedürftigen ab.
- **Pflegekurse** Sie sind ein kostenloses Angebot der Pflegekassen für alle ehrenamtlich Pflegenden. Möglich ist eine solche Pflegeschulung übrigens auch direkt in der häuslichen Umgebung und auf die individuellen Belange ausgerichtet.

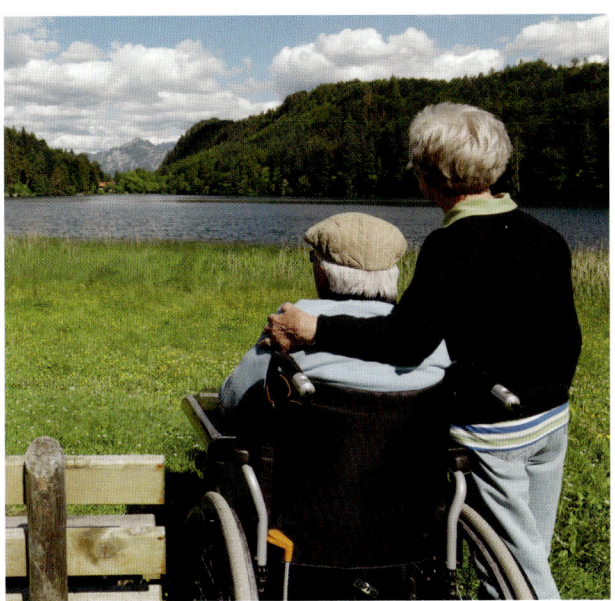

Eine Pause einlegen
Ein gemeinsamer Erholungsurlaub mit dem Ihnen anvertrauten Menschen belebt auch den gemeinsamen Alltag.

Erholungsaufenthalte

Nicht nur private Reiseanbieter, auch Wohlfahrts- und Sozialverbände sowie Kirchen bieten – zum Teil in eigenen Erholungseinrichtungen – Urlaub für Behinderte und Pflegebedürftige an (S. 216). So können diese bei guter Versorgung einen Urlaub genießen, während Sie selbst sich zu Hause regenerieren. Alternativ gibt es spezielle Erholungsurlaube für pflegende Angehörige. Als dritte Variante können Sie Angebote für einen Urlaub zu zweit nutzen, in dem gemeinsame und auch getrennte Aktivitäten möglich sind. Die Häuser sind entsprechend ausgestattet, die Pflege können Sie ganz oder teilweise abgeben.

Planen Sie ausreichend Zeit für die Auswahl und Vorbereitung ein und prüfen Sie genau, ob alle Bedürfnisse abgedeckt werden (z. B. Barrierefreiheit, demenzgerechte Betreuung, ambulante Pflegemöglichkeit, kurze Anfahrtszeit). Denken Sie auch an eine Reiserücktritts- und ggf. Auslandskrankenversicherung.

Selbsthilfe- und Angehörigengruppen

Das Angebot an Selbsthilfegruppen und Angehörigenkreisen ist riesengroß (S. 214). Hier haben Sie die Möglichkeit, sich mit Menschen auszutauschen, die sich in derselben Situation befinden wie Sie und die bestens verstehen, wie es Ihnen damit ergeht. Allein das tut oft schon gut – darüber hinaus sind aber auch die Tipps und aktiven Hilfen, die Sie in einer solchen Gruppe erhalten können, äußerst wertvoll.

2

VERÄNDERUNGEN IM HAUS

BERATUNG UND HILFE ■ ALLGEMEINE VERBESSERUNGEN
■ SICHERHEIT RUND UMS HAUS ■ ZUGANG ZUR WOHNUNG
■ TREPPEN UND FLURE ■ DAS WOHNZIMMER ■ DIE KÜCHE
■ DAS SCHLAFZIMMER ■ DAS BADEZIMMER

BERATUNG UND HILFE

Bei der Planung, wie eine Wohnung am besten an die Bedürfnisse einer pflegebedürftigen Person angepasst werden kann, sind nicht nur die Kosten, sondern auch Praktikabilität, Wohnlichkeit und nicht zuletzt die Auswirkungen auf andere Familienmitglieder zu berücksichtigen. Überlegen Sie genau, wo Ihr Angehöriger leben wird, bevor Sie Veränderungen im Haus planen. Soll er in seiner eigenen Wohnung bleiben oder bei Ihnen zu Hause einziehen? Seien Sie realistisch – manchmal ist vielleicht ein Pflegeheim wirklich die bessere Lösung.

Überstürzte Entscheidungen können teuer werden und auch emotionale Konflikte verursachen. Lassen Sie sich am besten zunächst professionell beraten (s. unten).

Wie viel Veränderung ist nötig?

Das Ausmaß der Anpassungen richtet sich nach der jeweiligen Situation des Menschen, um den Sie sich kümmern. Geht es um einen begrenzten Genesungszeitraum nach einer Krankheit, sind praktische und kostengünstige Lösungen gefragt. Das Umstellen des Bettes ins Wohnzimmer, um ständiges Treppenlaufen zu vermeiden, kann für kurze Zeit praktisch sein, aber eine langfristige Lösung ist es nicht. Wird für begrenzte Zeit eine Spezialausstattung benötigt, können Sie diese oft auch ausleihen – z. B. von ambulanten Pflegediensten oder Sanitätshäusern.

Professioneller Rat

Lassen Sie sich professionell beraten, bevor Sie dauerhafte Veränderungen im Haus durchführen. Ein guter Ansprechpartner ist zunächst der Gutachter des Medizinischen Dienstes der Krankenkassen (MDK), der auch die Pflegebedürftigkeit prüft, sofern der Betroffene Pflegeleistungen beantragt hat. Bei einem Hausbesuch macht er sich ein Bild der Wohnsituation. Er kann mit Ihnen sinnvolle Anpassungen besprechen und Spezialausstattung empfehlen. Vor dem MDK-Termin sollten Sie eine Liste mit all Ihren Fragen und Problemen erstellen, z. B. wenn der Betroffene Schwierigkeiten hat, aus dem Sessel aufzustehen und an die Haustür zu kommen, falls es klingelt.

Eine ausführliche Beratung erhalten Sie außerdem in Wohnberatungsstellen oder Ihrem Pflegestützpunkt. Dort können Sie auch Finanzierungsfragen klären

Ausführliches Gespräch
Eine Wohnberaterin erläutert mögliche häusliche Anpassungen an die speziellen Bedürfnisse der pflegebedürftigen Person.

Notwendige Veränderungen

Sind die Türrahmen breit genug für den Rollstuhl? Ist eine Verbreiterung notwendig, bezuschusst eventuell die Pflegekasse die notwendigen Arbeiten.

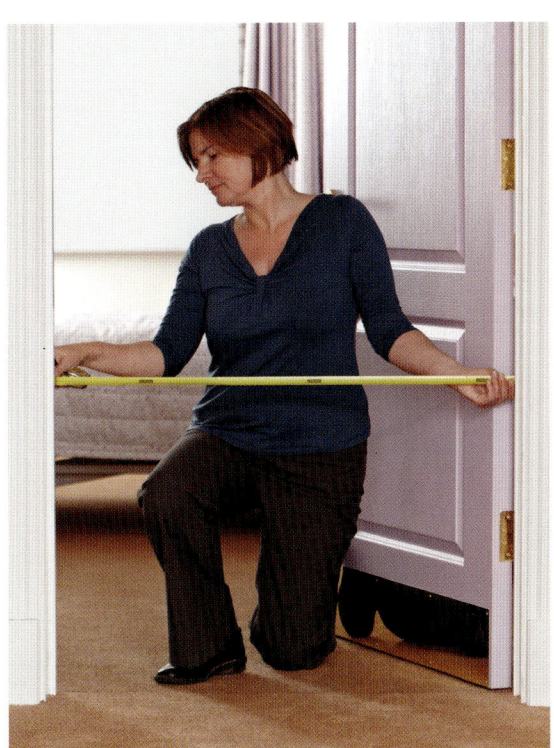

und werden bei der Antragsstellung bei Kostenträgern sowie bei der Realisierung der Anpassungen unterstützt. Die Wohnberatung ist in Deutschland regional unterschiedlich organisiert. Bitten Sie Ihre Pflegekasse oder die Kommune um die entsprechenden Adressen.

Finanzielle Unterstützung

Die Pflegekasse bezuschusst dauerhafte Umbauten im Wohnumfeld, sofern der pflegebedürftigen Person eine Pflegestufe zuerkannt wurde. Voraussetzung ist außerdem, dass die Anpassungen die häusliche Pflege ermöglichen bzw. erheblich erleichtern oder die selbstständige Lebensführung des Betroffenen wiederherstellen. Der Zuschuss muss vor Beginn der Baumaßnahme mit einem Kostenvoranschlag bei der Pflegekasse beantragt werden. Nimmt der MDK Empfehlungen zu baulichen Veränderungen in sein Gutachten auf, wird dies schon automatisch als Antrag gewertet.

Die Höhe des Zuschusses richtet sich nach den Gesamtkosten der Maßnahme, beträgt jedoch maximal 2557,– Euro. Wenn sich die Situation deutlich geändert hat, kann auch ein zweiter Antrag gestellt werden. Gefördert werden können beispielsweise Türverbreiterungen, der Umbau von Badewanne oder Dusche oder der Einbau eines Treppenlifts.

Handelt es sich um eine Mietwohnung, sollten Sie die Maßnahmen unbedingt im Vorfeld mit dem Vermieter besprechen.

PFLEGEHILFSMITTEL

Unter Pflegehilfsmitteln versteht man einerseits technische Hilfsmittel wie ein Notrufsystem, ein Pflegebett oder einen Wannensitz. Außerdem gehören Verbrauchsprodukte wie Inkontinenzvorlagen oder Einmalhandschuhe zu den Pflegehilfsmitteln. Das Angebot ist vielfältig. Fehlentscheidungen können teuer werden, wenn Sie nicht genau wissen, was Sie benötigen. Die folgenden Tipps sollen Ihnen helfen, die richtige Entscheidung zu treffen:

- Erkundigen Sie sich vor dem Kauf oder dem Ausleihen bei Ihrer Pflegekasse. Sie ist verpflichtet, Sie zu diesem Thema zu beraten.

- Welche Hilfsmittel von der Pflegekasse zur Verfügung gestellt werden, erfahren Sie auch im Pflegehilfsmittel-Verzeichnis der Kassen (S. 215).

- Bevorzugen Sie die Ausleihe vor dem Kauf.

- Manche Hilfsmittel können auch vom Arzt verordnet werden. Dann kommt Ihre Krankenkasse für die Kosten auf.

ALLGEMEINE VERBESSERUNGEN

Bereits kleine Veränderungen können das Leben für Menschen mit eingeschränkter Mobilität leichter und sicherer machen. Denken Sie daran, dass ältere Menschen oft kälteempfindlicher werden. Daher muss die Heizung gut funktionieren und leicht zu bedienen sein.

Geeigneter Fußbodenbelag

Prüfen Sie im ganzen Haus den Fußbodenbelag und lassen Sie ihn bei Bedarf anpassen bzw. erneuern. Lose Fußmatten und Läufer mögen den Boden schützen und hübsch aussehen, doch sie stellen auch Stolperfallen dar. Befestigen Sie sie sicher mit doppelseitigem Klebeband oder entfernen Sie sie ganz. Dicke Teppiche sind zwar warm, doch ein Rollator oder Rollstuhl lässt sich darauf nur schwer schieben. Belag aus Linoleum oder Vinyl ist glatt und eben, aber kalt auf Betonböden. Fliesen sind ebenfalls kalt und möglicherweise uneben. Glatte Fußböden sind belastbar und einfach zu reinigen, doch Gehhilfen mit Rädern können auf ihnen schnell »davonrollen«, wenn die Person unsicher läuft. Am besten geeignet sind glatt gewebte Teppichböden ohne oder mit sehr niedrigem Flor oder rutschhemmende Läufer.

Die richtige Temperatur

Ältere Menschen benötigen in der kalten Jahreszeit den ganzen Tag eine Heizung. Falls nötig, kann ein Elektroheizgerät im Hauptaufenthaltsraum oder im Bad zusätzliche Wärme spenden. An heißen Tagen ist ein tragbarer, rotierender Ventilator mit verschiedenen Schaltstufen nützlich.

Armaturen und Türschlösser

Das Auf- und Zudrehen von Wasserhähnen kann für Personen mit geschwächter Fingermuskulatur schwierig sein. Am besten sind (Ein-)Hebelmischbatterien geeignet. Ist das nicht möglich, gibt es spezielle Ventilaufsätze, sogenannte Wasserhahn-Öffner.

Schlüsseldrehhilfen erleichtern das Verschließen von Türen mit Schlüsseln. Sie sind für einen oder auch für mehrere Schlüssel erhältlich.

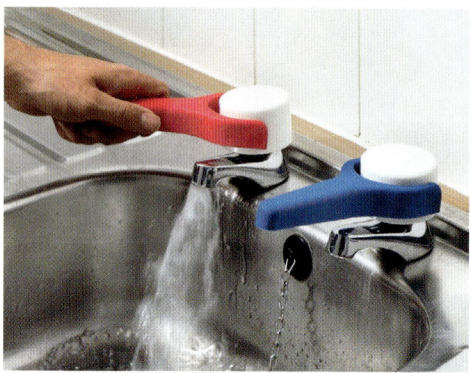

Wasserhahn-Öffner
Farblich gekennzeichnete Aufsätze lassen sich besser bedienen und beugen tropfenden Wasserhähnen vor.

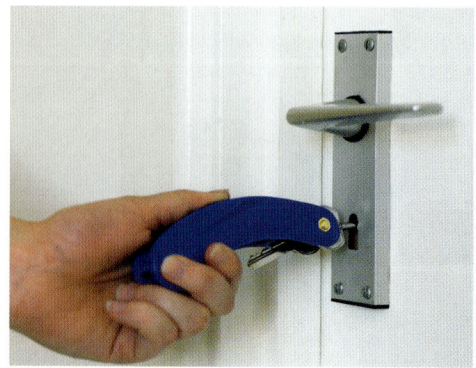

Schlüsseldrehhilfe
Der großflächige Griff liegt gut in der Hand und erleichtert das Drehen des Schlüssels bei fehlender Kraft.

SICHERHEIT RUND UMS HAUS

Gefahrenquellen zu Hause zu minimieren, ist eine der Hauptaufgaben der Pflegenden, insbesondere wenn das Seh- oder Hörvermögen oder die Mobilität der pflegebedürftigen Person eingeschränkt oder sie verwirrt ist. All dies erschwert das Erkennen von Risiken. In den letzten Jahren sind viele technische Neuerungen auf dem Markt erschienen. So werden z. B. Haussysteme angeboten, bei denen sich über eine Hauszentrale die Rollläden und die Heizung automatisch einstellen lassen, Bewegungs- und Glasbruchmelder die Sicherheit erhöhen und Sensoren warnen, wenn beim Verlassen des Hauses noch ein Fenster geöffnet ist. Eine besondere Bedeutung für die Pflege haben Hausnotrufsysteme.

Sicherheit im Haus

Ein Hausnotrufsystem (S. 15) gehört zu den wichtigsten Maßnahmen, um die Sicherheit allein lebender Menschen zu erhöhen. Auch Rauchmelder sollten eine Selbstverständlichkeit sein. Prüfen Sie, welche Hilfsmittel Ihr Schützling außerdem benötigt – wie eine Selbstschlussarmatur, die den Wasserfluss nach vorher definierter Zeit selbst abstellt, einen Überkochschutz oder eine Elektroherdüberwachung, die nach vorbestimmter Kochzeit oder beim Überschreiten bestimmter Temperaturen den Herd selbsttätig abschaltet.

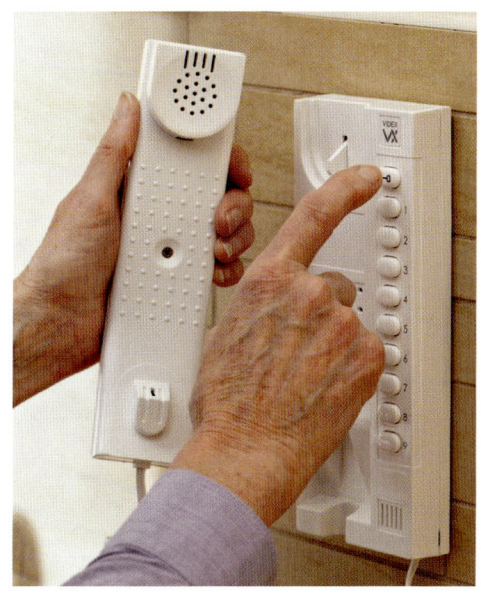

Gegensprechanlage
Ob an der Wand montiert oder kabellos, solche Anlagen geben Sicherheit, da man bei geschlossener Tür sprechen kann.

Für Sicherheit sorgen

Neben der Haustür kann ein Schlüsselsafe angebracht werden, um Pflegepersonal und Angehörigen den Zugang zum Haus zu ermöglichen. Weiterhin sind auch Funk-Gegensprechanlagen, Zugangssysteme und Anpassungen der Telefonanlage nützlich, um einen Hausnotruf zu installieren.

Rauchmelder

Einfach zu handhaben und überall erhältlich. Rauchmelder gehören in jede Wohnung und sollten bei Gefahr akustischen Alarm auslösen.

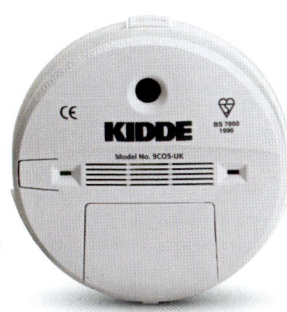

Schlüsselsafe

Ein kodierter Schlüsselsafe mit Ersatzschlüssel neben der Haustür ermöglicht Pflegenden sofortigen Zugang zur Wohnung der hilfsbedürftigen Person.

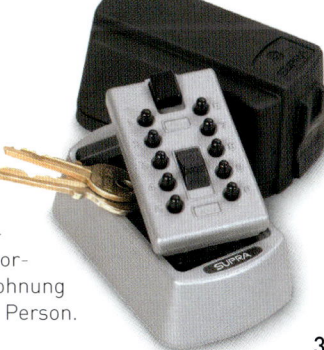

ZUGANG ZUR WOHNUNG

Die ersten Veränderungen werden oft am Hauseingang durchgeführt, um einen sicheren Zugang zum Haus zu ermöglichen. Dazu gehören etwa das Ebnen von Wegen, die Anbringung eines helleren Lichts und ein barrierefreier Zugang.

Verbesserung der Außentreppen

Ein einfacher Handlauf neben der Außentreppe genügt oft, um mehr Sicherheit zu gewährleisten. Wird mehr Halt benötigt, kann ein geschlossenes Geländer auf einer oder beiden Seiten der Treppe angebracht werden. Sind die Stufen ungleich oder die Trittfläche zu schmal, sind meist größere Veränderungen bzw. ein Neubau der Treppe erforderlich.

Wenn die betroffene Person einen Rollstuhl benötigt, muss ggf. eine Rampe angebracht werden. Für einzelne Stufen genügt oft eine einfache tragbare Rampe, die nur bei Bedarf aufgelegt wird. Sind mehrere Stufen vorhanden, muss ggf. eine dauerhafte Rampe fest installiert werden. In diesem Fall sollten Sie sich professionell beraten lassen, da Details wie etwa Breite, Neigung und Länge passend abgestimmt werden müssen. Muss eine Neigung von

---

MOBILITÄT IM FREIEN

Sorgen Sie dafür, dass sich die pflegebedürftige Person auch außerhalb der Wohnung fortbewegen kann.

- Ein Elektromobil sollte möglichst nahe am Haus deponiert werden.
- Der Zugang zum Wäscheplatz, Vogelhäuschen oder dem Lieblingsplatz im Garten sollte barrierefrei möglich sein.

---

mehr als sechs Prozent (Selbstfahrer) bzw. 20 Prozent (Elektrorollstuhl) überwunden werden, ist ein Rollstuhl-Lift meist sinnvoller als eine Rampe.

Zugangswege sicher gestalten

Begutachten Sie die Zugangswege genau. Sind sie rutschig oder uneben oder müssen sie für den Rollstuhl verbreitert werden? Ist das Eingangstor zum Gelände breit genug für einen Rollstuhl? Idealerweise sollten die Wege eben sein oder nur ein leichtes Gefälle aufweisen. Schotterwege sind für Rollstuhlfahrer schwer zu bewältigen, daher ist eine glatte Pflasterung zu bevorzugen. Sorgen Sie für unkrautfreie Wege. Achten Sie außerdem auf gute Beleuchtung und ggf. auf einen sicheren Zugang zum Auto. Stehen keine eigenen oder ausgewiesenen Parkflächen zur Verfügung, erkundigen Sie sich bei den zuständigen Behörden, ob ein Anspruch auf einen Schwerbehindertenparkplatz besteht.

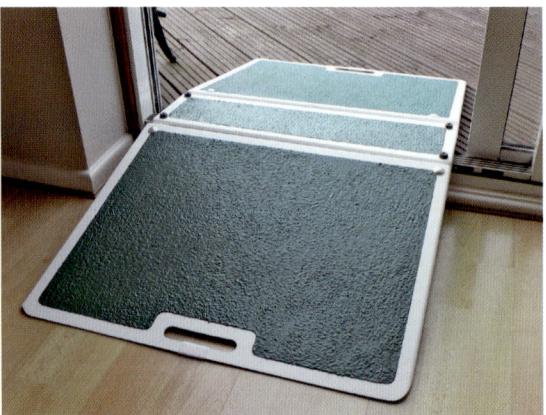

Tragbare Rampe
Eine rutschfeste, tragbare Rampe sichert einen rollstuhlgerechten Zugang über Türschwellen. Eine längere Variante mit geringerer Neigung ist leichter zu befahren.

TREPPEN UND FLURE

In der Wohnung sind zunächst Flure und Treppen zu begutachten. Die betreute Person sollte sich möglichst selbstständig im Haus bewegen können, damit sie weitgehend unabhängig bleibt.

Sichere Flure

Flure sind häufig dunkel und fensterlos. Ist dies der Fall, sollte es eine gute künstliche Beleuchtung geben und die Lichtschalter müssen leicht erreichbar sein. Große Schalter oder eine Beleuchtung mit Zeitschaltuhren oder Bewegungsmeldern sind praktisch.

Achten Sie darauf, dass nichts im Weg steht. Entfernen Sie sämtliche nicht befestigten Läufer und Fußmatten, denn sie sind häufig die Ursache für Stürze. Auch freiliegende Kabel, über die man stolpern könnte, müssen beseitigt werden.

Verwenden der Treppe

Treppen stellen ein großes Risiko für Menschen mit eingeschränkter Mobilität dar (S. 80). Idealerweise befindet sich eine Toilette auf der Wohnebene, damit die Treppe während des Tages möglichst wenig benutzt werden muss. Bedenken Sie auch, welche Dinge die betreute Person regelmäßig benötigt, etwa Wechselkleidung, Bücher usw., damit sie bis zur Schlafenszeit auf einer Ebene bleiben kann. Braucht sie eine Gehhilfe, sollte auf jeder Ebene eine solche vorhanden sein, damit sie nicht die Treppe hinauf- und hinunterbefördert werden muss.

Ein zweites Geländer bzw. ein weiterer Handlauf erhöht die Sicherheit bei der Treppenbenutzung zusätzlich, insbesondere wenn diese geschwungen verläuft und in der Kurve engere Stufen hat. Achten Sie darauf, dass Geländer bzw. Handlauf leicht zu greifen sind.

Montage eines Treppenlifts

Wenn der Betroffene gar keine Treppen mehr laufen kann und Toilette und Schlafzimmer nicht auf der Wohnebene untergebracht werden können, sollten Sie einen Treppenlift in Erwägung ziehen. Die Art des Lifts richtet sich nach der Treppe (gerade oder geschwungen) und danach, wie viele Absätze vorhanden sind. Am unteren und oberen Absatz muss ausreichend Platz zum Ein- und Aussteigen sein. Weiterhin sollten Sie beachten, ob der Betroffene den Lift selbstständig bedienen kann und andere Familienmitglieder leicht an ihm vorbeikommen, wenn er nicht verwendet wird.

Steht eine solche Investition bevor, sollten Sie unbedingt Preise, Serviceverträge und Garantieleistungen vergleichen und sich unabhängig beraten lassen.

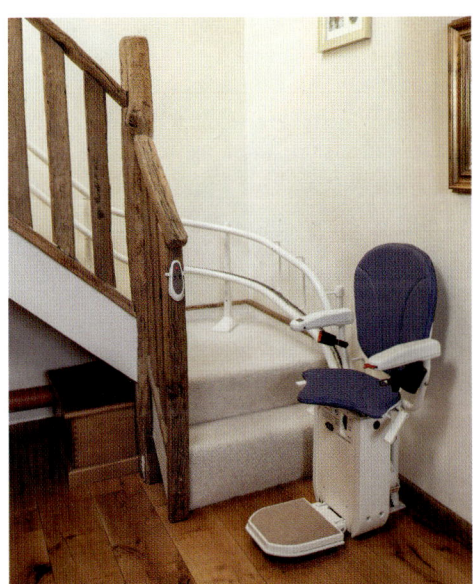

Treppenlift
Muss ihr gehbehinderter Angehöriger Treppen in der Wohnung überwinden, ist ein Treppenlift eine gute Lösung.

DAS WOHNZIMMER

Hier verbringt die pflegebedürftige Person wahrscheinlich die meiste Zeit des Tages, daher sollte der Raum sicher und gemütlich eingerichtet sein. Achten Sie bei der Begutachtung des Wohnzimmers auf Heizquellen, Beleuchtung, einen einfachen Zugang zum Telefon, zum Radio und zur Fernbedienung fürs Fernsehen.

Einer der wichtigsten Punkte ist eine passende Sitzgelegenheit. Sie sollte bequem, stützend und gut zugänglich sein. Der beste Stellplatz für einen Sessel ist in Fensternähe, so dass man gut nach draußen sehen kann, jedoch nicht geblendet wird oder in der Zugluft sitzt.

Allgemeine Anpassungen im Wohnzimmer

Um das Wohnzimmer sicher und behindertengerecht zu gestalten, sind einige Faktoren zu bedenken.

Dicke Läufer und lose Fußmatten mögen schön und praktisch sein, doch sie sind auch Stolperfallen. Sie müssen entweder entfernt oder sicher befestigt werden (Doppelklebeband, Antirutschunterlage).

Steckdosenleisten mit Schalter, die in Griffnähe angebracht werden, erleichtern das Ausschalten elektrischer Geräte, z. B. von Beistellöfen. Ist der Pflegebedürftige sehr bewegungseingeschränkt, sollten Sie Fernbedienungen für Rollläden und Beleuchtung in Erwägung ziehen.

Sessel und Stühle

Eine schlechte Sitzgelegenheit führt zu einer ungünstigen Haltung und kann dadurch andere Probleme, wie z. B. Rückenschmerzen, hervorrufen oder verschlimmern. Ein Sitzmöbel muss den Körper stützen und gleichzeitig bequem sein, vor allem aber muss die Person sich leicht hineinsetzen und wieder aufstehen können. Manche Möbel erfüllen zwar einige dieser Kriterien, sind aber dennoch ungeeignet. So kann ein Lieblingssessel zwar sehr bequem, aber zum Aufstehen zu niedrig sein. Nehmen Sie vor einem Kauf in Ruhe Maß (s. unten).

MASSNEHMEN FÜR EINEN SESSEL

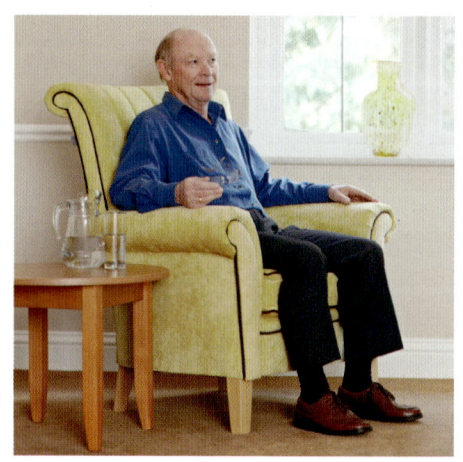

Beim Kauf eines neuen Sessels für einen pflegebedürftigen Menschen sollten Sie darauf achten, dass er gut stützt und ein leichtes Hinsetzen und Aufstehen ermöglicht.

- Bei richtiger Sitzhöhe lässt sich zwischen Kniekehle und Sitzfläche noch eine flache Hand schieben.
- Die gleiche Probe garantiert die korrekte Länge des Sitzfläche.
- Der Winkel zwischen Lehne und Sitzfläche sollte 95 bis 105 Grad betragen.
- Die Armlehnen müssen das Auflegen des Unterarms auf ganzer Länge ermöglichen, ohne dass die Schultern dadurch nach oben geschoben werden.
- Der Rücken sollte durch eine einstellbare Lendenstütze stabilisiert werden.

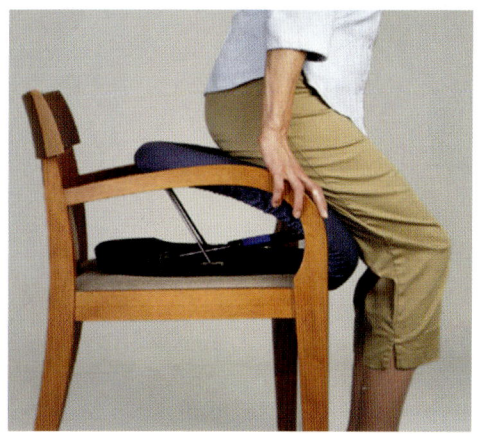

Aufstehhilfe

Eine Gasdruckfeder hilft beim Aufstehen. Die Feder wird genau auf das Gewicht der pflegebedürftigen Person eingestellt. Aufstehhilfen sollten nur auf einem Stuhl mit Armlehnen verwendet werden.

Folgende Probleme treten häufig auf: Durchgesessene Sitzflächen begünstigen eine schlechte Sitzhaltung. Dies soll manchmal durch ein zusätzliches Kissen behoben werden, doch das Kissen hat häufig nicht die richtige Größe und macht das Sitzen instabil. Ist die Sitzfläche zu lang, muss man nach vorne rücken, um die Füße auf den Boden zu stellen. Dadurch wird die Sitzhaltung ebenfalls schlecht und das Aufstehen erschwert.

Lösungen für gutes Sitzen

Es gibt verschiedene Möglichkeiten zur Anpassung der Sitzgelegenheit.
- Eine Stuhlerhöhung mit Fußsockeln (S. 39) kann den Stuhl bzw. Sessel um 5 cm oder mehr erhöhen.
- Eine passende feste Sitzauflage hebt die Sitzfläche und eignet sich besonders für mobile Personen mit genügend Kraft in den Beinen, die sich zum Aufstehen nicht von den Armlehnen abdrücken müssen.
- Eine Aufstehhilfe unterstützt das Aufstehen mit einer Gasdruckfeder, die die Sitzfläche zum Aufstehen anhebt. Aufstehhilfen sind nur für Stühle mit festen Armlehnen geeignet, an denen man sich festhalten kann.

Alternativ ist natürlich auch die Anschaffung eines geeigneten Spezialsessels für die besonderen Bedürfnisse der pflegebedürftigen Person möglich. Solche Sessel sind im Handel unter der Bezeichnung Ruhesessel, Pflegesessel, Relax-Sessel oder Rehasessel erhältlich. Sie bieten unterschiedliche Annehmlichkeiten:
- Einstellbare Sitzhöhe und -tiefe sowie variable Armlehnenhöhe, um den Sessel individuell anzupassen.
- In Höhe und Stärke verstellbare Lendenunterstützung, um den Rücken optimal zu stützen.
- Fußstütze, die in Sitz- und/oder Liegeposition ausgefahren werden kann.
- Kopflehne für bequemeres Sitzen und zusätzlichen Halt.
- Elektrische Aufstehhilfe (s. unten), die auf Knopfdruck den Sessel leicht anhebt.
- Ruheposition, so dass der Pflegebedürftige ohne aufzustehen seine Lage wechseln kann.

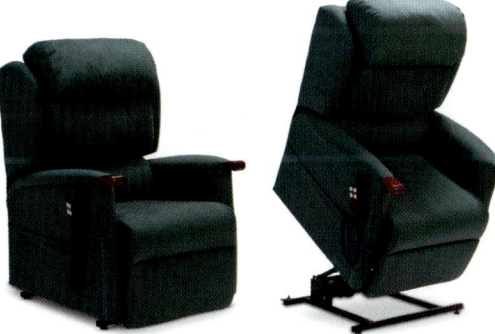

Spezialsessel

Auf Knopfdruck neigt sich dieser Spezialsessel langsam nach vorne und unterstützt Personen mit eingeschränkter Mobilität beim Aufstehen.

DIE KÜCHE

Wie stark die Küche verändert werden muss, hängt von der Person ab, um die Sie sich kümmern. Bei einer Rollstuhlfahrerin, die die Küche selbstständig nutzen möchte, sind aufwendige Anpassungen notwendig. Für jemanden mit »nur« eingeschränkter Beweglichkeit oder Fingerfertigkeit genügen kleinere Anpassungen und evtl. spezielle Hilfsmittel zur leichteren und sicheren Zubereitung von Mahlzeiten. Wenn Ihr Schützling selbstständig in der Küche arbeiten kann, ist das für Sie beide von Vorteil – Sie werden entlastet, und der Betreffende bewahrt seine Eigenständigkeit.

Größere Anpassungen

Für Rollstuhlfahrer sind einige Veränderungen in der Küche möglich, z. B. rollstuhlgerechte Spülbecken in niedriger Höhe und mit Aussparung für den Rollstuhl, niedrige Schränke und Arbeitsflächen. Die Höhe der Arbeitsflächen wird entweder generell verringert, oder Sie lassen ausziehbare Flächen in entsprechender Höhe einbauen. Bei Rollstuhlnutzung müssen generell meist Türen verbreitert und Bodenflächen nivelliert werden.

Kleinere Anpassungen

Sinnvoll ist zunächst, alle häufig genutzten Dinge leicht zugänglich, d. h. nicht in hohen oder sehr niedrigen Schränken oder Regalen aufzubewahren, so dass der Betroffene sich nicht strecken oder bücken muss. Wenn er nicht mehr lange stehen kann, ist ein Stehstuhl praktisch, und zum Transportieren von Essen und Geschirr ein Rollwagen oder eine Ablage, die man an einem Gehgestell befestigen kann. Bei ausreichendem Platzangebot stellen Sie am besten Tisch und Stuhl in die Küche, damit heiße Speisen, Getränke und schwere Tabletts nicht weit getragen werden müssen.

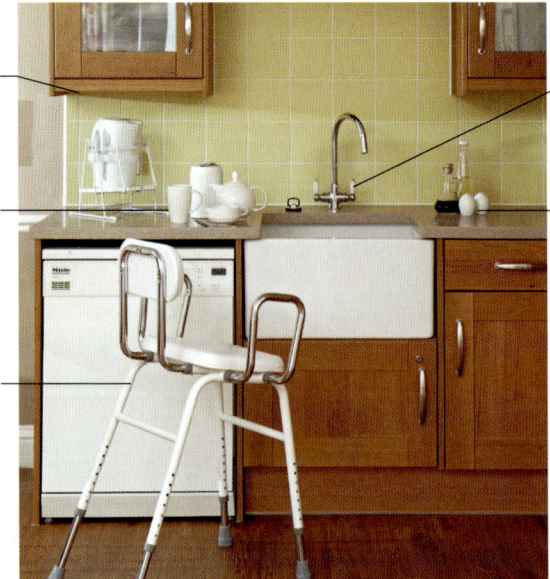

Lichtleisten unter den Hängeschränken sorgen für gute Beleuchtung.

Alle Utensilien für bestimmte Aufgaben, z. B. Teekochen, werden an einem Platz aufbewahrt.

Ein höhenverstellbarer, leichter Stehstuhl hilft bei Arbeiten, die normalerweise im Stehen erledigt werden müssen.

Hebelbatterien lassen sich leichter bedienen.

Häufig verwendete Utensilien werden in Reichweite oder leicht zugänglichen Schubladen bzw. Schränken aufbewahrt.

Gut organisierte Küche
Bereits kleine Anpassungen in der Küche können die Arbeit erleichtern und Selbstständigkeit ermöglichen.

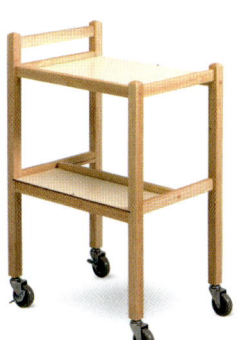

Servierwagen

Mit einem leicht-
gängigen Servier-
wagen lassen sich
heiße Teller, Getränke
und andere Dinge gut
transportieren.

Seh- und Erinnerungshilfen

Bei verminderter Sehkraft oder Gedächtnisproblemen lassen sich zur leichten und
sicheren Verwendung der Küche spezielle Vorkehrungen treffen. Schreiben Sie
durchschnittliche Kochzeiten für häufig
gekochte Speisen auf leuchtende Merk-
zettel an Mikrowelle oder Herd. Bleibt der
Elektroherd zu lange eingeschaltet, sorgt
ein Herdschutz für das Ausschalten.

Für Tassen gibt es sogenannte Füll-
standsanzeiger, die am Tassenrand angebracht werden und vibrieren oder einen
Piepton abgeben, wenn die Tasse fast voll
ist. Für das Spülbecken können Überlauf-
stöpsel nützlich sein, die das Überlaufen
verhindern, wenn vergessen wurde, den
Wasserhahn ganz zuzudrehen. Spre-
chende Küchenwaagen vermelden akus-
tisch die abgewogene Menge.

PRAKTISCHE HILFSMITTEL

Einschenkhilfe

Der Wasserkocher wird
im Kippgestell platziert
und muss zum Ausgie-
ßen nicht angehoben
werden. Das Risiko von
Verbrühungen wird
dadurch verringert.

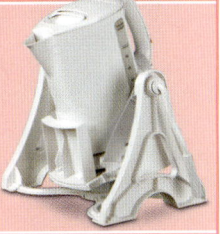

Ergonomisch geformte Messer

Der Winkelgriff
erlaubt es, mit weni-
ger Kraftaufwand zu
schneiden.

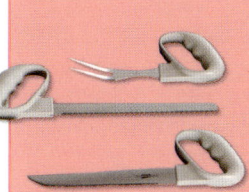

Dosenöffnen per Knopfdruck

Für Menschen mit ein-
geschränkter Finger-
fertigkeit sind elek-
trische Dosenöffner
leichter zu handhaben als
mechanische.

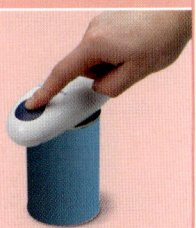

Pfannen

Pfannen mit zwei Griffen bzw.
mit abgewinkelten
Griffen lassen
sich leichter
anheben.

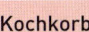

Kochkorb

Gemüse lässt sich in
einem Siebeinsatz
garen und anschlie-
ßend leicht aus dem
heißen Wasser neh-
men, ohne den Topf
anzuheben.

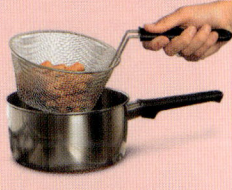

Spezialschneidbrett

Für einhändige
Küchenarbeiten
eignet sich ein
Brett mit l-förmi-
ger Einfassung und
Haltespießen.

DAS SCHLAFZIMMER

Mancher Pflegebedürftige wird hier einen großen Teil der Zeit verbringen, daher sollte das Zimmer bequem und gemütlich eingerichtet sein. Um das Bett herum müssen Sie genügend Platz zum Arbeiten haben. Beurteilen Sie, wie gut die betroffene Person ins Bett und aus dem Bett kommt und treffen Sie die entsprechenden Maßnahmen. Sorgen Sie dafür, dass die Toilette oder ein Toilettenstuhl schnell und gut erreichbar ist.

Allgemeine Veränderungen im Schlafzimmer

Lichtschalter müssen vom Bett aus bedienbar sein, ggf. per Funk. Stellen Sie eine Leselampe (möglichst mit Gelenkarm) auf den Nachttisch und legen Sie für Notfälle eine Taschenlampe bereit. Nachtlichter und Bewegungsmelder sind ebenfalls praktisch. Weiterhin sollten ein

Telefon und eine gut lesbare elektrische Uhr in Reichweite sein. Ein Beistelltisch ist eine praktische Ablagefläche nicht nur für Pflegeutensilien.

Entfernen oder befestigen Sie lose Teppiche und Gegenstände, die den Durchgang erschweren. Benötigt die Person eine Gehhilfe oder einen Rollstuhl, denken Sie an ausreichend breite Türöffnungen.

Auf einem robusten Betttisch, den man über das Bett zieht, kann man gut essen und Bücher oder Zeitschriften ablegen. Als Lesehilfen gibt es z. B. Leseständer, um im Sitzen oder Liegen zu lesen, sowie mechanische bzw. elektrische Umblätterhilfen für Menschen mit eingeschränkter Fingerfertigkeit.

Ist genügend Platz vorhanden, stellen Sie einen Sessel (S. 34–35) neben das Bett, entweder für Besucher oder damit Ihr Schützling am Tag auch dort sitzen kann. Ist

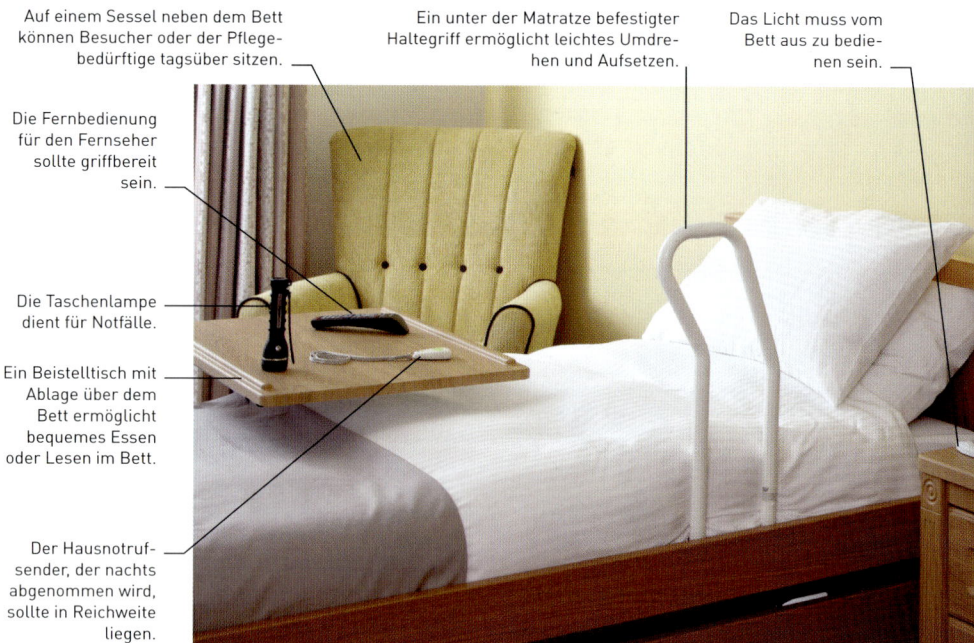

Auf einem Sessel neben dem Bett können Besucher oder der Pflegebedürftige tagsüber sitzen.

Ein unter der Matratze befestigter Haltegriff ermöglicht leichtes Umdrehen und Aufsetzen.

Das Licht muss vom Bett aus zu bedienen sein.

Die Fernbedienung für den Fernseher sollte griffbereit sein.

Die Taschenlampe dient für Notfälle.

Ein Beistelltisch mit Ablage über dem Bett ermöglicht bequemes Essen oder Lesen im Bett.

Der Hausnotrufsender, der nachts abgenommen wird, sollte in Reichweite liegen.

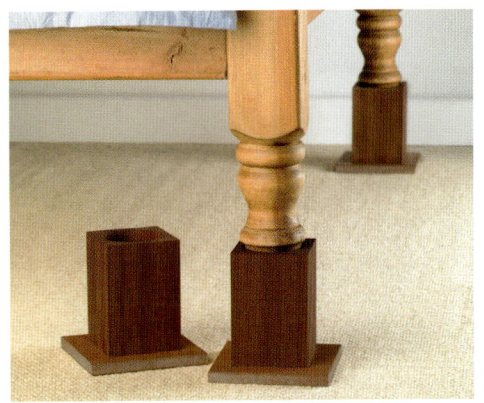

eine Toilettenhilfe wie etwa ein Nachtstuhl (S. 136) erforderlich, muss dieser ebenfalls im Schlafzimmer deponiert werden.

Das Bett anpassen

Um das Zubettgehen und das Aufstehen zu erleichtern, gibt es verschiedene Hilfsmittel. Ein sehr niedriges Bett kann z. B. durch Fußsockel erhöht werden (s. oben). Das erleichtert auch den Pflegenden die Arbeit. Pflegebetten lassen sich zum Ein- und Aussteigen in der Höhe verstellen (S. 108).

Fußsockel
Abnehmbare Fußsockel lassen sich schnell und einfach montieren und erleichtern das Zubettgehen und Aufstehen.

Darüber hinaus gibt es Beinlifter, um die Beine ins Bett zu heben. Elektrobeinlifter werden als kleine Plattform an der Seitenwand des Bettes angebracht. Manuelle Beinlifter bestehen aus einem verstärkten Gurt mit einer Schlaufe, durch die der Pflegebedürftige seinen Fuß legt, so dass er ihn mit Armkraft anheben kann. Unter der Matratze, nahe am Kopfteil, lässt sich ein Bettgriff befestigen, der zum Umdrehen und Aufstehen aus dem Bett verwendet wird (genaue Beschreibung auf S. 114). Sobald die Person steht, geben Griffe an der Wand oder ein ausschwenkbarer Arm der Aufstehhilfe Halt.

Sogenannte Patientenaufrichter oder Bettleitern zum Aufrichten im Bett sind ebenfalls erhältlich, werden jedoch immer seltener verwendet, da sie die Schultern sehr belasten. Ist eine Person in ihrer Bewegung stark eingeschränkt, hilft ein Patientenlifter (S. 88), um sie aus dem Bett zu heben.

Bequemlichkeit im Bett

Muss jemand viel Zeit im Bett verbringen, lohnt es sich, in die Bequemlichkeit im Bett zu investieren. So gibt es Bettkeile oder große Stützkissen in umgekehrter V-Form (S. 110), manuelle und elektrische Bett- bzw. Rückenstützen oder, für Langzeitpflegefälle, elektrisch verstellbare Lattenroste, bei denen sich Kopf- und Fußteil auf Knopfdruck individuell einstellen lassen.

Die richtige Umgebung
Regelmäßig verwendete Utensilien sollten in Reichweite liegen. Das verhindert Frustration und Isolation und garantiert eine ausreichende Eigenständigkeit des Betroffenen.

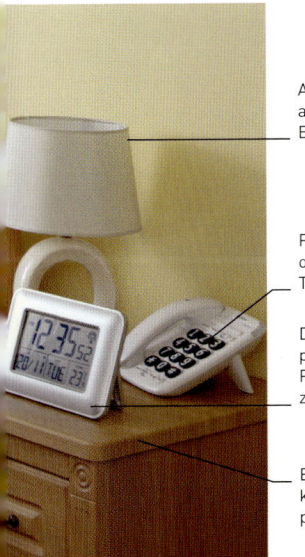

Achten Sie auf ausreichende Beleuchtung.

Praktisch ist ein Seniorentelefon mit großen Tasten neben dem Bett.

Die Uhr sollte ein Display haben, das für den Pflegebedürftigen gut zu lesen ist.

Ein Nachttisch in Kopfkissenhöhe bietet eine praktische Ablage.

DAS BADEZIMMER

Badezimmer sind für Menschen mit Behinderung häufig problematisch. Das Aussteigen aus der Badewanne ist schwierig, der Raum selbst ist meist klein und eng, vielleicht sogar rutschig. Doch sowohl tagsüber als auch nachts muss das Bad benutzt werden. Um es benutzerfreundlicher zu gestalten, stehen zahlreiche Möglichkeiten zur Verfügung.

Duschen

Für Personen mit eingeschränkter Mobilität ist eine barrierefreie Dusche häufig die beste Lösung. Standardduschen sind problematisch, da man über einen Rand hineinsteigen muss. Helfen können ein rutsch-

fester Trittschemel und Haltegriffe in der Kabine. Bei Balanceproblemen oder wenn die Person nicht lange stehen kann, sind zudem freistehende oder fest montierte, klappbare Duschhocker empfehlenswert.

Noch schwieriger ist der Einstieg zum Duschen in die Badewanne. Helfen kann ein Badewannensitz (folgende Seite), damit der Betroffene seine Beine hineinschwingen kann. Anschließend wird sitzend oder stehend geduscht. Kann wegen einer fest montierten Duschabtrennung kein Wannensitz angebracht werden, kommt nur ein hoher Badewannenhocker infrage.

Ebenerdige Duschen, ausgestattet mit wandmontierten Haltegriffen und Klapp-

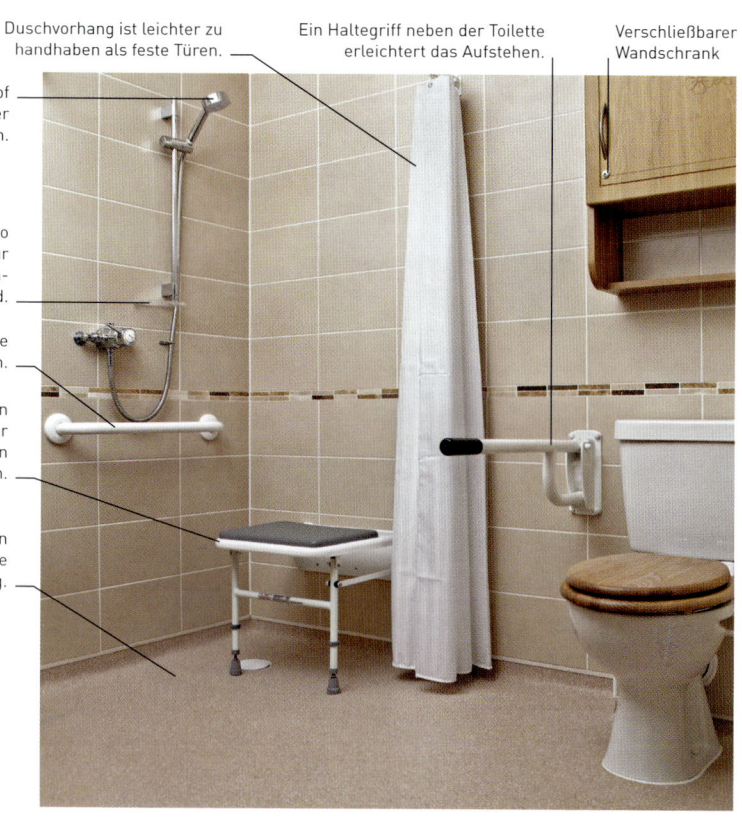

Ein Duschvorhang ist leichter zu handhaben als feste Türen.

Ein Haltegriff neben der Toilette erleichtert das Aufstehen.

Verschließbarer Wandschrank

Ein abnehmbarer Duschkopf ermöglicht die Hilfe der Pflegeperson beim Duschen.

Seife und Duschgel sind so zu platzieren, dass sie für den Betroffenen gut erreichbar sind.

Haltegriffe sind wichtige Sicherheitsvorrichtungen.

Auf einem wandmontierten Duschhocker kann sich der Betroffene sicher allein waschen.

Nasszellen ohne Schwellen sind für Rollstuhlfahrer die ideale Lösung.

Sicherheit

Sicherheit hat im Bad oberste Priorität, denn nasse, rutschige Oberflächen erhöhen das Sturzrisiko.

hockern, sind vor allem für Rollstuhl-fahrer ideal. Dank halbhoher Türen oder Vorhänge kann die Pflegeperson beim Duschen assistieren, ohne dabei selbst nass zu werden.

In sogenannten Nasszellen gibt es kei-nerlei Stufen oder Schwellen. Hier können Rollstuhlfahrer ungehindert manövrieren.

Baden

Das Ein- und Aussteigen aus der Bade-wanne ist nicht einfach. Idealerweise sollte daher die Badewanne durch eine Dusche ersetzt werden, es sei denn, medizinische Gründe wie Hautprobleme erfordern regel-mäßiges Baden.

Auf dem Wannenrand lässt sich eine Kombination aus Badewannenbrett und Sitz montieren, die zum Setzen und Aufstehen allerdings Kraft in Armen und Beinen erfor-dert. Haltegriffe an der Wand helfen dabei.

Bei elektrischen Wannenliften oder -sit-zen lässt sich die Sitzhöhe auf Knopfdruck variieren. Die betroffene Person muss

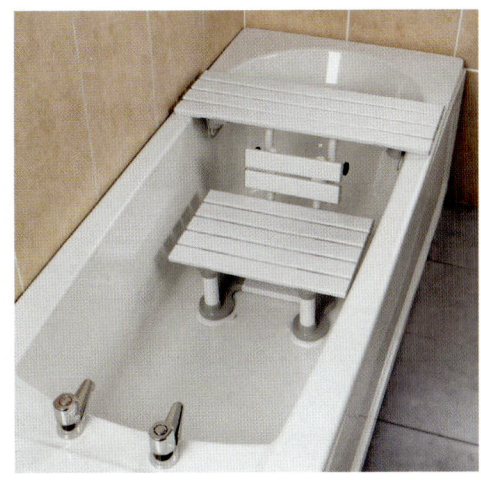

Badewannenbrett
Auf dem Rand montierte abnehmbare Wannen-bretter gibt es in vielen Größen und Formen, mit und ohne integrierten Sitz.

jedoch die Beine in die Wanne hineinhe-ben können. Ist dies nicht möglich, ist ein Schwenksitz vorzuziehen, der am Boden neben der Badewanne montiert wird und den Betroffenen in die Wanne hineinhebt.

Optional gibt es dazu passende was-serdichte Kissen zum Daraufsetzen oder Anlehnen.

Hilfsmittel für die Toilette

Das Benutzen der Toilette ist für Menschen mit verminderter Mobilität oder Finger-fertigkeit oft schwierig. Folgende Anpas-sungen verbessern die Situation:

▪ Die Toilette lässt sich durch einen Auf-satz erhöhen (S. 135), was das Setzen und Aufstehen erleichtert.

▪ Ein Toilettenrahmen (S. 135), mit oder ohne integrierten Sitz, gibt Halt.

▪ Ausklappbare oder feste Haltegriffe an Wand oder Boden dienen zum Festhalten und Hochziehen.

▪ Für Menschen, die ihre Hände nur noch eingeschränkt verwenden können, gibt es Toilettensysteme mit integrierter Wasch- und Trockenfunktion (Dusch-Toilette).

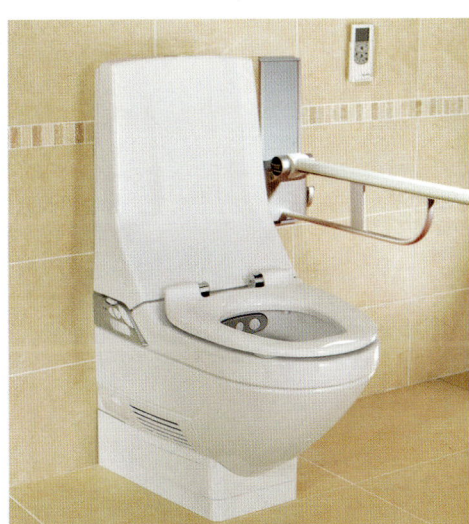

Dusch-Toilette
Das System aus automatischer Spülung plus Wasch- und Trockenfunktion ist auch als Toilet-tenaufsatz erhältlich.

3

ERNÄHRUNG UND GESUNDHEIT

■ AUSGEWOGENE ERNÄHRUNG ■ GEWICHTSKONTROLLE
■ MANGELERNÄHRUNG ERKENNEN ■ SCHLUCKBESCHWERDEN UND
ANDERE PROBLEME BEIM ESSEN ■ SPEZIALKOST
■ WENN ESSEN NICHT AUSREICHT ■ DIE BEDEUTUNG DER MAHLZEITEN
■ PRAKTISCHE TIPPS FÜR GESUNDE ERNÄHRUNG
■ LEBENSMITTELHYGIENE UND -SICHERHEIT

AUSGEWOGENE ERNÄHRUNG

Sich ausgewogen zu ernähren, bedeutet, die richtige Menge an Kalorien und Nährstoffen zu sich zu nehmen, damit der Körper einen gesunden Stoffwechsel aufrechterhalten und sich vor Krankheit oder schädlichen Einflüssen schützen kann.

Eine unzureichende Ernährung beeinträchtigt die Gesundheit und kann zu Mangelernährung mit zahlreichen Nebeneffekten führen (S. 46), z. B. verlängerter Erholungszeit nach Krankheiten. Falsche Ernährung erhöht auch das Risiko für chronische Leiden wie Herzkrankheiten, Bluthochdruck, Krebs, Osteoporose, Adipositas oder Diabetes. Viele Menschen wissen jedoch nicht genau, wie ihre Nahrung aussehen sollte, um den täglichen Energie- und Nährstoffbedarf zu decken.

Lebensmittelgruppen

Für eine gesunde Ernährung müssen die fünf wichtigsten Lebensmittelgruppen in unterschiedlicher Gewichtung kombiniert werden. Der Gesamtbedarf hängt von Körpergröße, Alter und körperlicher Aktivität ab.

Bestandteile einer gesunden Ernährung

Die wichtigsten Nährstoffe für den Körper sind Fett, Kohlenhydrate (Stärke und Zucker), Ballaststoffe und Mineralien. Um eine ausreichende Menge dieser Nährstoffe aufzunehmen, sollte man reichhaltig Obst, Gemüse und stärkehaltige (Vollkorn-) Lebensmittel wie z. B. Brot oder Reis essen. Ein maßvoller Genuss von Milchprodukten, Fleisch, Fisch, Eiern und anderen Eiweißlieferanten wie etwa Hülsenfrüchten rundet das Angebot ab. Sehr fett- und zuckerhaltige Lebensmittel sollten nur in geringen Mengen gegessen werden.

In der Nahrung finden sich zwei Hauptarten von Fett – gesättigte Fettsäuren, die hauptsächlich in tierischen Produkten vorkommen, und mehrfach bzw. einfach ungesättigte Fettsäuren, die den Cholesterinspiegel positiv beeinflussen. Ersetzen Sie, wenn möglich, gesättigte Fettsäuren durch einfach ungesättigte Fettsäuren wie Oliven- oder Rapsöl. Achten Sie auf eine

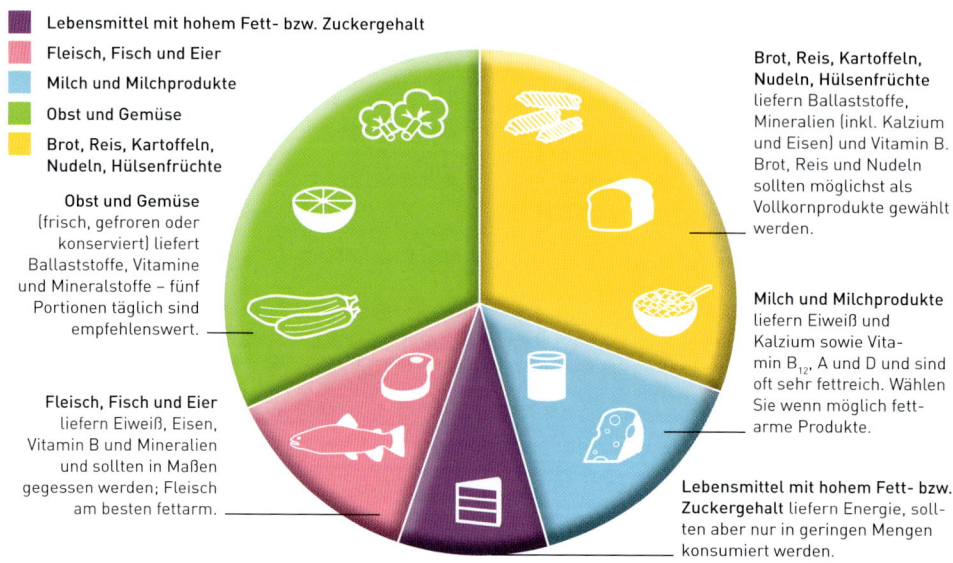

■ Lebensmittel mit hohem Fett- bzw. Zuckergehalt
■ Fleisch, Fisch und Eier
■ Milch und Milchprodukte
■ Obst und Gemüse
■ Brot, Reis, Kartoffeln, Nudeln, Hülsenfrüchte

Obst und Gemüse (frisch, gefroren oder konserviert) liefert Ballaststoffe, Vitamine und Mineralstoffe – fünf Portionen täglich sind empfehlenswert.

Fleisch, Fisch und Eier liefern Eiweiß, Eisen, Vitamin B und Mineralien und sollten in Maßen gegessen werden; Fleisch am besten fettarm.

Brot, Reis, Kartoffeln, Nudeln, Hülsenfrüchte liefern Ballaststoffe, Mineralien (inkl. Kalzium und Eisen) und Vitamin B. Brot, Reis und Nudeln sollten möglichst als Vollkornprodukte gewählt werden.

Milch und Milchprodukte liefern Eiweiß und Kalzium sowie Vitamin B_{12}, A und D und sind oft sehr fettreich. Wählen Sie wenn möglich fettarme Produkte.

Lebensmittel mit hohem Fett- bzw. Zuckergehalt liefern Energie, sollten aber nur in geringen Mengen konsumiert werden.

geringe Salzzufuhr und trinken Sie nur gelegentlich Alkohol. Diese Empfehlungen gelten allgemein – auch für ältere oder pflegebedürftige Personen. In bestimmten Situationen benötigen manche Menschen jedoch eine nährstoffreichere Diät.

Individueller Energie- und Nährstoffbedarf

Der Bedarf ist abhängig von Alter, Geschlecht, Körpergröße, Aktivität und Gesundheitszustand der betroffenen Person. Empfehlungen zu Durchschnittsportionen für Menschen verschiedenen Alters und Geschlechts helfen bei der Planung der Mahlzeiten und bei der Beurteilung, ob eine Person genug isst. Um den Energielevel über den Tag hinweg möglichst ausgeglichen zu halten, sollte man über den Tag hinweg ausgewogen essen (S. 60).

Für wen bestehen Ernährungsrisiken?

Eine unausgewogene Ernährung, ausgelöst durch verschiedene Faktoren wie z. B. Appetitlosigkeit, Kau- und Schluckbeschwerden (S. 54–56), eine eingeschränkte Speisenauswahl oder Probleme mit dem Einkaufen bzw. dem Zubereiten von Mahlzeiten, ist der Hauptgrund für ernährungsbedingte Leiden. Viele dieser Faktoren treffen auf Senioren besonders zu. Man weiß heute, dass ältere Menschen häufig mangelernährt sind oder zu wenig Flüssigkeit zu sich nehmen, unabhängig davon, ob sie allein oder in einem Seniorenheim leben.

Was das Essen schwierig machen kann

Viele Faktoren beeinflussen das Ernährungsverhalten. Achten Sie in den folgenden Situationen besonders auf die Ernährung, damit Mangelernährung gar nicht erst eine Chance hat.

◼ Eine inaktive oder ans Bett gebundene Person hat einen geringeren Energiebedarf. Das macht es schwierig, nicht zu viel zu essen und zugleich den Nährstoffbedarf

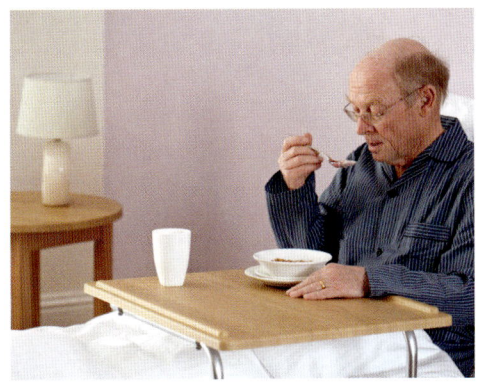

Nährstoffaufnahme erhalten
Bettlägerige Menschen haben wenig Appetit. Leichte, aber nährstoffreiche Speisen, die sich einfach essen lassen, sind dann hilfreich.

zu decken. Zudem entsteht leicht Vitamin-D-Mangel (S. 47), wenn man wenig an die frische Luft kommt.

◼ Ein kranker oder allein lebender Mensch hat oft wenig Appetit.

◼ Bei Mund-, Schluck- oder Kauproblemen werden bestimmte Lebensmittel oder das Essen generell verweigert.

◼ Die Nebenwirkungen einiger Medikamente, wie Schwindel, Übelkeit, Mundtrockenheit oder Darmträgheit, können sich auf die Essgewohnheiten auswirken.

◼ Für Menschen, die schlecht sehen, hören oder schmecken, gestalten sich die Mahlzeiten oft kompliziert.

◼ Personen, die unter Depressionen oder anderen psychischen Krankheiten leiden, sind oftmals weniger motiviert, ausgewogen zu essen, und haben vielleicht sogar Angst vor dem Essen.

◼ Menschen mit Kommunikationsproblemen können nicht mitteilen, wenn sie das Essen bzw. dessen Temperatur oder Form nicht mögen.

◼ Dauerhafte Leiden oder Behinderungen können zu Mangelernährung führen. Auch in der Rekonvaleszenz ist dies oft der Fall. Der Betroffene muss dann eventuell eine nährstoffreichere Ernährung erhalten.

» AUSGEWOGENE ERNÄHRUNG

Auswirkungen schlechter Ernährung
Mangelernährung entsteht, wenn man entweder zu wenig, zu viel oder unausgewogen isst, so dass die Gesamtmenge stimmt, nicht jedoch das Verhältnis der Nährstoffe. Mangelernährung kann viele Störungen und Leiden begünstigen, u.a.:

■ langsamere Genesung nach Krankheiten oder Operationen
■ ein erhöhtes Infektionsrisiko

NÄHRSTOFFE, DIE HÄUFIG ZU WENIG AUFGENOMMEN WERDEN

NÄHRSTOFF	FUNKTION IM KÖRPER	LIEFERANTEN
Vitamin C	■ Vitamin C beugt Krankheiten vor und hält Knochen, Zähne, Haut und Sehnen gesund. ■ Es trägt zur Wundheilung bei und verhindert Zellschädigungen.	Viele Früchte, Gemüse und Kartoffeln. Gute Lieferanten sind Orangen, Schwarze Johannisbeeren, Erdbeeren, Kohl (v.a. Grünkohl) sowie roter und grüner Paprika.
Folat (ein B-Vitamin, in synthetischer Form als Folsäure bezeichnet)	■ Folat unterstützt das Zellwachstum und ist damit wichtig für Blutbildung und Nervensystem. ■ Folatmangel kann zu einer Anämie (»Blutarmut«) führen. ■ Folat kann nicht im Körper gespeichert werden und muss daher täglich mit der Nahrung aufgenommen werden.	Gemüse mit dunkelgrünen Blättern (z.B. Spinat), Leber, Nieren, Orangen, Weizenkeime, Spargel, Vollkornbrot und Erdnüsse. Frühstückszerealien sind oft mit Folsäure angereichert.
Eisen	■ Eisen ist ein wichtiger Mineralstoff in allen Körperzellen. ■ Es spielt beim Transport von Sauerstoff mit den roten Blutkörperchen durch den ganzen Körper eine wichtige Rolle; unterstützt das Zellwachstum. ■ Eisen kann im Körper gespeichert werden, doch ein Langzeitmangel kann zu Anämie führen.	Rotes Fleisch, Leber und Nieren, fetter Fisch (z.B. Sardinen), Eier, dunkelgrünes Gemüse, Vollkornprodukte wie Naturreis, Erbsen, Bohnen, Linsen, Trockenobst sowie angereicherte Frühstückszerealien.
Zink	■ Zink ist ein wichtiger Nährstoff zur Unterstützung des Immunsystems und der Abwehrkräfte.	Mageres Fleisch, Leber, Nieren, fetter Dosenfisch, Vollkornmüsli, Nüsse, Eier, Milch, Erbsen und Linsen.
Ballaststoffe	■ Ballaststoffe unterstützen die Darmtätigkeit und sorgen für regelmäßigen Stuhlgang.	Vollkornmüsli und -brot, Hülsenfrüchte, Gemüse, frisches und getrocknetes Obst sowie Samen.

- schlechte bzw. langsame Wundheilung
- Hautprobleme, Geschwüre und Druck-geschwüre (S. 102)
- Muskelschwäche, die zu erhöhtem Sturzrisiko führt
- Probleme bei den täglichen Aufgaben, inkl. Bewegungsschwierigkeiten
- Müdigkeit, Verwirrung und Reizbarkeit

Ausreichend Trinken

Mit zunehmendem Alter nimmt das Durst-gefühl ab. Daher ist es wichtig, die betrof-fene Person ausreichend zum Trinken zu animieren und Getränke bereitzustellen.

Ältere Menschen werden häufig wegen Harnblaseninfektionen, Verdauungsstörun-gen oder Sturzanfälligkeit und Verwirrung aufgrund eines Flüssigkeitsmangels (S. 53) ins Krankenhaus eingeliefert. Auch Medi-kamentennebenwirkungen können durch nicht ausreichendes Trinken zunehmen.

Durchschnittlich sollten etwa sieben bis acht Gläser pro Tag getrunken wer-den, jedoch nicht nur Wasser. Schwarztee, Früchtetee, Kaffee, Milch, Milchshakes, Smoothies oder frisch gepresste Säfte sind ebenfalls geeignet. Milchhaltige Getränke haben den Vorteil, dass sie sowohl Flüssigkeit als auch Nährstoffe beinhalten. Bei Verstopfung (S. 51) ist

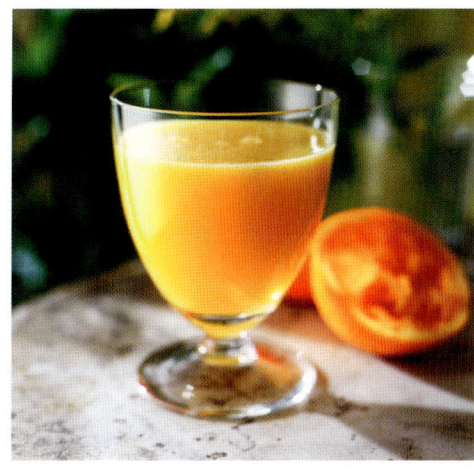

Nährstoffschub
Ein Glas frisch gepresster Orangensaft sieht nicht nur appetitlich aus, sondern liefert auch einen Vitaminstoß und wichtige Flüssigkeit.

eine hohe Flüssigkeitszufuhr besonders wichtig. Bei Schluckbeschwerden (S. 54) kann Flüssigkeit auch in Form von dicken nährstoffreichen Suppen, Gemüsepürees, Eislutschern, Sorbets, Eis, Götterspeise oder anderen wasserhaltigen Speisen verabreicht werden. Sorgen Sie dafür, dass geeignete Tassen und Strohhalme zur Verfügung stehen, wenn das Trinken allge-mein problematisch wird (S. 55).

VITAMIN D

Vitamin D ist wichtig für gesunde Knochen. Es wird hauptsächlich durch Sonneneinstrahlung vom Körper selbst produziert. Nur eine kleine Menge wird mit der Nahrung zugeführt.

- Gute Quellen sind fetter Fisch, z. B. Lachs und Hering, Leber, Eigelb sowie einige angereicherte Lebensmittel. Durch die Nah-rung allein kann allerdings nicht genügend Vitamin D aufgenommen werden.

- Menschen über 65, die wenig aus dem Haus gehen, sollten täglich etwa 10 µg zusätzlich einnehmen. Bei stark pigmentierter Haut oder geringer Sonneneinstrahlung (langar-mige Kleidung, Sonnencreme), ist ebenfalls eine Nahrungsergänzung nötig.

- Den Nahrungszusatz kann man entweder in Tablettenform einnehmen oder z. B. als Fischölkapseln.

- Vitamin D kann überdosiert werden, daher ist es wichtig, es nur in einer Form zuzufüh-ren und die empfohlene Dosierung nicht zu überschreiten.

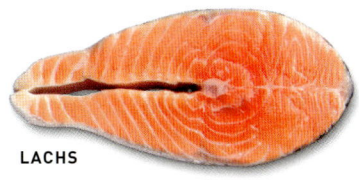

LACHS

GEWICHTSKONTROLLE

Gewichtsschwankungen müssen registriert werden, da größere Abweichungen nach oben oder unten Gesundheitsrisiken mit sich bringen können. Bei älteren Menschen ist es häufiger Untergewicht als Übergewicht, das zu Problemen führt, denn bei geringer Nahrungsaufnahme werden oft nicht genügend Nährstoffe zugeführt. Doch auch Menschen, die viel essen, haben nicht automatisch eine ausgeglichene Nährstoffbilanz.

Untergewicht feststellen

Wenn die von Ihnen gepflegte Person über einen langen Zeitraum Gewicht verliert, ist es schwierig, die Grenze zum Untergewicht zu erkennen. Ältere Menschen werden häufig sehr schmal, bevor man dies tatsächlich als Gesundheitsrisiko erkennt. Achten Sie daher auf folgende Warnsignale für ungewollten Gewichtsverlust:

- Die Kleidung wird immer weiter.
- Knochen werden unter der Haut sichtbar.
- Für Hosen werden Gürtel benötigt.
- Schulterpartien an Jacken sitzen nicht mehr richtig.
- Ringe und Zahnersatz sitzen zu locker.

Ein schleichender Gewichtsverlust lässt sich am besten feststellen, indem die betroffene Person regelmäßig gewogen und gemessen wird. Anhand der Aufzeichnungen kann dann ein Untergewicht festgestellt werden. Ein durchschnittlich großer Mann sollte nicht weniger als 57 kg, eine Frau nicht weniger als 50 kg wiegen,

BMI (BODY-MASS-INDEX)

Der Spielraum für einen gesunden BMI hängt vom Alter der betroffenen Person ab. Für 75-jährige und ältere Menschen ist er aufgrund des stark erhöhten Untergewichtsrisikos sehr viel größer. In der Grafik ermittelt sich der BMI einer Person aus dem Schnittpunkt zwischen dem Gewicht auf der vertikalen Achse und der Größe auf der horizontalen Achse. Idealerweise sollte der BMI in den normalgewichtigen Bereich der jeweiligen Altersgruppe fallen.

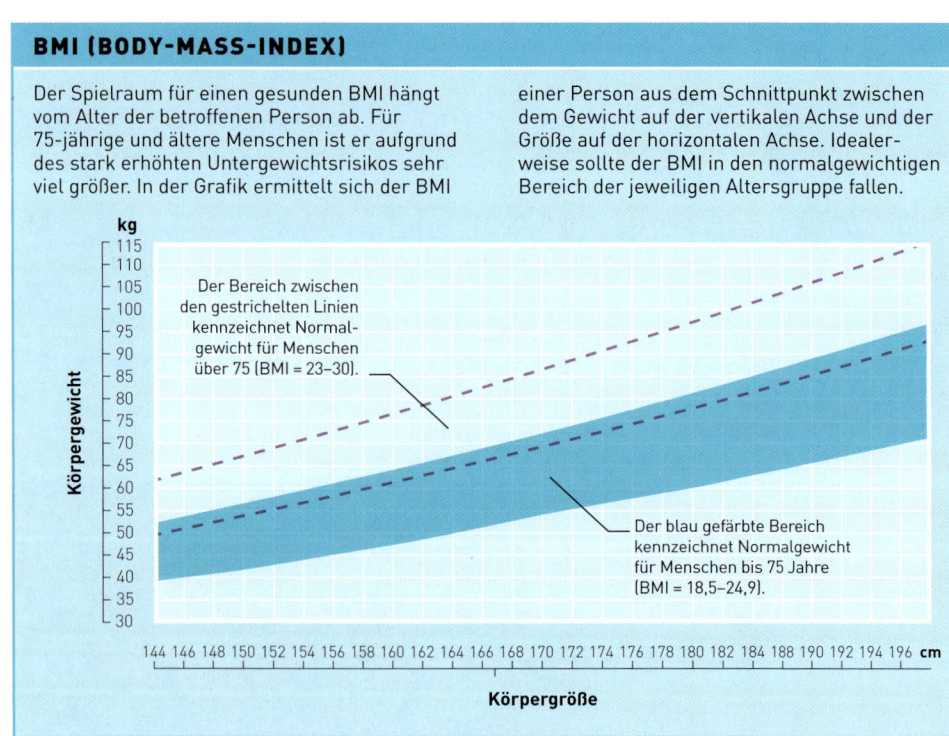

Der Bereich zwischen den gestrichelten Linien kennzeichnet Normalgewicht für Menschen über 75 (BMI = 23–30).

Der blau gefärbte Bereich kennzeichnet Normalgewicht für Menschen bis 75 Jahre (BMI = 18,5–24,9).

Körpergewicht (kg)

Körpergröße (cm)

wobei diese Angaben nur als Anhaltspunkt dienen. Eine sehr große oder naturgemäß kräftige Person kann schwerer und dennoch untergewichtig sein. Wenn Sie unsicher sind, fragen Sie den zuständigen Arzt.

Darüber hinaus kann ein Gewichtsverlust auch über den sogenannten Body-Mass-Index (BMI) festgestellt werden. Er errechnet sich aus dem Verhältnis zwischen Gewicht und Größe einer Person. Dabei wird das Körpergewicht in Kilogramm durch die Körpergröße in Metern zum Quadrat dividiert. Das Ergebnis zeigt an, ob die Person untergewichtig, normalgewichtig, übergewichtig oder stark übergewichtig (adipös) ist. Für Menschen über 75 gilt eine andere Einteilung als für jüngere; sie haben eine größere Spanne, die als normalgewichtig gilt (siehe links).

Ältere Menschen werden mit der Zeit kleiner, daher sollte für die BMI-Berechnung ihre ursprüngliche Größe als Erwachsener herangezogen werden. Zudem ist eine Längenmessung schwierig, wenn der Betroffene nicht mehr gut stehen kann. Sprechen Sie in einem solchen Fall mit einem Arzt. Er kann die Größe eventuell anhand anderer Körpermaße berechnen.

Umgang mit Untergewicht

Ein ungewollter Gewichtsverlust kann verschiedene Ursachen haben, daher muss zunächst eine ernsthafte Erkrankung, die gegebenenfalls weitere Untersuchungen und Behandlung erfordert, als Ursache ausgeschlossen werden. Ist es so, dass die Person einfach zu wenig isst, gibt es mehrere Methoden, um ihren Appetit anzuregen (siehe Kasten rechts).

Übergewicht feststellen

In vielen Industrieländern leidet über die Hälfte aller Erwachsenen an (teils starkem) Übergewicht. Das bedeutet, dass sie für ihre Größe schwerer sind, als es ihrer Gesundheit zuträglich ist. Erwachsene bis

DEN APPETIT ANREGEN

Untergewichtsgefährdete Personen müssen mit appetitanregenden Maßnahmen zum Essen stimuliert werden. Dazu gibt es ein paar einfache Möglichkeiten:

- Wer aktiv ist, verspürt mehr Hunger. Daher sind bereits kleine Bewegungsübungen, auch im Sitzen, hilfreich (S. 96).
- Kleine Mahlzeiten und nährstoffreiche Getränke, die über den Tag verteilt werden, erleichtern die Kalorienzufuhr.
- Limonaden und gesüßte Getränke sollten nur in geringen Mengen getrunken werden, da sie zwar satt machen, aber nur wenige Nährstoffe enthalten.
- Richten Sie Speisen appetitlich an.
- Bieten Sie Lieblingsgerichte an, die an glückliche Zeiten erinnern.
- Gut gewürzte Speisen, aromatischer Käse und Schokolade sind appetitanregend.
- Der Nachtisch kann durchaus einmal vorweg angeboten werden. Damit sind v. a. bei Demenz gute Erfolge zu erzielen.
- Auch ein kleines Glas Sherry, Wein oder Bier vor dem Essen regt den Appetit an, sofern Alkohol erlaubt ist (Vorsicht bei Medikamenteneinnahme).
- Kleine »Hinweise« auf die bevorstehende Mahlzeit helfen z. B. demenzkranken Personen, sich darauf vorzubereiten. Das kann Tischdecken, das Klappern mit Pfannen und Geschirr, das Verbreiten von Kochduft oder das Einbeziehen der pflegebedürftigen Person in die Vorbereitungen sein.

75 Jahre gelten bei einem BMI von 25 und darüber als übergewichtig, bei einem BMI von 30 und mehr als adipös. Bei älteren Menschen gilt jedoch eher Untergewicht als gesundheitsgefährdend, weswegen für Menschen über 75 allgemein ein BMI von 23 bis 30 empfohlen wird. Das ergibt einen größeren Sicherheitsspielraum bei Krankheiten, die mit Gewichtsverlust einhergehen. Eine Frau unter 75 wäre demnach mit 1,58 m und 70 kg übergewichtig, wohingegen eine Frau über 75 mit denselben Maßen normalgewichtig wäre.

» GEWICHTSKONTROLLE

Gesundheitsrisiken durch Übergewicht

Menschen mit Übergewicht oder Adipositas haben ein erhöhtes Risiko, an Bluthochdruck, Herzleiden, Diabetes mellitus Typ 2, Gelenkleiden, Arthritis und Atemproblemen zu erkranken. Sie sind eingeschränkter in ihren täglichen Aktivitäten, weil sie weniger mobil und häufig intensiver pflegebedürftig sind. Übergewichtige pflegebedürftige Personen lassen sich schwerer heben, unterstützen und baden; als Pflegeperson müssen Sie durch die zusätzliche Last mehr auf Ihre eigene Gesundheit achten. Adipositas ist häufig mit schlechter Ernährung verbunden, d. h. die Person ist zwar stark übergewichtig, aber dennoch mangelernährt. Wirkt sich das Übergewicht sehr negativ auf die Lebensqualität aus, sollte ein Spezialist zurate gezogen werden.

Umgang mit Übergewicht

Übergewicht lässt sich auf verschiedene Art und Weise abbauen (siehe unten), doch die Gewichtsreduktion sollte stets auf

ÜBERERNÄHRUNG BEI DEMENZ

Meist leiden demenzkranke Menschen an Gewichtsverlust, doch in bestimmten Krankheitsstadien kann es auch zu einer Überernährung kommen. Gründe dafür können sein:

- Sie haben vergessen, dass sie bereits gegessen haben, und essen noch einmal.
- Sie essen zum Trost, denn Essen und Trinken kann Wohlbefinden vermitteln.
- Sie essen aus Angst, dass es später nichts mehr gibt (Biografie berücksichtigen!).
- Sie haben vermehrt Appetit auf Süßes und Naschereien, wodurch die Nährstoffbalance der Mahlzeiten ungünstig verschoben wird.

Es ist wichtig, Mahlzeiten richtig zu planen, um diese Probleme zu minimieren. Holen Sie sich bei Bedarf ärztlichen Rat, insbesondere wenn die Gesundheit des Betroffenen leidet.

gesundem Weg geschehen. Die Hauptmaßnahmen sind, den Betroffenen zu ermutigen, ausgewogen zu essen, sich so viel wie möglich zu bewegen, sein eigenes psychisches Wohlbefinden zu stärken und soziale Kontakte zu pflegen.

TIPPS ZUM UMGANG MIT ÜBERGEWICHT

Menschen nehmen aus verschiedenen Gründen zu, daher gibt es keine Pauschallösung. Wenn eine Person abnehmen muss, darf sie nicht mehr Kalorien am Tag essen, als sie verbraucht, muss jedoch gleichzeitig alle wichtigen Nährstoffe aufnehmen. Dies erreicht man am besten mit folgenden Maßnahmen:

- Vermeiden Sie Speisen und Getränke, die nur Kalorien, aber wenig bis keine Nährstoffe enthalten – insbesondere Limonade und Alkohol sowie Süßigkeiten und Gebäck.
- Reduzieren Sie den Anteil an Lebensmitteln, die viel Energie liefern, aber keine notwendigen Nährstoffe bieten, z. B. fetthaltige Brotaufstriche, Dressings sowie Öle und Fette – auch für die Zubereitung von Gemüse, Sahne, Milcheis und Desserts.

- Der Obst- und Gemüseanteil der Nahrung sollte erhöht werden. Bieten Sie für den Hunger zwischendurch Obst- bzw. Gemüsestückchen oder Gemüsesäfte an.
- Bevorzugen Sie zur besseren Sättigung stärkehaltige Vollkorn-Lebensmittel wie Kartoffeln, Nudeln, Reis und Brot, jedoch ohne sie beim Kochen bzw. Zubereiten mit Fett und Zucker zu kombinieren.
- Servieren Sie kleinere Portionen auf kleineren Tellern.
- Sorgen Sie für regelmäßige Beschäftigung, damit weniger Zeit für unnötige Snacks bleibt und nicht aus Langeweile gegessen wird. Das fördert auch das psychische und körperliche Wohlbefinden.

MANGELERNÄHRUNG ERKENNEN

Mangelernährung kann viele Auswirkungen auf das körperliche und geistige Wohlbefinden eines Menschen haben (S. 46–47). Daher sollte ein eventuelles Risiko so schnell wie möglich erkannt und Gegenmaßnahmen eingeleitet werden.

Warnhinweise

Zahlreiche Schlüsselfaktoren können insbesondere bei älteren Menschen für eine Mangelernährung verantwortlich sein.

▪ **Das Interesse am Essen lässt nach**
Ältere Menschen haben häufig keine Lust mehr zu essen – meist der Beginn der Unterversorgung. Die Abneigung gegen das Essen wird durch verschiedene Umstände begünstigt. Einige davon lassen sich positiv beeinflussen:

▪ Depressionen oder Ängste können oftmals mit Gesprächstherapie oder Medikamenten behandelt werden.

▪ Schmerzen im Mund, Zahnschmerzen, Schluckbeschwerden, Blähungen, Verstopfung, Durchfall oder andere Verdauungsstörungen können den Spaß am Essen verderben. Kümmern Sie sich bei Bedarf um ärztliche Behandlung.

▪ Auch Eisenmangel oder Schilddrüsenprobleme vermindern den Appetit. Lassen Sie dies vom Arzt untersuchen.

▪ Essstörungen können auch mit einer Demenz- oder psychischen Erkrankung zusammenhängen. Nehmen Sie die Äußerungen Ihres Schützlings in Bezug auf Essen oder Appetit ernst und bemühen Sie sich ggf. um professionelle Hilfe.

▪ Medikamente können als Nebenwirkung Schwindel oder Appetitlosigkeit verursachen. Lassen Sie in diesem Fall die Medikamente des Betroffenen überprüfen.

▪ **Verdauungsstörungen** Über 20 Prozent aller Erwachsenen leiden unter chronischer Darmverstopfung, wobei die Häufigkeit mit dem Alter zunimmt. Verstopfung muss bei älteren Menschen ernst genommen werden, da sie ein Vorzeichen von Erkrankungen sein und schlimmstenfalls zur Einweisung in ein Krankenhaus führen kann. Hauptgründe für eine sog. Obstipation sind eine zu geringe Flüssigkeitsaufnahme und zu wenig Ballaststoffe in der Nahrung. Es gibt jedoch noch andere Ursachen – um Abhilfe zu schaffen, müssen diese erst einmal bekannt sein. Begünstigende Faktoren für eine Obstipation sind:

▪ Mobilitätseinschränkungen.

▪ Die Einnahme von Medikamenten wie z. B. Beruhigungsmitteln, starken Schmerzmitteln, Tabletten gegen Krämpfe und Zittern. Wenn neue Medikamente verschrieben werden, sollten mögliche Nebenwirkungen immer mit dem Arzt besprochen werden.

▪ Schilddrüsenprobleme, die zu Darmträgheit führen können.

▪ Angst, z. B. bei Änderungen in der täglichen Routine oder Pflege.

Änderungen der Essgewohnheiten
Appetitlosigkeit kann langfristig zu Mangelernährung führen. Im Zweifelsfall besprechen Sie dies mit einem Arzt.

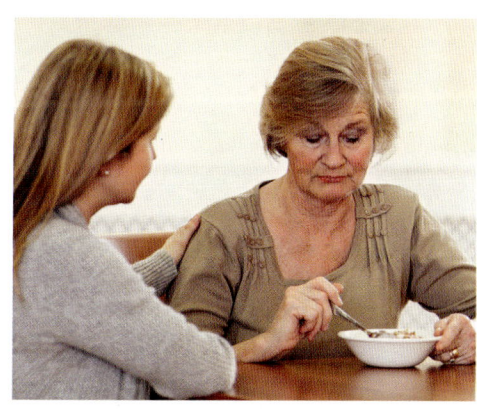

» MANGELERNÄHRUNG ERKENNEN

- Die frühere übermäßige Einnahme von Abführmitteln, wodurch die Verdauung nicht mehr gut funktioniert.
- Schlechte Zähne; sie führen häufig zu ballaststoffarmer Ernährung, da die Betroffenen gerne weiche Nahrung essen, die nicht viel gekaut werden muss.
- Die irrtümliche Annahme, dass die Probleme weniger würden, wenn die Betroffenen weniger essen. Um eine Verstopfung zu lösen, bedarf es »Masse«.
- **Veränderungen der Mobilität** Wenn ein Mensch plötzlich nicht mehr laufen kann, können davon auch Nahrungs- und Flüssigkeitsaufnahme und damit Gesundheit und Wohlbefinden betroffen sein. Je weniger aktiv eine Person ist, desto weniger Kalorien verbraucht sie und desto weniger Hunger kommt auf. Die Ernährung ist meist auf solche Speisen beschränkt, die leicht zu erhalten und zuzubereiten sind. Verminderte Mobilität bedeutet auch ein höheres Risiko für Verstopfung und Druckgeschwüre (S. 102), die wiederum zusätzliche Nährstoffe zur schnelleren Heilung erfordern. Achten Sie auf solche Veränderungen und sorgen Sie dafür, dass Ihr Schützling weiterhin gut isst und sich so viel wie möglich bewegt, auch durch Übungen im Sitzen (S. 96).
- **Hilfsbedarf beim Essen** Wenn ein Mensch nicht mehr gut oder gar nicht mehr allein essen kann, wird sein Antrieb, auch noch auf ausgewogene Ernährung zu achten, eher gering sein – einer der Hauptursachen für Mangelernährung bei älteren Personen. Die Gründe, warum jemand Hilfe beim Essen benötigt, sind vielfältig:
- Körperliche oder geistige Beeinträchtigungen, welche die Besteckbenutzung erschweren oder unmöglich machen
- Starkes Zittern
- Unfähigkeit, allein aufrecht zu sitzen

- Muskelschwäche, Bewegungseinschränkungen oder Operationen an den Händen oder Armen
- Verwirrung, Unruhe oder starker Bewegungsdrang während der Mahlzeiten

Machen Sie sich Gedanken, wie Sie die Selbstständigkeit Ihres Angehörigen am besten aufrechterhalten können, z. B. durch Anbieten von Fingerfood, für das kein Besteck notwendig ist (S. 57), oder durch spezielle Hilfsmittel, die das Essen und Trinken erleichtern (S. 55). Idealerweise ermutigen Sie ihn zum selbstständigen Essen und bieten gleichzeitig bei Bedarf Ihre Hilfe an. Er sollte weiterhin selbst entscheiden, was, wie viel und wann er isst, das bewahrt Autonomie und Würde.

- **Reste als Hinweis** Wird regelmäßig nicht aufgegessen, kann dies ein erstes Anzeichen für eine beginnende Ernährungsproblematik sein. Wenn Portionen, die früher gut bewältigt wurden, plötzlich zu groß erscheinen, Snacks zurückgewiesen werden und allgemein pro Tag weniger gegessen wird, nimmt die pflegebedürftige Person ggf. nicht genügend Kalorien bzw. Nährstoffe auf, um ihren Bedarf zu decken.

Speisen mit Nährstoffen anreichern

Falls Ihr Schützling weniger isst als früher und dabei Gewicht verliert bzw. bereits untergewichtig ist, muss seine Nahrung so viel Energie und Nährstoffe wie möglich enthalten. Speisen und Snacks können ganz einfach mit zusätzlichen Nährstoffen angereichert werden:

- Sahne liefert Energie, Fett, die Vitamine A, D, E und B_2 (Riboflavin). Man kann sie Haferbrei, Suppen, Milchdesserts, Soßen und heißen Getränken zufügen sowie für Kuchen und Desserts verwenden. Darüber hinaus sorgen Vollmilchjoghurt und Sahnequark sowie Doppel-

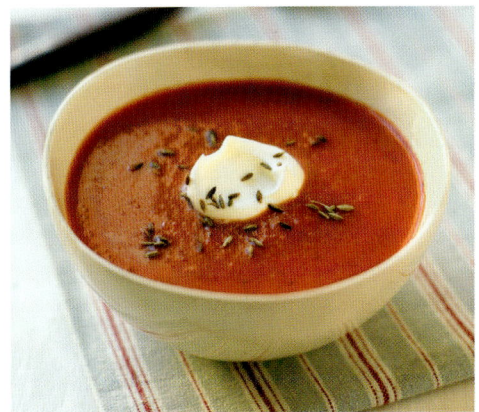

Zusätzliche Energie
Mit angereicherten Speisen lässt sich der Nährstoffbedarf auf einfache Weise decken. Schon ein Löffel Schmand erhöht die Kalorienzahl einer Suppe und sieht zugleich appetitlich aus.

rahm-Frischkäse, z. B. Mascarpone, für einen zusätzlichen Kalorienschub.

■ Normale Milch kann mit Magermilchpulver angereichert werden, das erhöht den Gehalt an Eiweiß, Kalzium und Phosphor.

■ Butter und Käse lassen sich dicker aufstreichen und verfeinern Gemüsegerichte.

■ Verschiedene Rezepte, aber auch Brote, Salate, Gemüse und Dips können mit Mayonnaise angereichert werden.

■ Schokocreme oder Erdnussbutter sind hochkalorische Brotaufstriche.

■ Ein extra Eigelb an Omeletts und Rühreiern sorgt für mehr Kalorien, Eiweiß, Vitamine und Mineralien.

■ Für Veganer oder Personen mit Milcheiweißunverträglichkeit pürieren Sie Tofu und geben es in ungesüßte, kalziumangereicherte Sojamilch.

Wenn Flüssigkeitsmangel droht

Flüssigkeitsmangel entsteht, wenn jemand mehr Flüssigkeit verliert, als er zu sich nimmt. Das passiert häufig, da viele ältere Menschen ein vermindertes Durstempfinden haben. Flüssigkeitsmangel kann zu Harnwegsinfekten und Stuhlverstopfung

führen, was Inkontinenz verschlimmern (S. 137) und ernsthafte Gesundheitsprobleme nach sich ziehen kann.

Unter bestimmten Umständen erhöht sich das Risiko eines Flüssigkeitsmangels, z. B. wenn jemand aufgrund einer Demenzerkrankung das Trinken regelmäßig vergisst, durch starkes Zittern Probleme hat selbstständig zu trinken oder wegen häufigen Verschluckens dickflüssige Getränke benötigt. Aus Angst vor Inkontinenz trinken ältere Menschen manchmal absichtlich wenig. Dann ist es wichtig, sie zum Trinken zu animieren, denn die Harnblase kann bei größerer Flüssigkeitsaufnahme nachweislich besser kontrolliert werden.

Es ist also wichtig, für gute Trinkgewohnheiten – nämlich regelmäßiges Trinken über den Tag verteilt – bei der pflegebedürftigen Person zu sorgen. Dafür gibt es einige Tipps (S. 47).

> **WICHTIG**
>
> Achten Sie unbedingt auf jedes Anzeichen eines Flüssigkeitsmangels, da er bei Nichtbehandlung zum Notfall führen kann. Ein geringer bis mäßiger Flüssigkeitsmangel kann in der Regel durch eine erhöhte Flüssigkeitszufuhr ausgeglichen werden. Auf folgende Symptome müssen Sie achten:
>
> ■ Schwindel und Kopfschmerzen
>
> ■ Müdigkeit, Verwirrtheit
>
> ■ Trockenheit von Mund, Augen und Lippen
>
> ■ Verminderte Harnabsonderung
>
> ■ Dunkler, stark riechender Urin
>
> Bei schwerem Flüssigkeitsmangel muss der Betroffene sofort ärztlich behandelt werden, da unter Umständen die Blutzirkulation beeinträchtigt ist. Achten Sie auf folgende Symptome:
>
> ■ Schlaffe Haut
>
> ■ Eingefallene Augen
>
> ■ Blut in Stuhl oder Erbrochenem
>
> ■ Erhöhte Pulsfrequenz
>
> ■ Krämpfe

SCHLUCKBESCHWERDEN UND ANDERE PROBLEME BEIM ESSEN

Schwierigkeiten beim Essen können vielerlei Ursachen haben – Probleme im Mund-, Kiefer- oder Halsbereich, schlecht sitzende Prothesen, schmerzende Zähne oder Schluckbeschwerden. Solche Probleme müssen behandelt werden, denn wenn die Ernährung deshalb leidet, kann sich dies negativ auf den Allgemeinzustand auswirken.

Schluckbeschwerden

Einer der Hauptgründe für Schwierigkeiten beim Essen und Trinken sind Schluckbeschwerden. Sie können nicht nur bei akuten Atemwegsinfektionen, sondern z. B. auch nach einem Schlaganfall auftreten. Menschen mit Parkinson oder Multipler Sklerose (MS), Demenz oder bestimmten Krebserkrankungen, die Kopf und Hals betreffen, leiden ebenfalls häufig darunter. Hausarzt oder HNO-Arzt können die Beschwerden beurteilen und mögliche Wege zur Linderung aufzeigen. Menschen mit Schluckbeschwerden leiden schneller an Mangelernährung oder Flüssigkeitsmangel und haben ein höheres Risiko für Lungenentzündungen.

■ **Hilfe bei Schluckbeschwerden** Eine Veränderung der Konsistenz der Speisen und Getränke ist die einfachste Lösung bei Schluckbeschwerden (S. 57): Man bietet naturgemäß weichere Speisen oder, im Falle gravierender Beschwerden, pürierte Speisen an. Getränke müssen gegebenenfalls etwas angedickt werden, da sie so leichter zu schlucken sind und die Gefahr des Verschluckens sich verringert. Um dies zu erreichen, gibt man normalen Getränken Dickungsmittel zu. Am besten kann der Arzt entscheiden, welche Konsistenz jeweils geeignet ist und welche Bindemittel verwendet werden können.

Personen mit Schluckbeschwerden können eventuell dennoch selbst essen und trinken, benötigen jedoch gegebenenfalls gelegentlich Hilfe. Auf Seite 56 finden Sie dazu weitere Informationen.

HINWEISE AUF SCHLUCKBESCHWERDEN

Es gibt deutliche Anzeichen, die auf Schluckbeschwerden hinweisen. Wenn Sie vermuten, dass die von Ihnen gepflegte Person solche Beschwerden hat, wenden Sie sich an den behandelnden Arzt:

■ Husten und Würgen vor, während bzw. nach dem Schlucken

■ Häufiges Räuspern

■ Heisere oder glucksende Stimme

■ Wiederkehrende Lungeninfektionen

■ Probleme, Speisen oder Flüssigkeit im Mund zu kontrollieren

■ Berichte über Beschwerden beim Kauen oder Schlucken bzw. über gefühlte Behinderungen in der Kehle

---

Probleme im Mundbereich

Die Gründe für Schmerzen im Mund oder Kauprobleme sind vielfältig – eines der verbreitetsten Probleme sind schlecht sitzende Zahnprothesen. Wer Beschwerden beim Kauen hat, wird automatisch weniger essen. Daher sollten solche Probleme schnellstmöglich behandelt werden.

Bei Mundgeschwüren bzw. wunden Stellen im Mund ist eine desinfizierende Mundspülung hilfreich. Leidet der Betroffene unter Schwierigkeiten mit den dritten Zähnen, wundem Zahnfleisch oder zeigt Anzeichen einer Zahnfleischerkrankung, etwa Zahnfleischbluten, kümmern Sie sich um einen Termin beim Zahnarzt. Regelmäßige Zahnarztbesuche sorgen dafür, dass möglichst viele Zähne erhalten werden können bzw. dass die Prothese keine Beschwerden macht. Wenn die Zähne nicht selbst geputzt werden können, fragen Sie den Zahnarzt, wie Sie Mund und Zähne des Betroffenen am besten reinigen. Er berät auch zur Gebissreinigung.

Gute Mundhygiene ist wichtig, denn Karies und Zahnsubstanzverlust können in jedem Alter auftreten. Auch für ältere Menschen ist es wichtig, die Zähne durch regelmäßiges Putzen mit fluorhaltiger Zahncreme zu schützen und auf zuckerhaltige oder saure Speisen und Getränke zwischen den Mahlzeiten zu verzichten.

Praktische Hilfsmittel

Hat die betroffene Person Schwierigkeiten, das Besteck, das Essen auf dem Teller oder das Geschirr am Platz zu halten, können spezielle Esshilfen eingesetzt werden (siehe Kasten). Ein Ergotherapeut weiß Rat. Für Menschen mit eingeschränkter Fingerbeweglichkeit oder Muskelkraft, die nicht gut greifen können, gibt es Besteck mit dickeren Griffen oder Tassen mit weiteren Henkeln. Mit Antirutschmatten und schwereren Tellern und Schüsseln bleibt das Geschirr am Platz. Tellerrand-Erhöhungen verhindern, dass Speisen beim Essen vom Teller geschoben werden. Erkundigen Sie

ESSHILFEN

HILFSMITTEL	SO HELFEN SIE
Tassen mit großen Henkelgriffen	■ Tassen oder Becher mit extra großen und/oder beidseitigen Henkeln lassen sich sicher greifen und halten. ■ Gewicht und Material sind vielfältig: Schwerere Becher fallen nicht so leicht um, bei transparenten Bechern sieht man den Füllstand.
Besteck	■ Zahlreiche Formen und Größen aus verschiedenem Material und mit unterschiedlichen Griffwinkeln sind erhältlich. Kurzes Besteck lässt sich leichter handhaben, dickere Griffe besser greifen.
Tellerrand-Erhöhung	■ Für Teller gibt es spezielle Aufsätze, damit die Speisen nicht herunterfallen. Zur besseren Aufnahme der Nahrung gibt es auch Teller mit schrägem Innenboden.
Antirutschmatten und -teller	■ Durch Antirutschmatten oder -sets erhalten Teller und Schüsseln einen sicheren Stand; manches Geschirr ist auch direkt mit rutschfestem Boden ausgestattet.
Warmhalteschüsseln	■ Für langsame Esser halten Thermoschüsseln mit spezieller Isolierung die Speisen auf der richtigen Temperatur. Es gibt auch Thermoteller.
Strohhalme	■ Strohhalme helfen Menschen mit geschwächter Mundmuskulatur oder Menschen, die eine Tasse nur schwer halten können. Es gibt auch Strohhalme mit Rückflussstopp und Halteclips.

» SCHLUCKBESCHWERDEN UND ANDERE PROBLEME BEIM ESSEN

sich ausführlich im Reha-Fachhandel oder im Internet (S. 215). Bereits kleine Anpassungen ermöglichen oftmals schon, dass ein pflegebedürftiger Mensch weiterhin selbstständig essen und trinken kann.

Unterstützung beim Essen

Jemandem beim Essen zu helfen, ist ein Privileg. Sie sollten vorsichtig und einfühlsam dabei vorgehen. Bedenken Sie, dass die betroffene Person erwachsen ist: Sie unterstützen Sie beim Essen und »füttern« sie nicht! Ermutigen Sie sie zu möglichst viel Selbstständigkeit und helfen Sie nur dort, wo ihr etwas offensichtlich schwerfällt. Für manche Menschen muss die Nahrung nur zerkleinert werden, andere benötigen mehr Beistand. Vergessen Sie nicht, dass die Unterstützung beim Essen ein gegenseitiger Prozess ist, der gute Kommunikation und viel Zeit und Geduld erfordert. Folgende Punkte sollten Sie unbedingt beachten:

■ Sorgen Sie dafür, dass die pflegebedürftige Person aufrecht sitzt und auf die Mahlzeit vorbereitet ist.

■ Sitzen Sie auf Augenhöhe oder etwas tiefer, entweder genau gegenüber oder etwas seitlich versetzt, so dass Sie guten Blickkontakt haben und miteinander sprechen können.

■ Sagen Sie bei jedem Schritt, was Sie jetzt gerade tun oder was gerade zu tun ist. Hört Ihr Angehöriger sehr schlecht oder ist er taub, berühren Sie ihn leicht, um anzuzeigen, dass Sie nun Essen anreichen.

■ Sorgen Sie dafür, dass er weiß, was es zu essen gibt. Reichen Sie kleine Häppchen in gleichmäßigem Rhythmus, so dass er ausreichend Zeit hat zu essen, zu schlucken und zu atmen.

DEMENZKRANKE BEIM ESSEN UNTERSTÜTZEN

Menschen mit Demenz haben beim Essen besondere Probleme – Sie können z. B. verwirrt oder unruhig sein. Wenn Sie sich um einen demenzkranken Menschen kümmern, sollten Sie die Besonderheiten seines Leidens kennen, um angemessen zu helfen.

Ältere demenzkranke Menschen leiden häufig an Untergewicht oder gar Unterernährung. Das liegt hauptsächlich daran, dass sie zu wenig essen. Verliert Ihr Angehöriger an Gewicht, befolgen Sie die Ratschläge auf den Seiten 52–53, um ihm zusätzliche Nährstoffe und Energie zuzuführen. Folgende Punkte sind bei Demenzkranken besonders wichtig:

■ Sorgen Sie für eine ruhige und entspannte Atmosphäre.

■ Liefern Sie durch entsprechende Sinnesreize Hinweise auf bevorstehende Mahlzeiten (Tischdecken, Töpfeklappern, Essensduft).

■ Essen Sie zusammen mit Ihrem Angehörigen. So motivieren Sie ihn und er kann sehen, was gerade zu tun ist.

■ Bedenken Sie eventuelle Schwierigkeiten mit dem Besteck und passen Sie die Mahlzeit oder die Hilfsmittel entsprechend an.

■ Ermutigen Sie ihn, den Rhythmus und was er als Nächstes essen möchte, selbst zu bestimmen. Dies kann verbal oder durch Gesten geschehen. Gehen Sie auf seinen Rhythmus ein.

■ Konzentrieren Sie sich auf Ihre Aufgabe und sprechen Sie nicht über seinen Kopf hinweg mit anderen Personen im Raum. Alles sollte ruhig und entspannt ablaufen.

■ Überdenken Sie, welche Utensilien Sie für die Essenshilfe verwenden. Wenn es Schwierigkeiten irgendwelcher Art gibt, erwägen Sie spezielle Hilfsmittel (S. 55) oder lassen Sie sich von einem Ergotherapeuten oder Arzt beraten.

SPEZIALKOST

Es gibt zahlreiche unterschiedliche Ernährungsbedürfnisse. Sie betreffen z. B. die Art, die Menge oder auch die Beschaffenheit der Speisen, die eine Person sicher essen kann – von spezieller Diabeteskost bis hin zu ausschließlich pürierten Speisen. Sobald die Art der erlaubten Speisen eingeschränkt ist, wird es schwieriger, den täglichen Kalorien- und Nährstoffbedarf zu decken. Achten Sie daher besonders darauf, dass täglich ausreichend Nährstoffe aufgenommen werden.

Veränderte Beschaffenheit der Speisen

Kann eine Person nicht mehr richtig kauen oder die Nahrung im Mund verarbeiten (S. 54), muss deren Beschaffenheit verändert werden. Je nach Art der Probleme muss die Kost entweder sehr zart oder sogar püriert sein. Lassen Sie sich beraten, bevor Sie das Essen komplett umstellen.

■ **Zarte Kost** Weiche Speisen lassen sich leicht mit der Gabel oder mit der Zunge im Mund zerdrücken und müssen wenig gekaut werden, wie z. B. Rührei. Viele Speisen können so vorbereitet werden, indem man sie zerdrückt oder klein schneidet, etwas weicher kocht oder Soßen zugibt, damit sie leichter die Kehle hinunterrutschen. Krümelige Speisen sollten vermieden werden.

■ **Pürierte Kost** Pürierte Speisen sind ganz weich und erfordern kein Kauen; sie bilden eine weiche, leicht zu schluckende Masse. Sobald eine Person pürierte Kost benötigt, wird es schwierig, den täglichen Kalorienbedarf zu decken. Fünf kleine Mahlzeiten werden dazu mindestens benötigt. Die Nahrung muss mit zusätzlichen Kalorien oder Eiweiß angereichert werden, damit sie nährstoffreich ist (S. 52–53). Typische Zugaben sind Vollmilchprodukte, Magermilchpulver oder kalorienreiche Süßungsmittel wie Honig oder Marmelade. Zusätzliche Flüssigkeit ist nicht erforderlich, dies verringert nur die Energiedichte.

Fingerfood

Kann der Betroffene kein Besteck mehr halten, es nicht mehr handhaben oder gar erkennen, dann kommen Fingerfood und Snacks in Betracht. Ohne Besteck kann die Selbstständigkeit beim Essen oftmals weiter erhalten werden. Dabei werden mundgerecht portionierte Häppchen in angemessener Temperatur angeboten. Als Fingerfood eignen sich entsprechend zugeschnittene belegte Brote, Fleisch, Gemüse und Obst, Kartoffeln oder weiches Gebäck. Die Speisen müssen jedoch abwechslungsreich sein und aus verschiedenen Nahrungsgruppen bestehen, damit die Ernährung ausgewogen bleibt.

Diabeteskost

Diabetes entsteht durch die Unfähigkeit des Körpers, den Blutzucker zu regulieren. Die Erkrankung muss entweder medikamentös (Insulinspritzen, Tabletten) oder

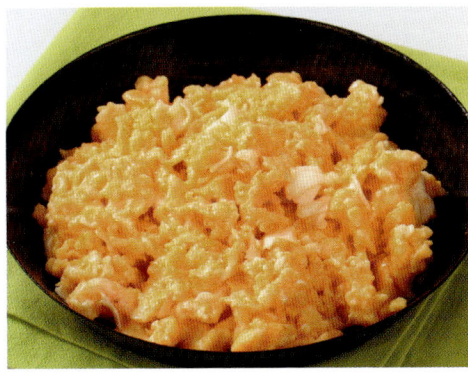

Zarte Kost
Personen, die nicht mehr gut kauen können, sind auf weiche Nahrung, wie z. B. Rührei, angewiesen, die kaum gekaut werden muss.

» SPEZIALKOST

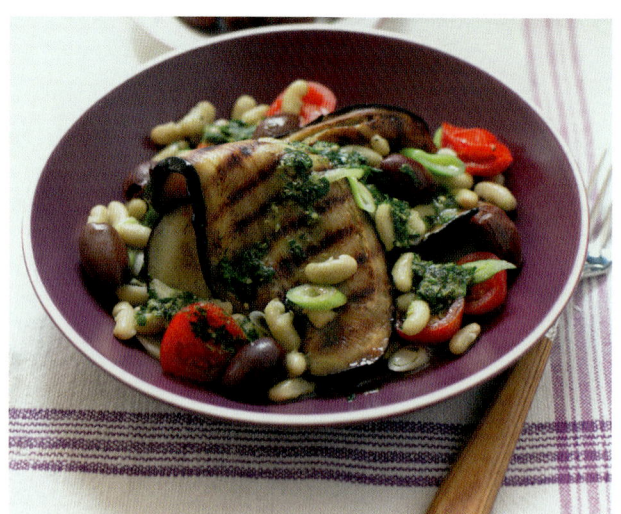

Zusätzliche Proteine

Bohnen sind ein ausgezeichneter Eiweißlieferant für Vegetarier und Veganer. Sie lassen sich vielen Gerichten zufügen bzw. als Grundlage verwenden.

Fleischlose Kost

Mit abwechslungsreicher vegetarischer Kost, die Milchprodukte und Eier einschließt, nimmt man alle notwendigen Nährstoffe auf. Veganer müssen ihrer Nahrung jedoch Vitamin B_{12} zufügen, da es in rein pflanzlichen Produkten (mit Ausnahme von Hefeextrakt) nicht enthalten ist. Verschiedene Nahrungsmittel sind heute bereits mit Vitamin B_{12} angereichert, z. B. Sojamilch. Die Jod- und Vitamin-B_2-Zufuhr (Riboflavin) ist bei Veganern ebenfalls reduziert. Viele nehmen diese Nährstoffe daher zusätzlich ein, um den täglichen Bedarf zu decken.

mit einer Nahrungsumstellung behandelt werden. Auch regelmäßige körperliche Betätigung ist wichtig.

Die meisten Diabetiker brauchen keine Spezialkost. Zucker- und Fettkonsum sollten reduziert werden und bei Insulinpflichtigkeit sollte regelmäßig gegessen werden. Der Arzt oder ein Ernährungsberater berät Sie, wie Sie Haupt- und Zwischenmahlzeiten am besten mit Insulin und anderen Medikamenten kombinieren. Folgendes sollten Sie bei Diabeteskost beachten:

■ Vermeiden Sie weitgehend Süßigkeiten, Limonaden, Kuchen und Kekse; kleine Mengen können zu den Mahlzeiten, nicht aber zwischendurch gegessen werden.

■ Diabetes erhöht das Risiko für Herz-Kreislauf-Erkrankungen. Bevorzugen Sie daher Obst, Gemüse, fetten Fisch, mageres Fleisch, fettreduzierte Milchprodukte und Vollkornmüsli bei der Nahrungsauswahl.

■ Ermutigen Sie den Betroffenen zu möglichst viel Bewegung.

■ Achten Sie auf versteckte Zuckerzusätze in Getränken, Snacks und Fertiggerichten.

UNVERTRÄGLICHKEITSREAKTIONEN

Unverträglichkeitsreaktionen auf Lebensmittel bzw. deren Inhaltsstoffe äußern sich entweder als Allergie oder als sogenannte Intoleranz.

■ Bei einer Allergie kann schon eine minimale Menge des allergenen Stoffs eine schnelle, heftige Reaktion bis hin zum anaphylaktischen Schock auslösen, die sofortige Notfallmaßnahmen erfordert (S. 187).

■ Bei einer Intoleranz kann ein Lebensmittel bzw. ein Inhaltsstoff, wie z. B. Laktose in Milchprodukten oder Gluten in Getreide, Verdauungsstörungen wie Völlegefühl oder Magenkrämpfe auslösen. Der jeweilige Stoff sollte daher vermieden werden. Laktose- und glutenfreie Spezialprodukte sind im Handel erhältlich, jedoch oftmals teuer. Passen Sie besser die Speiseplanung an.

WENN ESSEN NICHT AUSREICHT

Nicht immer ist es möglich, den Nährstoffbedarf allein durch die Ernährung zu decken. Ein chronisches Leiden, dauerhafte Ernährungseinschränkungen, eine akute Operation, Krankheit, Infektion oder ein Unfall können dafür verantwortlich sein. Läuft der Betroffene Gefahr, nicht genug zu essen, benötigt er eventuell Nahrungsergänzungsmittel.

Nahrungsergänzungsmittel

Manchmal sind zusätzliche Vitamine oder Mineralien erforderlich, z. B. bei Eisenmangel. Fragen Sie immer zuerst den Hausarzt, bevor Sie Ergänzungsmittel verabreichen, denn zu viel davon kann häufig genauso schädlich sein wie zu wenig.

Hochkalorische Aufbaunahrung

Diese wird meist als Trinknahrung in kleinen Portionsflaschen angeboten und enthält konzentriert Kalorien, Eiweiß, Fett und andere essenzielle Nährstoffe. Eine typische Portion liefert etwa 15 Prozent des täglichen Energie- und Nährstoffbedarfs eines älteren Menschen. Sie sollte daher zusätzlich und nicht als Ersatz für eine Mahlzeit angeboten werden.

Aufbaunahrung ist für den kurzzeitigen Einsatz gedacht und man hat sie schnell satt. Daher ist es wichtig, so schnell wie möglich zu einer normalen Ernährung zurückzukehren. Wegen des hohen Nährstoffgehalts kann sie bei längerer Aufbewahrung schnell schlecht werden. Achten Sie daher streng auf die Lagerungs- und Haltbarkeitshinweise des Herstellers.

Künstliche Ernährung

Wenn Essen oder Schlucken gar nicht mehr funktioniert, kann Nahrung über eine Sonde zugeführt werden, die entweder über die Nase oder durch die Haut direkt in den Magen (PEG-Sonde) gelegt wird. Ist der Betroffene sehr krank, werden die Nährstoffe direkt in die Blutbahn zugeführt (parenterale Ernährung). Eine kurzzeitige künstliche Ernährung, z. B. nach einer Krankheit oder Operation, beginnt meist im Krankenhaus. Für die Fortführung zu Hause erhalten Sie eine detaillierte Einweisung und meist Unterstützung durch einen Pflegedienst. Die Spezialnahrung erhalten Sie z. B. in der Apotheke oder im Sanitätshaus; Anweisungen zu deren Lagerung und Verwendung müssen genau befolgt werden.

Für den Fall, dass nach und nach eine Rückkehr zur normalen Kost möglich ist, erhalten Sie von einem Pflegedienst Hilfe, wie diese Umstellung am besten erfolgt.

MÖGLICHKEITEN DER ERGÄNZUNGSKOST

METHODE	BEDARF
Vitamine und Mineralstoffe	Bevor Sie irgendein Ergänzungsmittel einsetzen, halten Sie Rücksprache mit dem Arzt, der z. B. Eisen auch verschreiben kann.
Hochkalorische Aufbaukost	Sie kann verschrieben werden, wenn der Kalorien- und Nährstoffbedarf mit der normalen Nahrung nicht ausreichend gedeckt ist.
Sondenkost und Speziallösungen	Wenn der Betroffene überhaupt nicht essen kann, muss die Ernährung über eine Sonde oder über einen venösen Zugang erfolgen.

DIE BEDEUTUNG DER MAHLZEITEN

Essen gehört zum Leben eines jeden Menschen. Es sorgt nicht nur für das leibliche Wohl, sondern verleiht dem Tag Struktur, macht Freude und spendet Gemütlichkeit. Insbesondere für ans Haus gebundene Menschen mit eingeschränkter Mobilität sind regelmäßige Mahlzeiten oft der Höhepunkt des Tages.

Die meisten Menschen nehmen morgens, mittags und abends eine Haupt-, und zwischendurch kleine Zwischenmahlzeiten ein. Bei älteren oder kranken Menschen ändern sich die Gewohnheiten häufig, abhängig von ihren Bedürfnissen und ihrer Lebensführung.

Die Mahlzeiten sinnvoll verteilen

Welche Essenszeiten Sie wählen, ist unerheblich. Wichtig ist nur, dass die Mahlzeiten regelmäßig und zu den gewünschten Zeiten erfolgen. Manche Menschen bevorzugen ein warmes Essen zur Mittagszeit, andere am Abend. Manche essen lieber kleinere Portionen, dafür aber mehrere Snacks über den Tag verteilt. Wie der Essensrhythmus Ihres Schützlings auch sein mag, achten Sie darauf, dass jederzeit Essen und Trinken zur Verfügung steht und bestehen Sie nicht auf starrer Routine.

■ **Frühstück** Manche Menschen sind morgens am hungrigsten – dann kann das Frühstück ruhig die größte Mahlzeit sein. Vollkornbrot ist reich an Ballaststoffen und Vitamin B, Eier liefern schon in kleinen Mengen zahlreiche Nährstoffe. Ein Müsli mit frischem Obst ist ein sehr gutes, einfach zu bereitendes Frühstück, ideal ergänzt durch frisch gepresste Obstsäfte. Alles ist erlaubt – gehen Sie ruhig auf die Vorlieben Ihres Angehörigen ein.

■ **Hauptmahlzeit** Mit den Hauptmahlzeiten werden in der Regel die meisten Nährstoffe eingenommen. Werden diese Mahl-

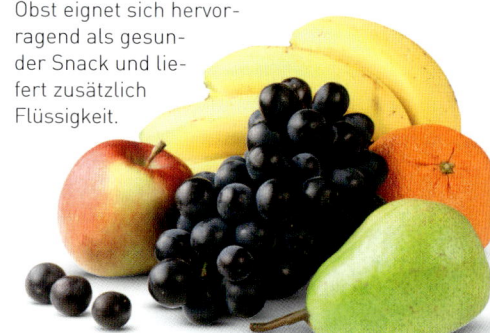

Vitaminschub
Obst eignet sich hervorragend als gesunder Snack und liefert zusätzlich Flüssigkeit.

zeiten versäumt, wird es schwierig, den Nährstoffbedarf anderweitig zu decken. Hauptmahlzeiten sollten abwechslungsreich sein und eine Eiweißquelle (z. B. in Form von Fleisch bzw. Tofu als Fleischersatz, Fisch, Nüssen oder Eiern), einen Kohlenhydratlieferanten (Kartoffeln, Nudeln, Reis) und eine oder zwei Gemüsesorten enthalten. Desserts aus Obst und Milchprodukten liefern weitere Nährstoffe.

■ **Zwischenmahlzeiten** Die besten Snacks enthalten gesunde Nährstoffe, nicht nur leere Kalorien. Geeignet sind Joghurts, frisches Obst, Knabbergebäck mit verschiedenen Dips, getrocknetes Obst, Smoothies oder Obstkuchen.

■ **Getränke** Getränke müssen regelmäßig angeboten werden. Wenn die Person gut isst, sind einfache alkoholfreie Getränke oft ausreichend. Bei Bedarf sollten nährstoffreichere Getränke auf Milchbasis oder frische Obstsäfte vorgezogen werden.

Wo findet man Unterstützung?

Ältere, allein lebende Menschen können Unterstützung von einem Pflegedienst (S. 22) erhalten, der vielerlei Hilfeleistungen anbietet. Hier kann man auch erfahren, welche Maßnahmen am besten dazu geeignet sind, eine gute Ernährung zu gewährleisten. Das beinhaltet z. B. Empfehlungen zu der Art von Lebensmitteln, die gekauft bzw. zubereitet werden sollten, wie man zum Essen oder Trinken animiert und wann man unbedingt Hilfe in Anspruch nehmen sollte, um eventuelle Ernährungsprobleme zu erkennen und zu bewältigen.

■ **Essen auf Rädern** Wenn sich Ihr Angehöriger nicht mehr jeden Tag selbst eine warme Mahlzeit zubereiten kann, kommt eventuell »Essen auf Rädern« infrage, das z. B. von Wohlfahrtsverbänden, Hilfsorganisationen oder Privatunternehmen angeboten wird. Das Essen wird meist warm zum sofortigen Verzehr geliefert. »Essen auf Rädern« ist sicher die bessere Alternative zu Tiefkühl-Fertigmahlzeiten, da die tägliche Essensanlieferung als auch Kommunikationsgelegenheit dienen kann. Sorgen Sie dafür, dass das Essen regelmäßig geliefert und auch gegessen wird, und achten Sie trotzdem gut auf den Ernährungszustand des Betroffenen, denn regelmäßiges Essen allein garantiert nicht immer eine ausreichende Nährstoffversorgung.

■ **Gemeinsame Mahlzeiten** Gesellschaft stimuliert in der Regel dazu, mehr und besser zu essen. Vielen Menschen ist ein tägliches oder wöchentliches Treffen zur Mittagsmahlzeit sehr angenehm. Senioren-Mittagstische werden z. B. in Gemeindezentren, von Kirchen oder Wohlfahrtsverbänden organisiert. Erkundigen Sie sich bei Ihrer Kommune danach.

■ **Lieferung nach Hause** Erleichterung bietet auch ein nach Hause gelieferter Einkauf. Einige Supermärkte und Einzelhandelsgeschäfte bieten an, Einkäufe nach Hause zu liefern, so dass sie nicht mühselig getragen werden müssen. Eine andere Möglichkeit ist es, dass Sie übers Internet Lebensmittel bestellen und zu der von Ihnen zu versorgenden Person nach Hause liefern lassen. Auch Pflegedienste können den Einkauf für Hilfsbedürftige übernehmen.

Essen in Gesellschaft

Gemeinsame Mahlzeiten mit anderen, sei es die Familie oder ein Seniorentreff, bieten alleinstehenden Menschen Kontaktmöglichkeiten.

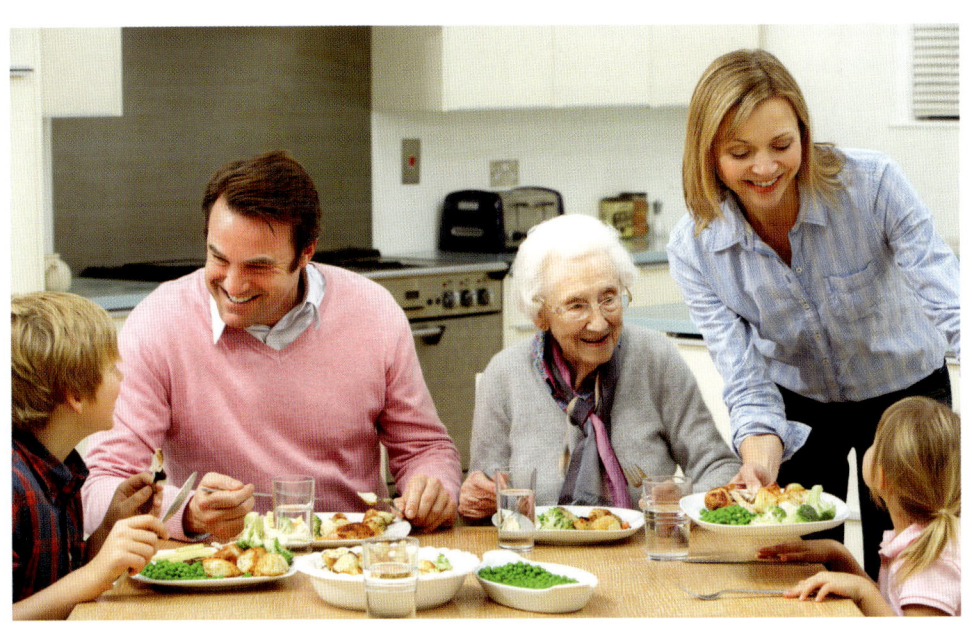

PRAKTISCHE TIPPS FÜR GESUNDE ERNÄHRUNG

Die Freude am Essen kann mit vielen kleinen Anreizen gesteigert werden. So können Sie dafür sorgen, dass Ihr Schützling so viel wie möglich von der angebotenen Speise isst. Denn nur weil er wenig Appetit hat oder Hilfe beim Essen benötigt, bedeutet dies noch lange nicht, dass er gutes Essen nicht mehr zu schätzen weiß.

■ Intensive Forschung zum Essverhalten von Demenzkranken hat ergeben, dass eine familiäre Umgebung zu besserem Essen animiert. Dazu gehören z. B. eine bekannte Tischdecke, Salz- und Pfefferstreuer, Servietten oder bekanntes Geschirr. Auch andere Gegenstände auf dem Tisch, die Erinnerungen an die Vergangenheit hervorrufen, können hilfreich sein, wie etwa eine Teekanne mit Teewärmer.

Mahlzeiten angenehm gestalten

Achten Sie unbedingt darauf, dass die pflegebedürftige Person für die Mahlzeit bereit ist, denn bereits kleine Störfaktoren wie z. B. Harndrang oder eine fehlende Brille können den Essgenuss verderben. Wichtiges muss also vorab bedacht werden:

■ Sieht der Betroffene schlecht, wählen Sie auffallendes Geschirr: ein farbiger Teller oder ein Teller mit farbigem Rand wird besser erkannt. Für Demenzkranke wird z. T. rotes Geschirr empfohlen.

■ Manche Menschen müssen sich beim Essen sehr konzentrieren; vermeiden Sie in diesem Fall Ablenkung, wie z. B. lautes Fernsehen oder Radio.

■ Menschen, die Schwierigkeiten mit dem Essen haben, fühlen sich motivierter, wenn jemand gemeinsam mit ihnen isst.

■ Essen in der Gruppe (S. 61) regt den Appetit an; mehrere Personen an einem Tisch fördern das Miteinander.

ACHTEN SIE AUF SICH SELBST

Sich um andere zu kümmern, ist anstrengend und führt leicht zur Vernachlässigung des eigenen Wohlergehens. Doch nur wer selbst fit ist, kann gute Pflege leisten.

■ Essen Sie jeden Tag ausgewogen. Häufiges einseitiges Essen lässt sich nicht mit einer einzigen guten Mahlzeit wettmachen.

■ Bewegen Sie sich so viel wie möglich; Laufen ist die einfachste Übung für alle.

■ Versuchen Sie, Ihr Normalgewicht zu halten, und holen Sie sich bei Anzeichen von Übergewicht rechtzeitig Hilfe.

■ Sorgen Sie für Unterstützung, sobald Sie merken, dass es zu viel für Sie wird und Ihre eigene Ernährung leidet.

■ Vermeiden Sie unkontrolliertes Essen. Viele Pflegende ertappen sich bei einer Gewichtszunahme, weil sie vermehrt sitzen und essen, während sie versuchen, den Angehörigen zum Essen zu ermuntern. Verzicht auf ungesundes Naschen und ein wenig Sport helfen gegen ungewollte Gewichtszunahme.

■ Erwägen Sie auch Essen im Freien; ein gut erreichbarer Esstisch an der frischen Luft ist eine erfrischende Abwechslung.

■ Besondere Anlässe sind häufig mit gemeinsamen Mahlzeiten verbunden. Feiern Sie festliche oder religiöse Anlässe mit einem guten Essen, das regt den Appetit meist an.

Präsentation der Speisen

Die Präsentation von Speisen und Getränken kann zum Essen motivieren, aber auch abstoßen. Schrecken Sie nicht durch übergroße Portionen ab. Kombinieren Sie die Speisen gut durchdacht und richten Sie sie appetitlich an. Das macht Lust auf Essen! Seien Sie ruhig kreativ – hübsche Ideen erfreuen auch widerwillige Esser.

LEBENSMITTELHYGIENE UND -SICHERHEIT

Ältere und kranke Menschen sind durch Lebensmittelvergiftungen stärker gefährdet. Nicht nur deswegen sind grundlegende Sicherheitsmaßnahmen unerlässlich.

Aufbewahren von Lebensmitteln

Die richtige Lagerung ist lebenswichtig. Krankheitserregende Keime können von rohen auf gekochte Lebensmittel übergehen – einer der Hauptgründe für Lebensmittelvergiftungen. Die wichtigsten Regeln einzuhalten, entscheidet über die Frische und Haltbarkeit der Nahrungsmittel:
■ Lebensmittel, die bei Zimmertemperatur verderben, nicht länger als 2 Stunden außerhalb des Kühlschranks lagern und stets bei unter 5 °C aufbewahren.
■ Essensreste innerhalb von 2 Stunden abkühlen und innerhalb der nächsten 48 Stunden aufbrauchen.

■ Eier im Kühlschrank aufbewahren.
■ Vorräte rotierend lagern, so dass ältere Packungen zuerst aufgebraucht werden. Bei Überschreiten des Verfallsdatums die Lebensmittel entsorgen.
■ Ggf. bevorzugt H-Milch-Produkte kaufen.

Zubereiten von Speisen

Das Beachten wichtiger Hygienevorschriften schränkt die Keimverbreitung ein.
■ Waschen Sie stets Ihre Hände, achten Sie auf saubere Arbeitsflächen und -geräte.
■ Reinigen Sie Obst und Gemüse gut.
■ Erhitzen Sie Speisen für mindestens 2 Minuten auf etwa 70 °C.
■ Servieren Sie Fleisch oder Fisch nicht roh.

Sicher Essen

Wenn Ihr Angehöriger Schluckschwierigkeiten hat und Sie mit Verschlucken und Erstickungsanfällen rechnen müssen, lassen Sie ihn beim Essen nie allein. Sorgen Sie dafür, dass andere Pflegepersonen im Notfall wissen, was zu tun ist (S. 178). Sitzt der Betroffene im Rollstuhl, müssen die Räder beim Essen immer festgestellt sein. Sind Lebensmittelallergien bekannt, sorgen Sie dafür, dass alle Beteiligten darüber Bescheid wissen und ggf. richtig reagieren können (S. 187).

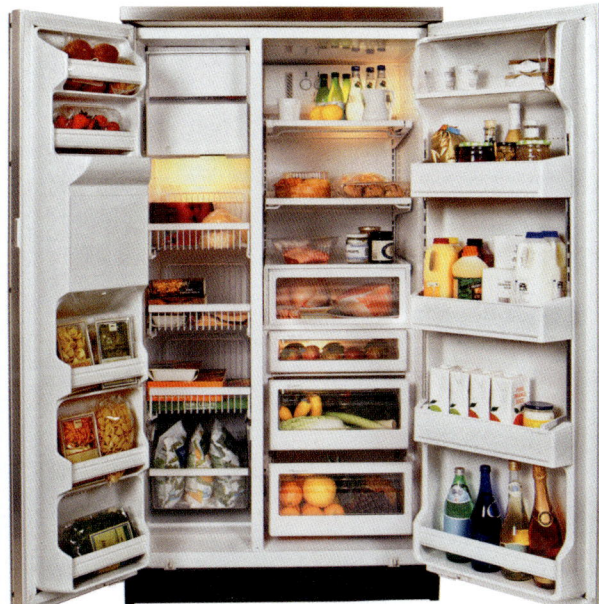

Lagerung im Kühlschrank
In einem aufgeräumten Kühlschrank werden Lebensmittel kaum verderben und Bakterien auf andere Produkte übertragen.

4

SOZIALES UND PSYCHISCHES WOHLBEFINDEN

■ AKTIVITÄTEN AUSSER HAUS ■ FREIZEITAKTIVITÄTEN
■ KOMMUNIKATION ■ GEISTIG REGE BLEIBEN
■ LEBEN NACH DEM SCHLAGANFALL

AKTIVITÄTEN AUSSER HAUS

Pflegebedürftige Personen immer wieder zu Aktivitäten und sozialen Kontakten zu animieren, ist nicht leicht, aber sehr wichtig. Der Betroffene bleibt fit für seine täglichen Aufgaben und er engagiert sich, wodurch Lebensfreude und Entspannung gefördert werden. Wenn Sie gemeinsam etwas außer Haus unternehmen, profitieren Sie beide davon, da Aktivitäten zu zweit eine gute Abwechslung zu langen Tagen in der Wohnung sind.

Jeder Ausflug sollte gut vorbereitet sein. Überlegen Sie vorher, welche Route Sie nehmen und ob es unterwegs Toiletten und Ausruhmöglichkeiten gibt, falls es anstrengend wird. Nehmen Sie vorsichtshalber

persönliche Medikamente, einen Snack und ein Getränk sowie zusätzliche Kleidung mit, falls der Ausflug länger dauert als geplant.

Spaziergang in der Umgebung

Ermuntern Sie die Person so oft wie möglich mit Ihnen ins Freie zu gehen. Schon ein kleiner Spaziergang zum nächsten Geschäft hält gesund, bietet Kontaktmöglichkeiten und verhindert soziale Isolation.

Bedenken Sie, dass auch kleine Gänge um den Block oder in den nächsten Park geplant werden müssen und gewisse Risiken mit sich bringen können. Nehmen Sie für den Notfall immer ein Handy mit. Überlegen Sie, ob eine verkehrsreiche Straße überquert werden muss und ob es auf dem Weg Sitzbänke zum Ausruhen gibt. Können Sie einen Rollstuhl, sofern ein solcher benötigt wird, über Bordsteine schieben (S. 93)? Versuchen Sie, hohe Bürgersteige ohne abgeflachte Bordsteine zu meiden. Finden sich solche vermehrt in Ihrer Wohnumgebung, kontaktieren Sie Ihre Gemeinde und erkundigen Sie sich, ob und wie Abhilfe geschaffen werden kann. Denken Sie bei wechselhaftem Wetter an eine Regenhaube für den Rollstuhl. Hat Ihr Angehöriger einen elektrischen Rollstuhl oder ein Elektromobil, mit dem er schon gut umgehen kann, so weiß er sicherlich ein zweites Augenpaar zu schätzen, um sich sicher im Verkehr zu bewegen.

Tapetenwechsel
Tägliche Spaziergänge in den Park oder zum nächsten Geschäft lohnen sich, denn sie beflügeln Körper und Geist.

Erkundigen Sie sich für einen Besuch im nächstgelegenen Einkaufszentrum, ob dort Rollstühle oder Elektromobile verliehen werden. Einige Supermärkte stellen auch rollstuhltaugliche Einkaufswagen zur Verfügung, die an den Rollstuhl gekoppelt werden können, so dass Gehbehinderte damit selbstständig einkaufen können.

Ausflüge mit dem Auto

Wenn Sie Ausflüge mit dem Auto unternehmen möchten

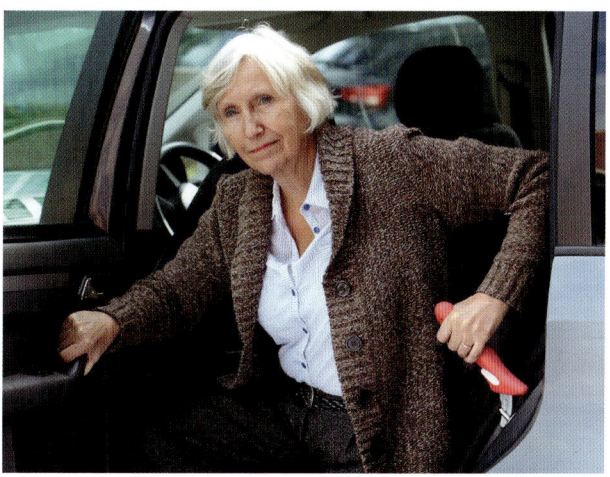

Auto-Ausstiegshilfe
Der tragbare Griff lässt sich an jedem Autorahmen auf jeder Seite sicher befestigen und erleichtert das Ein- und Aussteigen.

und sich die Person nicht mehr gut bewegen kann, schieben Sie den Beifahrersitz ganz nach hinten und stellen die Lehne relativ aufrecht, damit sie ausreichend Bewegungsfreiheit hat. Ein zusätzliches Kissen erhöht den Komfort. Einfache Hilfsmittel, wie z. B. ein Drehkissen (S. 88), erleichtern für Rollstuhlfahrer das Ein- und Aussteigen. Eine weitere praktische Vorrichtung ist ein mobiler Haltegriff, der Menschen mit Bewegungseinschränkungen das selbstständige Ein- und Aussteigen ermöglicht.

Parken Sie nicht zu nah am Randstein, da ein hoher Bürgersteig das Aussteigen und Aufstehen erschwert. Ideal ist eine ebene Parkfläche. Alternativ lassen Sie Ihren Angehörigen aussteigen, bevor Sie das Auto richtig einparken.

Pflegebedürftige Menschen können einen Schwerbehindertenausweis beantragen, um gesondert markierte Parkflächen nutzen zu dürfen. Dazu muss man von einem Arzt untersucht und entsprechend eingestuft werden.

Öffentliche Verkehrsmittel

Wenn Sie öffentliche Verkehrsmittel nutzen möchten, planen Sie Ihren Ausflug sorgfältig, um Stress zu vermeiden. Kümmern Sie sich um aktuelle Fahrpläne, vermeiden Sie Hauptverkehrszeiten und planen Sie beim Umsteigen Pausen ein. Erkundigen Sie sich auch nach reduzierten Fahrpreisen für behinderte Personen und ob Rollstuhlfahrer problemlos befördert werden können. Mit dem entsprechenden Schwerbehindertenausweis dürfen bestimmte Verkehrsmittel kostenlos genutzt werden.

TREFFEN MIT ANDEREN

Ältere oder gehbehinderte Menschen profitieren sehr von der Teilnahme an lokalen Aktivitäten und Festen. Gemeinsame Unternehmungen in der Gruppe bieten Gelegenheit für soziale Kontakte, verringern die Isolation und fördern Selbstvertrauen und Selbstwertgefühl.

- Tageseinrichtungen und Wohlfahrtsverbände organisieren häufig Tagesausflüge.
- Örtliche Seniorentreffs bieten Gelegenheit für soziale Kontakte.
- Sport- und Schwimmgruppen für Senioren erhalten Mobilität und Fitness.
- Spieletreffen, Kunst- und Malkurse sowie andere Hobby-Gruppen bieten Anregung und Gesellschaft.

FREIZEITAKTIVITÄTEN

Viele Hobbys und Aktivitäten bereiten auch bei nachlassenden Fähigkeiten weiterhin Freude, müssen aber gegebenenfalls neu geplant oder angepasst werden. Animieren Sie die von Ihnen betreute Person, zunächst einfache Tätigkeiten zu bewältigen, bevor sie zu komplexeren übergeht. Das beugt Gefühlen des Versagens vor, welche vielleicht von weiteren Versuchen abhalten könnten. Eventuell müssen Sie bei schwierigeren Aufgaben helfen.

Hobbys und Beschäftigungen im Haus

Bei Sehschwäche oder verminderter Fingerfertigkeit können ehemalige Hobbys und Lieblingsbeschäftigungen wie Lesen, Schreiben oder Stricken zur Herausforderung werden. Glücklicherweise gibt es zahlreiche Hilfsmittel zur Erleichterung (siehe Kasten rechts).

■ **Puzzle** Puzzeln erhält die Fingerfertigkeit und erfordert geistige Aktivität. Es gibt Puzzles mit besonders wenigen und Puzzles mit extragroßen Teilen.

■ **Malen und Zeichnen** Wer gerne malt oder zeichnet, erfreut sich vielleicht an Malbüchern für Erwachsene. Die Ausmalflächen sind größer als die bei »Malen-nach-Zahlen«. Es kann mit Wasserfarben, Buntstiften oder Wachsmalkreiden gemalt werden.

■ **Rätsel** Kreuzworträtsel, Wortsuchrätsel oder Sudokus sind auch in Großdruckversionen erhältlich. Sie sind ideal, um geistige und visuelle Fähigkeiten zu trainieren und aufrechtzuerhalten. Es gibt sie auch in besonders einfachen Versionen.

■ **Bastelsets** Sie regen an und machen zufrieden. Es gibt unzählige Angebote, von Fensterbildern bis zu Vogelhäuschen, Eierbechern und Blumenübertöpfen, die bemalt und verschenkt werden können.

Berücksichtigen Sie bei der Auswahl unbedingt die Vorlieben des Betroffenen.

■ **Handarbeiten** Stricken, Sticken und Nähen können gerade für Menschen mit eingeschränkter Mobilität sinnvoll sein. Wählen Sie bei reduzierter Fingerfertigkeit zum Stricken einfache Muster und leichte Wolle sowie kleine Projekte. Für den einhändigen Gebrauch gibt es auch Strickhilfen. Wenn das Stricken zu schwierig wird oder Schmerzen in Armen und Händen verursacht, kann man den Griff einer Häkelnadel verdicken, um das Greifen zu erleichtern. Zum Sticken eignen sich dicke Nadeln besser als normale. Ein Nähtisch erleichtert das Arbeiten. Menschen mit schwacher Sehkraft können mit einigen Hilfsmitteln, wie z. B. Nadeleinfädler, gutem Licht und Lupe, das Nähen weiter betreiben oder sogar neu erlernen.

Gartenarbeit

Gärten und Gartenarbeit sind für viele Menschen ein Quell der Freude, sei es schlicht zum Entspannen an der frischen Luft oder zur Pflege des Gartens. Wer trotz Anstrengung seinen Garten weiter pflegen möchte, findet zahlreiche Hilfsmittel zur Arbeitserleichterung, z. B. Arbeits-Rollsitze mit zusätzlicher Ablagefläche. Fragen Sie nach leichten Werkzeugen und errichten Sie, wenn möglich, Hochbeete für Blumen und Gemüse. Bänke sollten nicht zu niedrig und Gartenwege eben sein.

Aktive Freizeitbeschäftigungen

Körperliche Aktivitäten für mobile Senioren, wie Tanzen, Walken oder Schwimmen, bereiten ebenfalls häufig Freude. Es lohnt sich, die Person, um die Sie sich kümmern, bei der Erhaltung dieser Aktivitäten zu unterstützen – wenn nötig mit Hilfsmitteln (S. 79).

HILFSMITTEL FÜR FREIZEITAKTIVITÄTEN

HILFSMITTEL	BESCHREIBUNG UND EINSATZMÖGLICHKEIT
Buchstütze oder Buch-ständer	■ Eine Buchstütze (rechts) ist ideal für Menschen mit reduzierter Kraft in den Händen. ■ Für Rollstuhlfahrer gibt es auch Buchständer, die direkt am Rollstuhl angebracht werden. 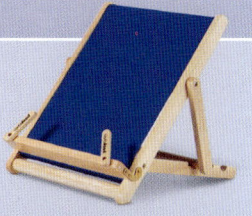
Lupen	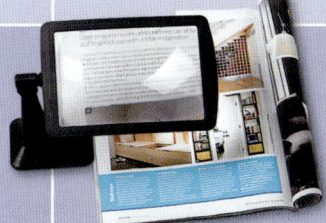 ■ Es gibt viele verschiedene Lupen – solche mit Ständer (links), mit Griff, Umhängelupen etc. ■ In manchen Lupen ist eine Lichtquelle inte-griert. Andere bieten digitale Vergrößerung mithilfe von Batterien oder Strom.
Malpinsel mit Spezialgriff	■ Spezialpinsel mit kurzem, rundem Griff lassen sich bei schwacher Handmuskulatur leichter halten. 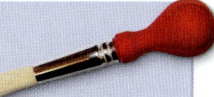
Schreibhilfen	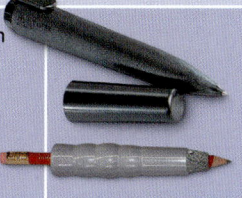 ■ Dicke Stifte erleichtern das Festhalten. ■ Spezielle Schreibgriffe werden über das Schreibgerät geschoben. Sie lassen sich aus elastischem Band, Gar-tenschlauch oder Schaummaterial auch selbst basteln.
Strickhilfen	■ Personen mit eingeschränkter Fingerfertigkeit können große, dicke Stricknadeln (rechts) besser handhaben. ■ Eine an Tisch oder Sessellehne zu befestigende Halterung für Stricknadeln oder andere Werkzeuge hilft Personen, die nur eine Hand gebrauchen können. 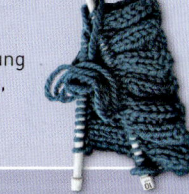
Nadel-einfädler	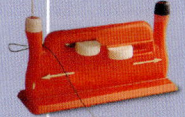 ■ Ein automatischer Nadeleinfädler hilft bei Sehschwäche oder Zittern.
Gartenhilfen	■ Der leichte Gartenschemel bzw. Hocker (rechts) lässt sich beidseitig verwenden. ■ Ergonomische Griffe können auf vorhandene Gar-tengeräte aufgesteckt werden und reduzieren so die Belastung der Hände. ■ Mit verlängerten Griffen muss man sich nicht so tief bücken bzw. hoch strecken. 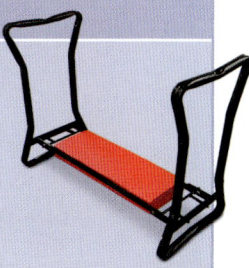

KOMMUNIKATION

Sozialer Kontakt zu Ihnen und anderen Menschen ist wichtig für die Person, um die Sie sich kümmern. Dazu müssen Sie vielleicht die Art der Kommunikation ändern, so dass Sie sich gegenseitig gut hören und verstehen können. Als Hauptpflegender kennen Sie die Kommunikationsfähigkeiten des Betroffenen am besten und müssen eventuell für Besucher und medizinisches Personal als Dolmetscher fungieren.

Anpassen der Kommunikationsart

Wenn der Betroffene schlecht sieht oder hört oder verwirrt ist, müssen Sie Ihre Verständigung mehr auf die nonverbale Ebene verlagern (siehe Kasten). Wer einen Schlaganfall und damit eine Gehirnschädigung erlitten hat, ist auf ganz spezielle Unterstützung angewiesen (S. 74). Für Sie mag es zunächst seltsam und ungewohnt erscheinen, die eigenen Kommunikationsmethoden zu hinterfragen, doch Ihre Beziehung und der Erfolg Ihrer Pflege hängen davon ab, wie gut Sie sich gegenseitig verstehen. Sie sollten sich also anpassen.

Sich missverstanden zu fühlen, ist sehr frustrierend. Ihre Reaktion auf physische oder psychische Schwierigkeiten des Pfle-

gebedürftigen beeinflusst Ihre Kommunikation, die wiederum Einfluss auf seine Reaktion hat. Versuchen Sie sich dies vor Augen zu halten und beruhigen Sie ihn durch Berühren und Halten seiner Hand. Das signalisiert, dass Sie seine Bedürfnisse kennen. Fragen Sie, wie er Sie am besten versteht bzw. sich am besten verständlich machen kann, so dass er sich mit einbezogen und respektiert fühlt.

Einsatz von Körpersprache

Wenn verbale Kommunikation schwierig wird, müssen Sie umso mehr auf Körpersprache achten. Wichtig ist, wie Sie beide mit Augen, Mimik, Gesten, Berührung und Körperhaltung kommunizieren. Sie als Pflegender strahlen durch Augenkontakt, Lächeln, Berühren und eine offene Körperhaltung Beruhigung aus. Wie ist die Körpersprache der pflegebedürftigen

---

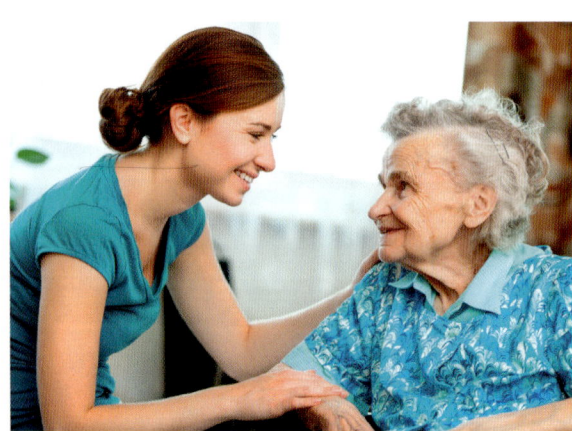

Gute Kommunikation
Augenkontakt, Berührung und eine offene Körperhaltung zeigen Einfühlungsvermögen und Mitgefühl an.

Person? Vermeidet sie Augenkontakt, könnte dies auf ein niedriges Selbstwertgefühl hindeuten. Ist sie verärgert oder deprimiert, wenn sie sich von Ihnen abwendet? Achten Sie auch auf ungewöhnlich angestrengte Bewegungen, die auf Schmerzen hinweisen könnten. Die richtige Deutung solcher Hinweise hilft bei der Vermeidung von Missverständnissen.

Ein Hörgerät auswählen

Hört Ihr Schützling schwer, kann ein Hörgerät Abhilfe schaffen, das es in vielerlei Ausführungen gibt. Die meisten Geräte sind batteriebetrieben und werden entweder hinter dem Ohr, in der äußeren Ohrmuschel oder direkt im Gehörgang getragen.

Ein Hörgeräteakustiker kann Sie beraten, welches Gerät am besten geeignet ist. Im-Ohr-Geräte sind am wenigsten auffällig und für geringe bis mittlere Schwerhörigkeit geeignet. Geräte, die außerhalb des Ohrs getragen werden, sind in der Regel größer und werden meist Personen mit größeren Hörproblemen empfohlen. Implantierbare Hörgeräte eignen sich für

Seniorentelefon
Großes Display, Blinksignal bei eingehendem Anruf und große Tasten – ein bedienfreundliches Telefon für Menschen mit eingeschränkter Hör- oder Sehkraft.

Menschen mit starker Schwerhörigkeit unter bestimmten Indikationen. Die Operation sollte sorgfältig abgewogen werden.

Wer noch nie ein Hörgerät getragen hat, muss sich an die veränderte Geräuschkulisse sehr gewöhnen, denn die Umgebungslaute werden nicht wie beim normalen Hören wiedergegeben.

Telefonieren

Seniorentelefone sind für Menschen mit nachlassendem Seh- oder Hörvermögen besonders geeignet. Sie haben große, gut sichtbare und handhabbare Tasten. Klingelton und Lautsprechfunktion können sehr laut eingestellt werden, und meist gibt es ein zusätzliches optisches Signal. Es gibt auch sogenannte Vibrationskissen, die bei Anruf vibrieren.

Viele Telefone sind auch für Hörgeräteträger geeignet. Klären Sie die Kompatibilität vor dem Kauf ab, damit es keine Enttäuschung gibt. Kommt es zu einer Rückkopplung zwischen beiden Geräten, kann das schmerzhaft laut für den Hörgeräteträger sein.

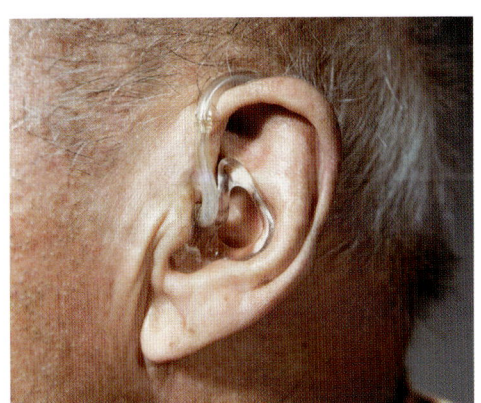

Hörgerät
Ein gut angepasstes Hörgerät hilft dem Träger, besser an Gesprächen teilzunehmen und seine Umgebung besser wahrzunehmen.

GEISTIG REGE BLEIBEN

Da wir immer länger leben, müssen wir Körper und Geist aktiv und gesund halten. Regelmäßiger Sport, gesunde Ernährung, wenig Alkohol und der Verzicht auf Zigaretten und überflüssige Medikamente helfen dabei. Soziale Kontakte und ein fröhliches Miteinander steigern ebenfalls das Wohlbefinden. Einige altersbedingte Veränderungen sind normal, wie z. B. abnehmende Seh- und Hörkraft, vermehrtes Vergessen oder langsameres Erlernen neuer Fertigkeiten; die Intelligenz nimmt jedoch nicht ab. Bedenken Sie bei der Pflege eines älteren Menschen, dass er für seine Aufgaben vielleicht nur etwas mehr Zeit, Flexibilität oder Motivation benötigt.

Gesunder Körper, gesunder Geist

Körperliche und geistige Gesundheit sind eng miteinander verbunden. Mit folgenden Maßnahmen können Sie ältere Menschen unterstützen, geistig rege zu bleiben:

- **Körperlich aktiv bleiben** Animieren Sie zur Bewegung (S. 76–103), denn sie stärkt Muskeln und Knochen, hält den Blutdruck (und damit das Schlaganfallrisiko) niedrig, gibt Energie und reduziert das Risiko für Depressionen. Sie fördert Koordination, Balance und Reaktionszeiten und beugt sogar Gedächtnisproblemen vor.

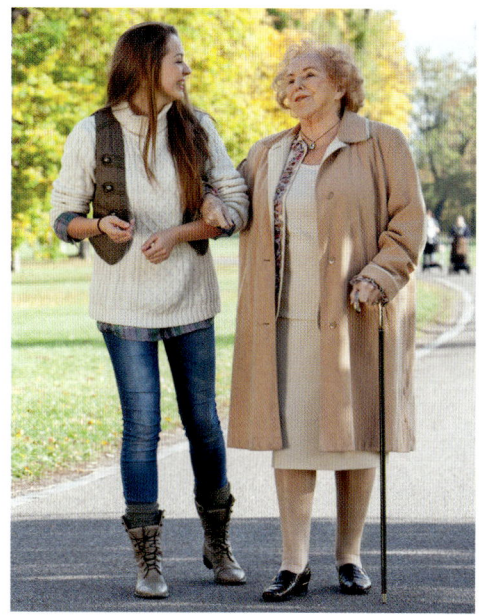

Übung für Körper und Geist
Der tägliche Spaziergang erhält nicht nur die Mobilität, sondern auch den Energielevel und sorgt zudem für geistige Stärkung.

- **Gesund essen** Eine ausgewogene Ernährung sorgt für viel Energie und beugt Antriebsschwäche und Depressionen vor. Überernährung hingegen kann Depressionen, körperliche und geistige Erschöpfung

UNTERSTÜTZUNG DER GEISTIGEN AKTIVITÄT

Sorgen Sie dafür, dass Umgebung und Lebensstil der betroffenen Person ihre geistige Gesundheit maximal fördern:

- Helfen Sie, durch Entspannung Stress abzubauen. Zeit für Hobbys und Muße zu haben, mildert Depressionen und Angstzustände.

- Ermuntern Sie den Betroffenen, soziale Kontakte aufrechtzuerhalten. Sind konfessionelle Bindungen vorhanden und wichtig, sollten diese ebenfalls gepflegt werden. Die

Kirche oder kirchliche Gruppen bieten häufig ein gutes Netzwerk und Hausbesuche bei pflegebedürftigen Gemeindemitgliedern.

- Kontinuierliche Stimulation hält den Geist wach. Kleine Veränderungen in der Alltagsroutine helfen dem Gehirn, neue Muster zu erlernen. Eine kleine Veränderung ist z. B. ein neues Rezept oder ein anderer Weg beim Spaziergang. Bei demenzkranken Menschen ist das anders, für sie bedeutet Neues oft Stress und Aufregung.

und chronische Krankheiten wie Diabetes auslösen. Animieren Sie Ihren Schützling daher, viel »Gehirnnahrung«, wie z. B. fetten Seefisch, und viel frisches Obst und Gemüse zu sich zu nehmen. In einigen Fällen sind Nahrungsergänzungsmittel hilfreich (S. 59).

■ **Ungesundes meiden** Raten Sie, wenig bzw. keinen Alkohol zu trinken und nicht zu rauchen. Prüfen Sie, ob Alkohol oder Tabak unerwünschte Wechselwirkungen mit einzunehmenden Medikamenten auslösen.

■ **Gute Zahnhygiene** Zähne und Zahnfleisch sollten regelmäßig untersucht werden. Zahn- und Zahnfleischprobleme hängen nachweislich mit vielerlei Allgemeinerkrankungen zusammen, z. B. mit Herz-Kreislauf- und Atemwegskrankheiten.

Demenz und Gedächtnisprobleme

Die Gedächtnisschwierigkeiten bei einer Demenzerkrankung gestalten sich sehr komplex. Sie reichen vom anfänglichen gelegentlichen Vergessen einzelner Dinge bis hin zum Verkennen der eigenen Angehörigen. Letzteres ist für viele Pflegende besonders hart und macht die Betreuung zusätzlich schwierig.

Um Gedächtnisstützen und Orientierungshilfen zu geben, gibt es einige Techniken (siehe Kasten rechts). Mit der Zeit lässt die Gedächtnisleistung bei Demenz jedoch immer weiter nach und der Betroffene kommt ohne Sie nicht mehr zurecht.

Wird das Gedächtnis sehr schlecht, können Fotoalben, Zeitungsausschnitte oder Audioaufnahmen mit Erinnerungswert helfen, um Gespräche zu beginnen und Besucher oder jüngere Familienmitglieder zu informieren. Wählen Sie einfache Beschäftigungen, die Ihr Schützling kennt und gerne hat. Unkomplizierte Tätigkeiten, wie

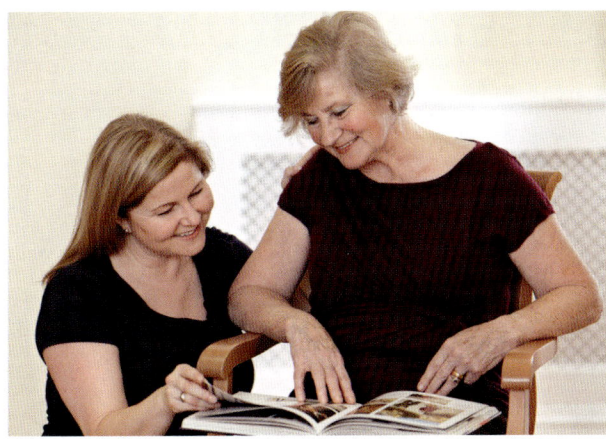

Bekannte Gesichter
Das Betrachten von Fotoalben bereitet nicht nur Freude, sondern dient auch als gute Erinnerung an Freunde und Familie.

z. B. das Rühren in einer Schüssel beim gemeinsamen Vorbereiten einer Mahlzeit oder das Zusammenlegen von Wäsche, helfen, sich als wertgeschätzter Teil einer normalen Familienroutine zu fühlen.

HILFE BEI GEDÄCHTNISPROBLEMEN

Maßnahmen, die bei Gedächtnisproblemen nach einem Schlaganfall oder bei beginnender Demenz helfen können:

■ Halten Sie Routinen aufrecht.

■ Bewahren Sie Schlüssel, Geld und Telefon an festen Plätzen auf und kennzeichnen Sie Gegenstände, wenn nötig.

■ Legen Sie Zettel und Stift neben das Telefon.

■ Empfehlen Sie dem Betroffenen, ein Notizbuch mit Gedächtnisstützen und Einkaufslisten zu führen.

■ Verwenden Sie große Kalender oder abwaschbare Tafeln, um Nachrichten zu hinterlassen.

■ Sowohl nach einem Schlaganfall als auch bei einer Demenzerkrankung kann der Arzt Ergotherapie verschreiben, um die Alltagskompetenzen zu verbessern bzw. bei Demenz länger aufrechtzuerhalten.

LEBEN NACH DEM SCHLAGANFALL

Ein Schlaganfall kommt meist unvorhergesehen. Als Nahestehende fühlt man sich unvorbereitet, schockiert und häufig nicht in der Lage zu helfen. Sie müssen nun lernen, wie Sie am besten mit dem Betroffenen kommunizieren. Es gibt viele Aktivitäten, die Sie als Pflegende anregen können, um dem Patienten zur weitgehenden Wiedererlangung seiner Unabhängigkeit zu verhelfen.

Kommunizieren nach dem Schlaganfall

Sie fragen sich vielleicht, wie Sie Ihre frühere Kommunikationsebene mit jemandem, der einen Schlaganfall erlitten hat, wieder herstellen können. Komplexe Folgeschädigungen können das Formulieren klarer Worte für den Betroffenen unmöglich machen, oder er versteht Sie nicht mehr, da seine Gehirnleistung durch den Schlaganfall beeinträchtigt wurde. Solche Probleme können kurzfristig sein, aber auch langfristig anhalten.

Wer Probleme mit Sprechen bzw. Verstehen oder auch mit dem Schlucken oder Schreiben hat, kann die Hilfe eines Logopäden oder Ergotherapeuten in Anspruch nehmen. Dessen Hilfe wird entweder direkt vom Krankenhaus oder durch den Hausarzt verschrieben. So kann versucht werden, die Kommunikationsfähigkeit des Betroffenen gezielt wieder aufzubauen.

Achten Sie unbedingt darauf, wie Sie mit dem Betroffenen kommunizieren müssen, und passen Sie sich gegebenenfalls an (siehe Kasten). Sofern manche Dinge zwischen Ihnen und dem jeweiligen Experten unter vier Augen besprochen werden müssen, gehen Sie dazu in einen anderen Raum, denn der Betroffene kann sich vielleicht nicht deutlich äußern, doch er versteht unter Umständen sehr gut, was Sie sagen.

KOMMUNIKATIONSTIPPS

Folgende Maßnahmen nach einem Schlaganfall helfen bei der Kommunikation:

- Schauen Sie den Betroffenen an und sprechen Sie langsam und deutlich; wiederholen Sie zusammengefasst die wichtigsten Punkte, wenn nötig.

- Schalten Sie Fernseher und Radio aus, um störende Hintergrundgeräusche zu reduzieren.

- Hören Sie aufmerksam zu und lassen Sie dem Betroffenen Zeit, die richtigen Worte zu finden. Beobachten Sie seine Reaktionen, da sie Hinweise auf seine Antwort geben.

- Geben Sie nicht vor, etwas verstanden zu haben, wenn dies nicht der Fall ist. Beenden Sie keine Sätze oder Wörter für ihn.

- Unterhalten Sie sich nur zu zweit und vermeiden Sie Gruppengespräche.

Jeden Tag aufs Neue

Nach einem Schlaganfall stellen auch die kleinsten Aufgaben eine Herausforderung dar: sich auf etwas zu konzentrieren oder Dinge zu Ende zu bringen. Helfen Sie der Person, indem Sie Wege finden, Aufgaben für sie zu vereinfachen. Wenn sie z. B. beim Lesen in den Zeilen verrutscht, schlagen Sie ein Lineal zum Lesen vor. Sorgen Sie dafür, dass täglich benötigte Dinge immer an derselben Stelle liegen. Ein Wandkalender hilft beim Planen, und Alltagsroutine strukturiert den Tag. Planen Sie nach einer Aktivität Ruhepausen ein und haben Sie Geduld, da geistige Anstrengung in der Rekonvaleszenz stark ermüden kann.

Wichtig ist jedoch die tägliche Stimulation. Einfache Arbeiten, wie z. B. das Pflanzen von Blumen oder Kräutern, regen die Sinne an. Bei mangelnder Stimulation lässt auch das Wohlbefinden nach, daher ist jede Aktivität, sei sie auch noch so klein, wichtig und gut.

Spezifische Wahrnehmungsprobleme

Wahrnehmung ist die Art, wie das Gehirn Reize aus der Umgebung interpretiert. Sehen, Hören und Berühren – damit verstehen wir unsere Umwelt und erkennen Dinge. Wenn das Gehirn in seiner Funktion beeinträchtigt ist und Botschaften falsch verstanden werden, kann der Betroffene Aufgaben nicht oder nur teilweise erfüllen. Wahrnehmungsprobleme festzustellen ist nicht leicht und sie werden häufig falsch diagnostiziert. So können Probleme mit der visuellen Wahrnehmung als verminderte Sehkraft fehlgedeutet werden. Wenn Sie sich um jemanden nach einem Schlaganfall kümmern und sich um bestimmte Symptome Sorgen machen, lassen Sie die Person von einem Facharzt untersuchen, damit dieser die richtige Therapie einleitet.

■ **Apraxie** ist der Verlust bzw. die Unfähigkeit Routinetätigkeiten auszuführen, ohne dass die Motorik beeinträchtigt wäre. Oftmals helfen das Vorführen der Aufgabe sowie klare verbale Anweisungen. Setzen Sie sich neben den Betroffenen, nicht gegenüber, und führen Sie seine Hände. Kann er sich z. B. nicht richtig anziehen, legen Sie die Kleidung in der richtigen Reihenfolge zurecht und setzen Sie sich neben ihn, um seine Hände zu führen.

■ **Figur-Grund-Wahrnehmung** Bei gestörter Figur-Grund-Wahrnehmung kann die Person Objekte nicht mehr von ihrem Hintergrund unterscheiden. Dann hilft es, Unordnung zu minimieren und Dinge zu kennzeichnen, z. B. mit farbigen Aufklebern. Auch Treppenstufen können am Rand mit Leuchtband hervorgehoben werden. Animieren Sie den Betroffenen, das Erkennen von Objekten zu üben, z. B. durch Sortieren von Münzen, Wäsche oder Fotos, oder aber durch Finden von Bildern, die Sie in einer Zeitung eingekreist haben.

■ **Agnosie** ist die Unfähigkeit, Dinge oder Personen zu erkennen. Animieren Sie den Betroffenen zur richtigen Bezeichnung von Dingen und bekräftigen Sie deren Zweck. Seien Sie geduldig und machen Sie es nicht zu schwierig. Helfen Sie dabei, alltägliche Aufgaben selbst auszuführen.

■ **Rechts- bzw. linksseitige Lähmung** Häufig wird nach einem Schlaganfall anfangs eine Körperhälfte nicht mehr wahrgenommen. Animieren Sie den Betroffenen zur Verwendung dieser Seite, indem Sie sich ihm von dieser nähern und zu ihm sprechen. Wenn er mit einer Hand isst, bewegen Sie ihn dazu, den anderen Arm auf den Tisch zu legen. Besprechen Sie mit dem Ergotherapeuten, was Sie im Alltag tun können, damit der Patient die geschwächte Seite immer wieder bewusst wahrnimmt und sie so stärkt.

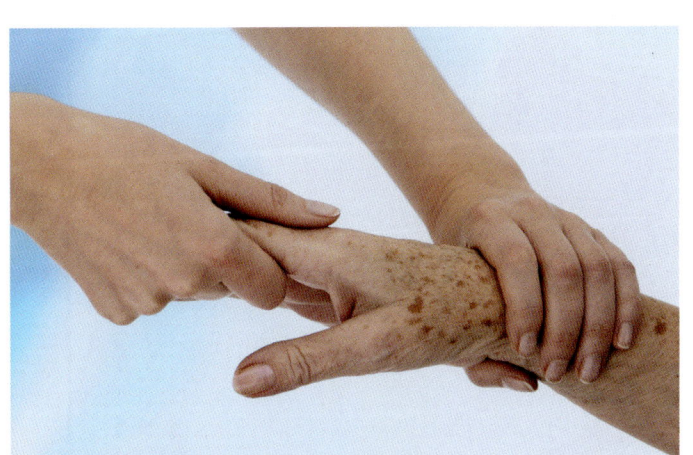

Beruhigende Berührung
Berührungen sind wichtig bei Menschen mit Wahrnehmungsstörungen. Wenn es gefällt, können Sie zur Entspannung auch eine Handmassage durchführen.

5

MOBILITÄT ERHALTEN UND VERBESSERN

AKTIV SEIN IST WICHTIG

Mobilität ist entscheidend bei der täglichen Routine – wie sich morgens zu waschen oder zur Toilette zu gehen – und erhält die Unabhängigkeit. Mobilitätsprobleme reichen von scheinbar unbedeutenden Schwierigkeiten, etwa beim Aufstehen von einem Stuhl, bis zu schwerwiegenden wie der Unfähigkeit, ohne Hilfsmittel sicher zu laufen. Doch jedes dieser Probleme beeinträchtigt die betroffene Person in ihrer Sicherheit und ihrem Selbstvertrauen.

Die Vorteile von Aktivität

Wer aktiv und mobil ist, profitiert mit Körper, Geist und Seele davon. Er erhält seine Unabhängigkeit bei den täglichen Pflichten und fördert damit das Vertrauen in sich selbst. Unternehmungen mit anderen außerhalb des Hauses können selbstständig besucht werden.

Körperliche Aktivität und eine gesunde Ernährung helfen, ein angemessenes Körpergewicht zu halten (S. 48–50). Übergewicht erschwert die Bewegung und belastet die Gelenke zusätzlich. Auch für Pflegende sind übergewichtige Personen schwerer zu betreuen.

Körperliche Aktivität stärkt zudem Muskeln und Gelenke. Auch Menschen mit

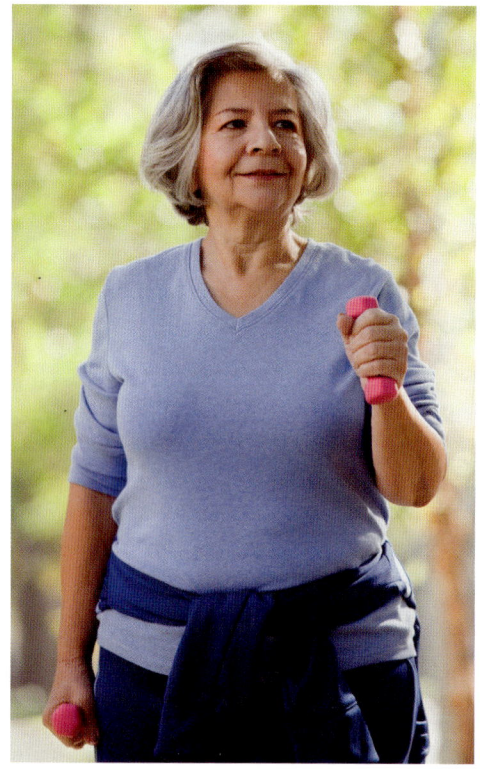

Regelmäßige Bewegung
Laufen stärkt Knochen und Muskeln und hält die Gelenke beweglich. Kleine Gewichte kräftigen die Arme zusätzlich.

URSACHEN FÜR MOBILITÄTSPROBLEME

Fehlende Mobilität kann sowohl physische als auch psychische Ursachen haben. Meist kommt beides zusammen.

- Altersbedingte Gebrechlichkeit, Arthrose und Arthritis schränken die Mobilität einer Person stark ein. Ohne Bewegung werden Muskeln schwächer und Gelenke steifer.

- Es wird geschätzt, dass in Deutschland etwa 30 Prozent der zu Hause lebenden über 65-Jährigen mindestens einmal im Jahr stürzen. Folge sind nicht nur Verletzungen, sondern auch Angst und verminderte Aktivität.

- Verletzungen durch Unfälle oder Operationen können zu Schmerzen und in der Folge zu ähnlichen psychologischen Effekten führen.

- Psychische Leiden wie z. B. Depressionen treten häufig in Verbindung mit körperlichen Problemen auf. Sie mindern die Motivation einer Person, sich aktiv zu bewegen.

- Neurologische Beschwerden wie Parkinson, Schlaganfall oder Kopfverletzungen schränken die Mobilität in unterschiedlichen Graden ein.

- Der Verlust der Sehkraft kann zum Hindernis werden, vor allem in unbekannter Umgebung.

Gelenkproblemen können mit behutsamer Bewegung ihre Muskeln kräftigen und den Bewegungsspielraum der Gelenke erhalten. Außerdem fördert Bewegung die Speicherung von Kalzium in den Knochen, wodurch sie robuster werden und das Risiko von Knochenbrüchen bei Unfällen sinkt.

Menschen, die sich wenig bewegen, sind anfälliger für Druckgeschwüre (Dekubitus, S. 102–103) und Durchblutungsstörungen. Bewegung und Dehnung hingegen transportiert das Blut in alle Körperregionen, verbessert so die Durchblutung und mindert das Dekubitusrisiko.

Bewegung und geistiges Wohlbefinden sind eng miteinander verbunden. Mobil und aktiv zu bleiben, steigert das Vertrauen in sich selbst, fördert eine positive Einstellung, unterstützt die Entspannung und ermöglicht so einen besseren Schlaf, der wiederum Stress und Müdigkeit vorbeugt.

Geeignete Aktivitäten und Übungen

Die eigene Mobilität zu erhalten, bedeutet nicht, anstrengenden Sport zu treiben. Es geht lediglich darum, so aktiv wie möglich zu sein. Sie als Pflegende können die Person, um die Sie sich kümmern, motivieren, so viel zu tun, wie ihr guttut, und allmählich ihre Fähigkeiten und das Vertrauen in sich selbst zu steigern.

Animieren Sie sie zu täglicher Bewegung, die Spaß macht. Die Möglichkeiten sind nahezu unbegrenzt und man kann fast jede Aktivität so arrangieren, dass sie auch von Menschen mit Einschränkungen durchgeführt werden kann.

■ Gartenarbeit ist ein gutes Training. Wer nicht lange stehen kann, sitzt am Tisch und erledigt Aufgaben wie Blumen eintopfen, oder er verwendet einen Gartenhocker für Arbeiten am Rand des Beetes. Mithilfe von Werkzeugverlängerungen muss man sich nicht zu sehr bücken oder strecken.

■ Schwimmen hält die Gelenke beweglich, ohne sie zu belasten, und ist auch für Menschen mit eingeschränkter Mobilität möglich. Durch den natürlichen Auftrieb im Wasser und den Einsatz von Schwimmhilfen lassen sich Arme und Beine einfacher als außerhalb des Wassers bewegen. Manche Schwimmbäder bieten spezielle Senioren- oder Behindertenschwimmzeiten an.

■ Tanzen ist eine schöne Gruppenaktivität, der Sie gemeinsam nachgehen können. Das Tanzen mit einem Partner erleichtert die Bewegung. Tanzschritte können bei Bedarf einfacher oder langsamer durchgeführt werden.

■ Für bestimmte Körperbereiche gibt es spezielle Bewegungsübungen (S. 95–100), die sowohl für Pflegende als auch für Pflegebedürftige geeignet sind. Viele können auch im Sitzen durchgeführt werden.

■ Für manche Personen ist eine Gruppe ein guter Ansporn. Sie bietet zudem eine Möglichkeit, neue Kontakte zu knüpfen.

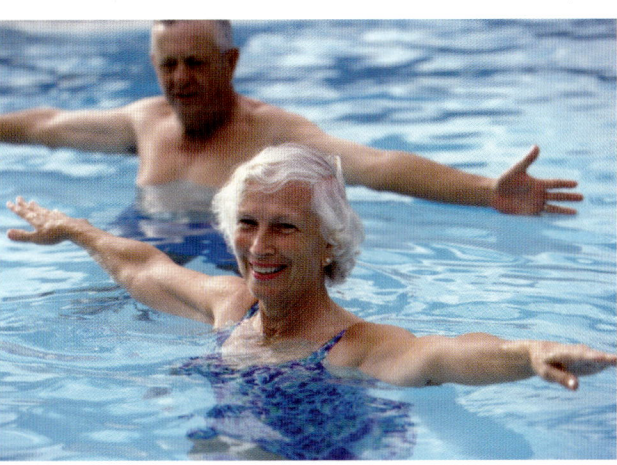

Freude im Wasser
Für Menschen mit Gelenkproblemen sind Schwimmen und Wassergymnastik eine gute Möglichkeit, aktiv zu bleiben.

BEWEGUNGEN UNTERSTÜTZEN

Bei der Unterstützung eines Menschen mit Bewegungseinschränkungen ist es wichtig, die richtigen Techniken und die nötigen Hilfsmittel zu kennen.

Professionelle Hilfe

Dazu, wie Sie einer pflegebedürftigen Person bei der Wiedererlangung, Unterstützung oder Erhaltung der Mobilität helfen können, können Sie sich von diversen Fachleuten wie z. B. Ergo- oder Physiotherapeuten beraten lassen. Diese können Ihre Situation beurteilen und nötige Veränderungen und Hilfsmittel empfehlen – etwa eine Erhöhung von Bett oder Sessel oder bestimmte Gehhilfen. In der Regel wird der Hausarzt des Betroffenen an einen Ergo- oder Physiotherapeuten überweisen.

Wenn Sie die erforderliche Hilfe nicht selbst leisten können, benötigen Sie einen Pflegedienst (S. 22) zur Unterstützung. Wenden Sie sich dazu an den zuständigen Hausarzt oder direkt an den Pflegedienst.

Der Hausarzt kann Geh- und Mobilitätshilfen verschreiben. In diesem Fall übernimmt die Krankenkasse die Kosten oder ermöglicht die leihweise Überlassung der Hilfsmittel. Liegt eine Pflegestufe vor, können Mobilitätshilfen auch bei der Pflegekasse beantragt werden.

Sicheres Handling

Wenn Sie jemanden mit Mobilitätseinschränkungen unterstützen, hat Sicherheit sowohl für Sie als auch für die hilfsbedürftige Person oberste Priorität.

- Erkundigen Sie sich bei einem Ergo- oder Physiotherapeuten nach den richtigen Techniken zur Unterstützung.
- Sorgen Sie für die richtige Höhe von Bett, Sessel und Toilette, für ausreichenden Bewegungsspielraum und für die nötigen Utensilien. Entfernen Sie Stolperfallen.

- Achten Sie auf Ihren Rücken, indem Sie sich gerade halten. Stellen Sie sich nahe an die hilfsbedürftige Person.
- Halten Sie den Betroffenen zum Bewegen nicht unter der Schulter; das kann zu Gelenkverletzungen führen, insbesondere wenn das Gelenk schwach oder bereits vorgeschädigt ist.
- Sprechen Sie während Ihrer Unterstützung mit ihm und animieren Sie ihn durch Anleitung zum Mithelfen. Erklären Sie, was Sie als Nächstes tun werden.
- Handeln Sie ruhig und bedacht, ohne Eile. Werden Sie nicht ungeduldig.
- Tragen Sie rutschfeste Schuhe, ebenso wie der Betroffene rutschfeste Schuhe tragen sollte.
- Denken Sie immer daran, dass Sie den Betroffenen nicht heben, sondern ihn in seiner Bewegung unterstützen sollen. Wenn Sie sein Gewicht aufnehmen müssen, ist dies ein deutliches Anzeichen dafür, dass Mobilitätshilfen nötig sind (S. 88).

ACHTEN SIE AUF SICH SELBST

Jemanden zu pflegen ist sowohl körperlich als auch emotional anstrengend; daher sollten Sie selbst möglichst gesund sein. Oft werden die eigenen Bedürfnisse vergessen, wenn man sich um einen anderen Menschen kümmert.

- Versuchen Sie regelmäßig, wenn möglich zweimal pro Woche, Zeit für sich selbst einzuplanen. Notieren Sie dies mit Priorität in Ihrem Kalender.
- Jeder profitiert von körperlicher Bewegung. Sportliche Aktivität fördert Fitness, Schlaf und Stressabbau und hebt die Laune.
- Teil einer Gruppe zu sein, sich mit jemandem zu verabreden – vielleicht zum Tennismatch – unterstützt beim Durchhalten und fördert das soziale Miteinander.
- Wenn Sie nicht aus dem Haus gehen können, erwägen Sie Sport vor dem Fernseher oder Computer mit einer Fitness-DVD.

HILFE BEIM AUFSTEHEN

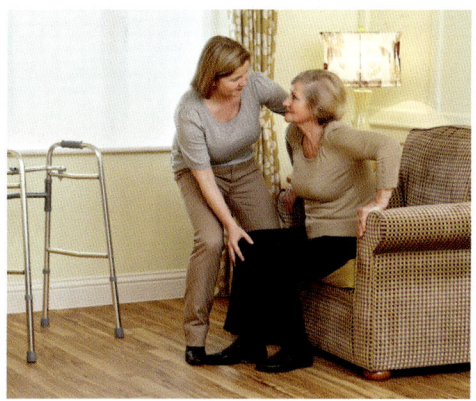

1 Animieren Sie Ihre Angehörige, durch »Gehen mit dem Gesäß« an den Rand des Sessels oder Bettes zu rutschen (S. 112). Platzieren Sie ihre Füße etwa hüftbreit senkrecht unter die Knie. Der Fuß des kräftigeren Beins ist zum Hochdrücken etwas nach hinten versetzt.

2 Sie stehen seitlich, nahe bei der Betroffenen, mit gut hüftbreit gegrätschten Beinen. Falls sie mit dem Fuß nach vorne zu rutschen droht, stellen Sie Ihren vorderen Fuß vor deren Fuß. Die Hände Ihrer Angehörigen liegen zum Hochdrücken beidseitig auf den Sessellehnen. Sie soll sich nicht an Gehhilfen oder anderen Möbelstücken hochziehen.

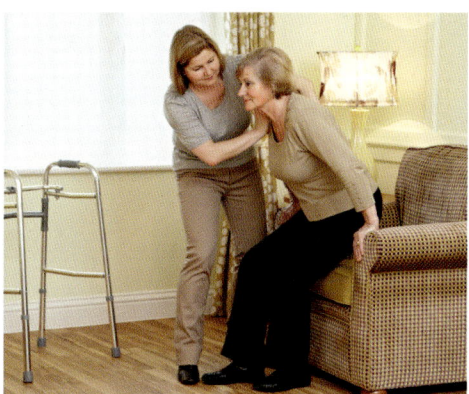

3 Legen Sie eine Hand auf den Rücken, so dass Sie beim Aufstehen eine leichte Unterstützung bieten können; die andere Hand liegt als Sicherheit sanft vorne an der Ihnen zugewandten Schulter. So stützen Sie ihr Gleichgewicht im Stand. Denken Sie daran, bei Bedarf Ihre Knie und nicht den Rücken zu beugen.

4 Für manche Menschen ist ein leichtes Hin- und Herschaukeln bei gleichzeitigem Zählen hilfreich, um bei »Drei« durch Ausnutzen des Schwungs aufzustehen. Zum Aufstehen sollen die Beinmuskeln verwendet und die Nase über die Zehen vorgestreckt werden.

5 Sobald Ihre Angehörige steht, sorgen Sie für ihr Gleichgewicht und reichen ihr bei Bedarf eine Gehhilfe.

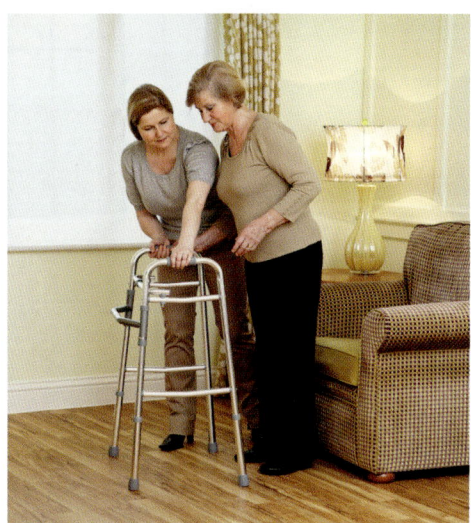

HILFE BEIM HINSETZEN

Wird Hilfe zum Hinsetzen benötigt, kann der oben beschriebene Prozess fast identisch umgekehrt werden.

- Die Person tritt so nahe wie möglich rückwärts an den Sessel bzw. das Bett heran, bevor sie sich hinsetzt. Sessel oder Bett sollen an den Beinen hinten zu spüren sein.

- Achten Sie darauf, dass sie die Hände auf die Lehnen legt, um das Gewicht beim Niedersetzen aufzufangen.

- Sie stehen wie bei der Hilfe zum Aufstehen an der Seite und unterstützen die Betroffene am Rücken, ohne ihr Gewicht zu halten.

» BEWEGUNGEN UNTERSTÜTZEN

Hilfe beim Gehen

Vergewissern Sie sich vor dem Gehen, dass es der Betroffenen gut geht. Bei Schwindel, Unwohlsein oder Schwäche sollten Sie nicht versuchen, mit der Person zu laufen.

Benötigt sie eine Gehhilfe (S. 86–87), sorgen Sie dafür, dass diese bereitsteht, die richtige Höhe hat und keine Sicherheitsmängel aufweist.

Braucht die Person keine Gehhilfe, aber leichte Unterstützung, stabilisieren Sie sie, indem Sie entweder mit einer Hand den Ellbogen stützen oder ihr um den Rücken greifen. Gleichzeitig halten Sie ihre andere Hand fest (Handfläche zu Handfläche).

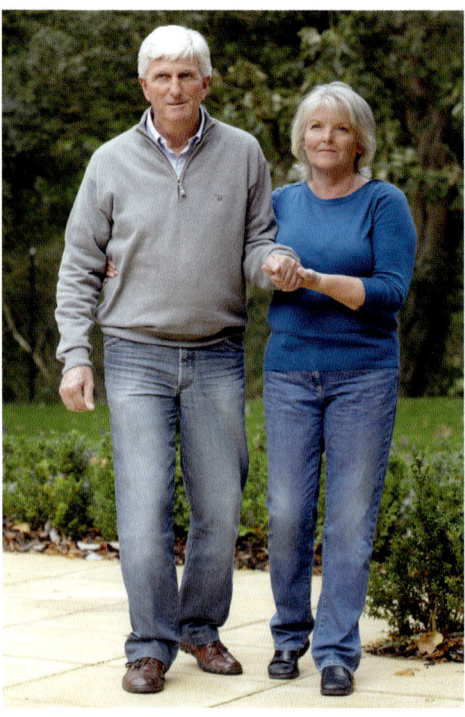

Hilfe beim Gehen
Unterstützen Sie mit einer Hand den Ellbogen Ihres Angehörigen und fassen Sie sich mit der anderen gegenseitig an den Händen.

UNTERSTÜTZUNG FÜR SEHBEHINDERTE

Fragen Sie eine sehbehinderte Person, die in unbekannter Umgebung Ihre Hilfe benötigt, immer, wie sie gerne geleitet werden möchte.

- Stellen Sie sich auf die gewünschte Seite.
- Meist hält sich der Betroffene knapp über Ihrem Ellbogen fest. Halten Sie Ihren Oberarm gerade und dicht am Körper.
- Der Betroffene kann so knapp hinter Ihnen laufen und Ihre Körperbewegungen beim Laufen, Drehen oder Beugen fühlen.
- Werden Sie langsamer, wenn Sie Türen, Treppen oder Ähnliches erreichen, und weisen Sie deutlich darauf hin.
- Bei Treppen mit Geländer geht der Betroffene auf der Seite mit dem Geländer. Müssen Sie dazu die Seiten wechseln, bitten Sie ihn, kurz stehen zu bleiben, während Sie die Seite wechseln und ihn ans Geländer führen.
- Weitere Informationen u. a. zum richtigen Geleiten erhalten Sie beim Deutschen Blinden- und Sehbehindertenverband e. V.: http://www.dbsv.org/infothek/broschueren-und-mehr/

Hilfe beim Treppensteigen

Lassen Sie sich beim Treppensteigen Zeit. Die Treppe sollte gut beleuchtet sein, Stolperfallen wie lose Teppiche müssen vorher entfernt werden. Bringen Sie möglichst über die ganze Treppenlänge beidseitig ein Geländer oder einen Handlauf an. Ist genügend Platz vorhanden, ermöglicht ein geeigneter Stuhl am Ende jedes Absatzes eine kurze Ausruhpause.

Stehen Sie niemals direkt hinter bzw. vor der Person, damit sie Sie bei einem Sturz nicht umwirft. Achten Sie darauf, dass sie sich gut am Geländer oder Handlauf festhält. Gibt es nur auf einer Seite eine Festhaltemöglichkeit, stehen Sie selbst auf der Seite ohne Geländer, damit die hilfsbedürftige Person das Geländer greifen kann.

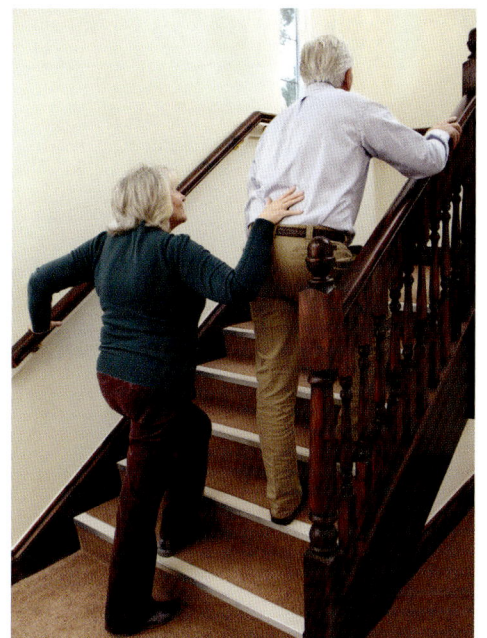

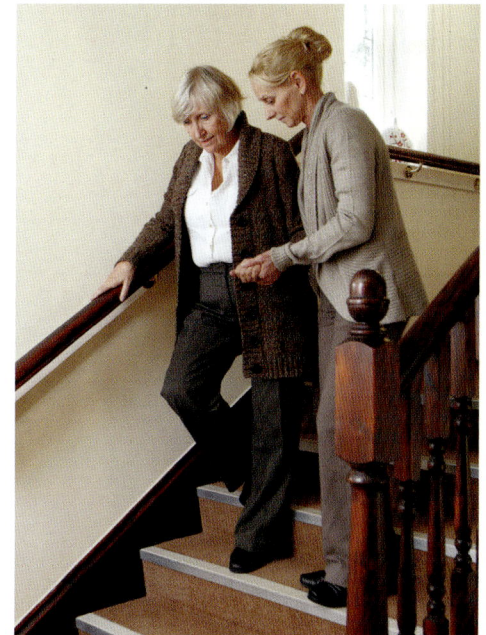

Treppauf

Gehen Sie knapp hinter und etwas seitlich versetzt zu der Person und stützen Sie sie mit der Hand am Rücken (bzw. verwenden Sie einen Transfergurt). Mit der anderen Hand halten Sie sich am Geländer fest (sofern vorhanden). Hat der Betroffene eine kräftigere Seite, animieren Sie ihn, die erste Stufe mit dem stärkeren Bein zu nehmen und das andere auf dieselbe Stufe zu heben. So fahren Sie fort bis ganz nach oben.

Treppab

Sorgen Sie dafür, dass die Betroffene einen guten Halt am Geländer hat. Gibt es nur ein Geländer, unterstützen Sie auf der anderen Seite ihren Arm. Ist eine Seite stärker als die andere, sollte sie mit dem schwächeren Bein zuerst hinabgehen und das stärkere auf dieselbe Stufe bringen. Hat sie Angst zu fallen, versuchen Sie nicht ihr Gewicht zu halten, sondern helfen Sie ihr, sich auf die Stufen zu setzen.

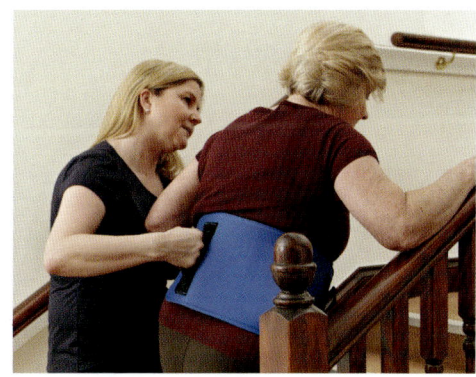

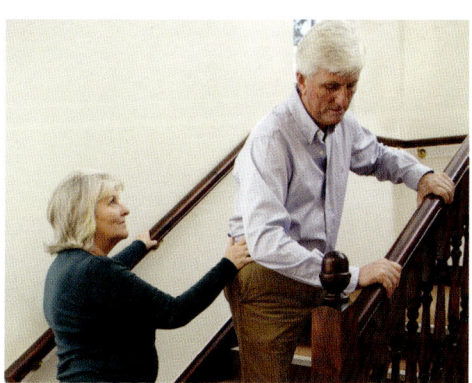

Unterstützung mit Transfergurt

Ein sog. Transfergurt wird um die Taille der betroffenen Person gelegt und bietet zusätzlichen Halt.

Festhalten mit beiden Händen

Muss sich der Betroffene mit beiden Händen festhalten, kann er die Stufen seitlich hinuntersteigen.

UMGANG MIT STÜRZEN

Stürze kommen bei Senioren häufig vor; deshalb sollten Sie wissen, wie Sie sich im Notfall richtig verhalten.

EINEN STURZ KONTROLLIEREN

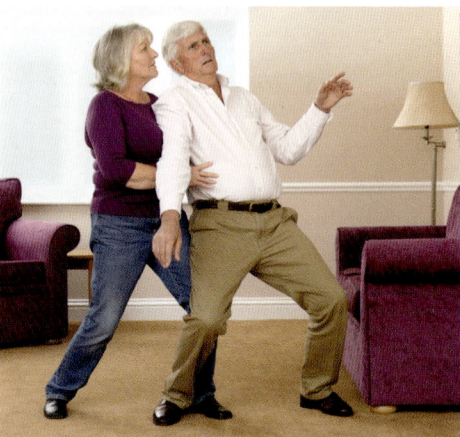

1 Treten Sie hinter den Betroffenen und legen Sie Ihre Arme um seinen Oberkörper. Sein Gewicht sollten Sie jedoch nicht nur mit den Armen halten. Spreizen Sie stattdessen mit geradem Rücken die Beine und beugen die Knie.

Richtiges Verhalten bei einem Sturz

Wenn jemand zu stürzen droht, versucht man meist spontan, dies zu verhindern. Das kann jedoch für beide Beteiligten gefährlich sein. Wenn Sie nahe bei der Person stehen, die spürt, dass sie zu fallen droht, versuchen Sie nicht, den Sturz zu verhindern. Führen Sie sie stattdessen zu einem Sessel oder kontrollieren Sie den Sturz zur Milderung des Aufpralls.

Da sich Stürze jedoch oft sehr schnell ereignen, ist das nicht immer möglich. Gelangen Sie nicht mehr hinter die Person, so können Sie sie vielleicht zu einer Wand leiten, damit sie dort hinuntergleiten kann.

Richtiges Verhalten nach einem Sturz

Wenn Sie jemanden am Boden liegend finden, prüfen Sie zunächst seinen Zustand. Gibt es Anzeichen für schwere Verletzungen oder Schock, müssen Sie den Rettungsdienst alarmieren und ggf. lebensrettende Sofortmaßnahmen ergreifen (S. 172–189). Ist Ihnen bekannt, dass der

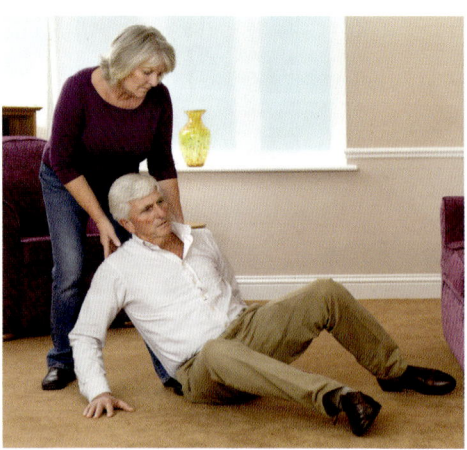

2 Lassen Sie ihn langsam heruntergleiten und versuchen Sie, insbesondere seinen Kopf vor scharfen Kanten und harten Gegenständen zu schützen.

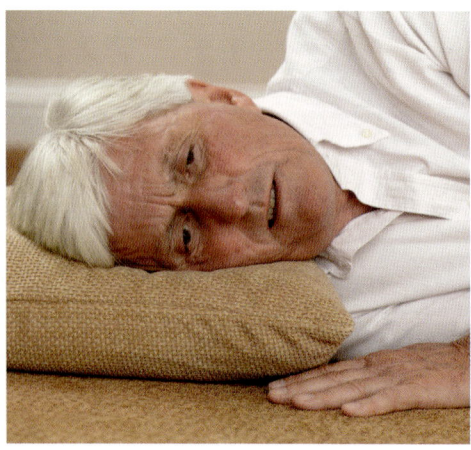

3 Sicher am Boden angelangt, helfen Sie ihm in eine bequeme Stellung und legen ein Kissen unter den Kopf, bis er zum Aufstehen bereit ist.

Betroffene Diabetiker ist, sind besondere Maßnahmen erforderlich (Kasten S. 151).

Hat der Gestürzte keine Schmerzen oder Verletzungen, prüfen Sie, ob er sich langsam bewegen kann, und helfen Sie ihm auf. Manchmal fallen Menschen sehr unglücklich und kommen aus einer Position weder allein noch mit Ihrer Hilfe wieder heraus. Dann rufen Sie den Rettungsdienst.

EINER PERSON VOM BODEN AUFHELFEN

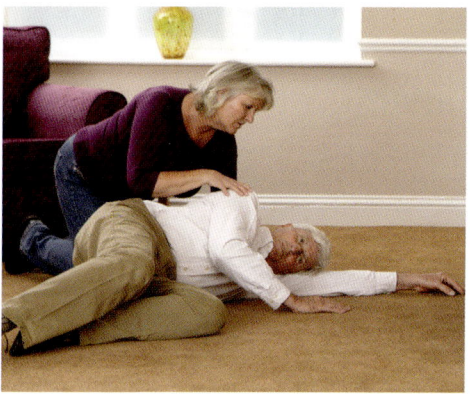

1 Animieren Sie den Betroffenen, sich auf die Seite zu rollen. Prüfen Sie, ob er sich selbst in eine seitliche Sitzposition hochdrücken kann. Um ihn zu unterstützen, müssen Sie sich eventuell auf den Boden knien oder setzen.

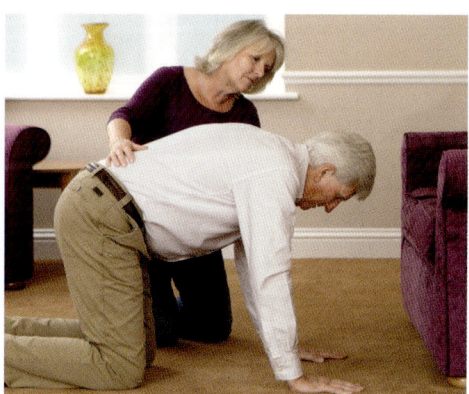

2 Animieren Sie ihn, wenn möglich, auf Hände und Knie zu gelangen.

URSACHEN FÜR STÜRZE

Ältere Menschen stürzen häufig aus folgenden Gründen:

- Aufgrund des Alters sind die Gelenke steif und die Muskeln schwach. Zur Stärkung von Muskeln und Gelenken ist daher regelmäßige Bewegung wichtig.

- Eingeschränkte Sehkraft verhindert, dass Stolperfallen erkannt werden. Achten Sie auf aufgeräumte Zimmer, wenn Sie einen sehebehinderten Menschen betreuen.

- Der Betroffene isst und trinkt zu wenig. Der Körper ist daher mangelversorgt und ihm fehlt Energie. Maßnahmen zur besseren Ernährung finden Sie auf S. 42–63.

- Der Betroffene leidet unter Herzproblemen oder neurologischen Krankheiten.

- Aufgrund von Medikamentenneben- bzw. -wechselwirkungen leidet er unter Schwindel oder Schläfrigkeit. Fragen Sie hierzu den zuständigen Hausarzt um Rat.

- Schlaftabletten können noch am nächsten Tag Benommenheit und Unsicherheit auslösen und das Sturzrisiko erhöhen. Sie sollten nur als letzter Ausweg und in Absprache mit dem Arzt eingenommen werden (S. 106).

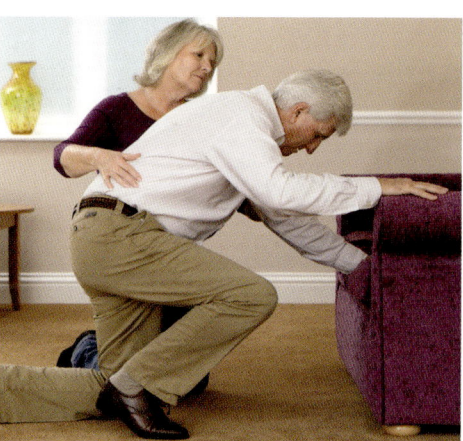

3 So kann er eventuell auf allen vieren zu einem Sessel gelangen (den Sie etwas näher schieben). Am Sessel angelangt, legt er die Hände auf den Sessel und drückt sich auf ein Knie hoch. Anschließend versucht er sich langsam umzudrehen und in den Sessel zu setzen.

GEHHILFEN

Jeder, der beim Laufen Beschwerden hat, sollte von einem Facharzt untersucht und bei Bedarf mit einer Gehhilfe ausgestattet werden. Ist der Betroffene im Krankenhaus, erfolgt die Untersuchung dort, wenn nicht, überweist der Hausarzt an den richtigen Therapeuten.

Eine geeignete Gehhilfe finden

Gehhilfen sollen einen Teil des Gewichts abfangen, das die Beine normalerweise beim Laufen tragen. Welche Art Gehhilfe gewählt wird, hängt vom Mobilitätsgrad, der Bewegungssicherheit und den eventuellen Greifbeschwerden der betroffenen Person ab.

Typische Gehhilfen sind Hand- bzw. Gehstöcke, (Unterarm-)Gehstützen, Gehgestelle und fahrbare Gehhilfen. Stöcke unterstützen die Stabilität, sind aber nur für Personen geeignet, die einen relativ sicheren Gang haben. Das Gewicht wird nur über eine Hand abgestützt. Gehstützen geben

DIE RICHTIGE HÖHE EINSTELLEN

Gehhilfen müssen auf die richtige Höhe eingestellt werden. Gehstock bzw. Griffe des Gehgestells sollten bei senkrecht herabhängendem Arm der stehenden Person bis zum Handgelenk reichen. Im Sanitätshaus kümmert man sich um die richtige Einstellung; auch der Physiotherapeut kann helfen.

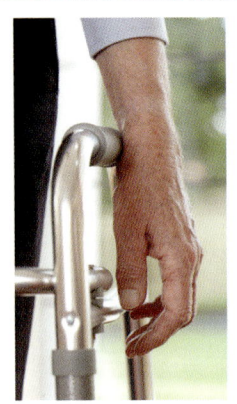

einen etwas besseren Halt. Gehgestelle und Gehhilfen mit Rädern (Deltaräder, Rollatoren) sind besonders stabil und auch für sehr gangunsichere Personen geeignet. Es gibt verschiedene Zusatzausstattungen, etwa kleine Transportkörbe.

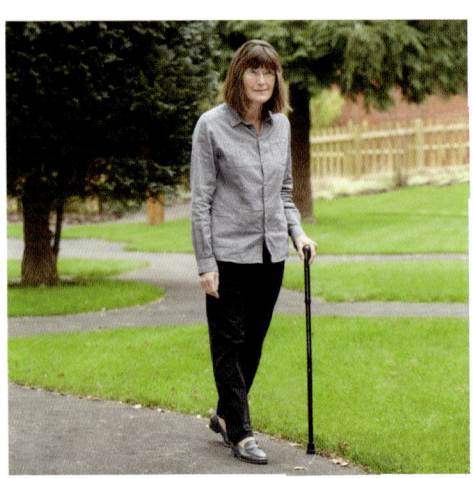

Laufen mit Gehstock
Ein Stock wird auf der Seite des stärkeren Beins verwendet und zusammen mit dem schwächeren Bein nach vorne bewegt.

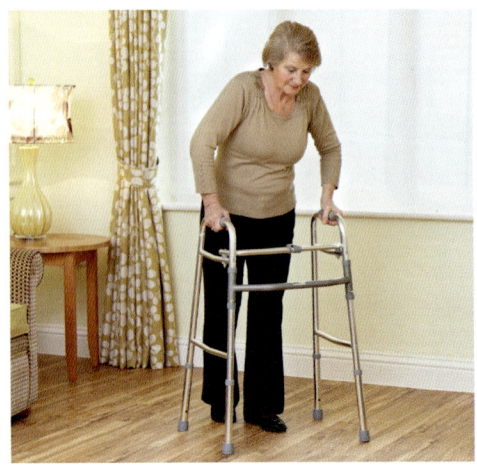

Laufen mit Gehgestell
Das Gehgestell wird einen Schritt voran gesetzt; anschließend läuft die Person mit dem schwächeren Bein zuerst auf das Gestell zu.

VERSCHIEDENE GEHHILFEN

GEHHILFE	BESCHREIBUNG
Gehstöcke	▪ Nur für Personen mit relativ sicherem, stabilen Gang geeignet. ▪ Verschiedene Griffe sind erhältlich: der T-Griff (rechts) ist der gebräuchlichste und meist gut geeignet. Der gebogene Griff (links) ist schwieriger zu greifen und für Personen, die sich stark abstützen, weniger geeignet.
Gehstützen	▪ Mit Griffen zum Festhalten und einer halbrunden Stütze für den Unterarm. ▪ Unterstützt ähnlich wie ein Gehstock, gibt jedoch mehr Halt für den Unterarm und erhöht so Balance und Stabilität.
Gehgestell	▪ Das Gestell hat geformte Griffe aus Kunststoff oder Schaumgummi und vier Füße, so dass sich die betroffene Person sicher abstützen kann. Gehgestelle sind für Innenräume gedacht.
Gehgestell mit zwei Rollen	▪ Dieses Gehgestell hat vorne zwei Rollen, so dass das Gestell geschoben werden kann und nicht gehoben werden muss. ▪ Auch dieses Modell ist für draußen nicht geeignet, da die Rollen auf unebenem Gelände hängen bleiben können.
Deltarad (dreirädrige Gehhilfe)	▪ Diese Gehhilfe hat vorne ein und hinten zwei Räder mit Bremssystem; viele Modelle sind zusammenklappbar. ▪ Deltaräder sind im Außenbereich sicher zu verwenden. ▪ Sie lassen sich leichter als ein Rollator bewegen, daher muss die verwendende Person sicher genug sein, um die eigene Geschwindigkeit zu steuern.
Rollator (vierrädrige Gehhilfe)	▪ Rollatoren haben vier Räder, zwei Griffe zum Schieben, ein Bremssystem und meist zwei Böden. Extras wie Transportkörbe sind möglich. ▪ Rollatoren geben Halt beim Laufen und ermöglichen z. B. auch den kurzen Transport von Tellern und Tassen. Sie sind für den Innen- und Außenbereich geeignet.
Fahrbares Gehgestell mit Armauflagen	▪ Spezielles Gehgestell für Personen, die ihr Gewicht nicht mit den Händen abstützen können, z. B. aufgrund schwerer Arthritis. ▪ Man legt die Unterarme oben auf das Gestell und hält sich vorne an den aufrechten Griffen fest. ▪ Das Gestell ist sehr groß – man sollte den verfügbaren Platz zu Hause gut einschätzen.

HILFSMITTEL ZUR STEIGERUNG DER MOBILITÄT

Zur Steigerung der Mobilität ist ein großes Sortiment an Hilfsmitteln verfügbar, die technisch immer ausgereifter werden. Sie reichen von einfachen Mobilitätshilfen, wie dem Transfergurt, bis hin zu komplexen Geräten, wie etwa einem Patientenlifter, der die gesamte Person bewegen kann.

VERSCHIEDENE HILFSMITTEL

HILFSMITTEL	ZWECK
Transfergurt	■ Wird um die Taille befestigt und ermöglicht dem Pflegenden einen festen Griff bei der Unterstützung, z. B. beim Treppenlaufen oder Umsetzen (S. 83).
Drehscheibe	■ Leichte, tragbare Scheibe, mit der eine Person einfach gedreht werden kann. ■ Im Sitzen oder Stehen anwendbar, z. B. auch als Ausstiegshilfe aus dem Auto.
Rutsch- bzw. Gleitbrett	■ Flaches, glattes Brett, auf dem man von einer Fläche auf eine andere rutschen kann. ■ Gibt es in unterschiedlicher Ausführung. Rechts eine spezielle Umsetzhilfe zur Toilette (siehe auch nächste Seite).
Auf- steh- und Transferhilfe	■ Unterstützt Pflegende, den Pflegebedürftigen z. B. aus dem Rollstuhl ins Bett zu bringen, jedoch nur, wenn dieser stehen kann. ■ Die Knie des Pflegebedürftigen drücken gegen das Kniepolster und er zieht sich an den Griffen in den Stand. Der Pflegende dreht die Scheibe, so dass das Bett direkt hinter dem Betroffenen ist und dieser sich hinsetzen kann.
Auto- Drehkissen	■ Ermöglicht das Drehen im Sitzen. ■ Hilft beim Ein- und Aussteigen aus dem Auto.
Gleittuch	■ Schlauchförmiges oder zweilagiges Tuch aus gleitfähigem Material, mit dem eine Person auf einer Fläche, z. B. dem Bett (S. 115), bewegt bzw. auf eine andere Fläche umgelagert werden kann.
Patientenlifter	■ Mechanisch oder elektrisch betriebene, große Transferhilfe, mit der eine Person mithilfe eines Tuch- oder Gurtsitzes oder liegend von einem Ort an einen anderen gehoben werden kann (S. 90).

Übung und Sicherheit

Vor der Verwendung sollten Sie jedes Gerät gut kennen und wissen, wie man sicher damit umgeht. Lassen Sie sich dies genau erläutern (Physiotherapeut, Pflegedienst).

■ Achten Sie auf den einwandfreien Zustand des Hilfsmittels.

■ Werden zwei Personen zur Verwendung empfohlen, sorgen Sie dafür, dass Sie Hilfe haben.

■ Prüfen Sie, ob in der Wohnung ausreichend Platz für Hilfsmittel und Pflegepersonen zur Verfügung steht.

■ Erklären Sie der hilfsbedürftigen Person, wie das Gerät funktioniert und was bei der Umlagerung passiert.

■ Hat der Betroffene beim Umlagern Schmerzen oder Angst, stoppen Sie den Vorgang umgehend.

■ Mussten Sie für die Umlagerung etwas umstellen, stellen Sie alles wieder an den ursprünglichen Platz, damit der Betroffene wieder in vertrauter Umgebung ist.

VERWENDUNG EINER UMSETZHILFE

1 Um jemanden mit einem Gleitbrett vom Bett auf einen Stuhl zu setzen, muss die Betroffene zuerst an den Bettrand rutschen. Der Stuhl steht im 90-Grad-Winkel neben dem Bett.

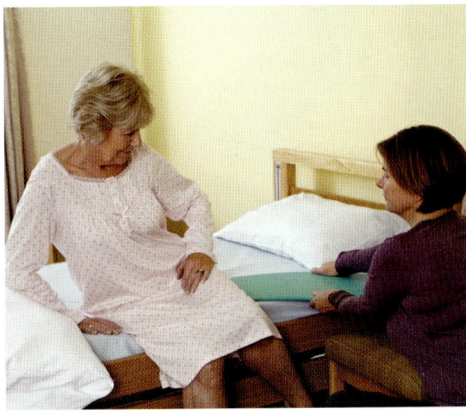

2 Die Betroffene hebt auf einer Seite das Gesäß, um das Ende des Brettes vorsichtig darunterschieben zu können. Das andere Ende des Brettes liegt auf dem Stuhl.

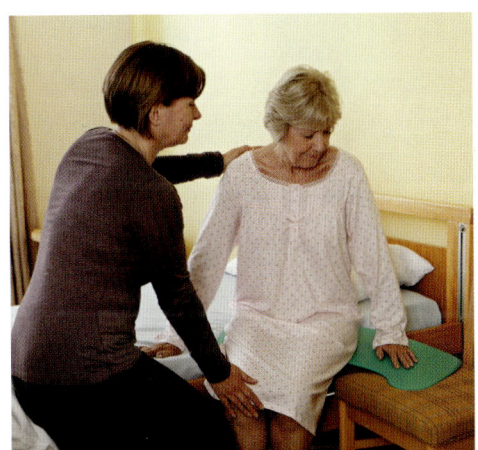

3 Nun legt die Betroffene die stuhlnahe Hand mit allen Fingern flach auf das Brett. Mithilfe ihrer Armkraft rutscht sie dann entlang des Brettes auf den Stuhl.

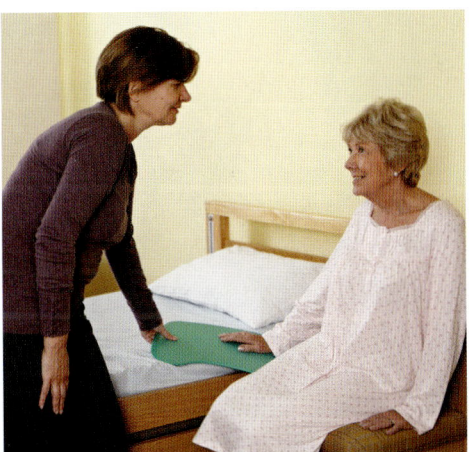

4 Sie rutscht so lange weiter, bis sie ganz auf dem Stuhl sitzt. Zum Herausziehen des Brettes muss das Gesäß wieder auf einer Seite angehoben werden.

» HILFSMITTEL ZUR STEIGERUNG DER MOBILITÄT

Verschiedene Patientenlifter

Wenn ein Mensch nicht mehr stehen und auch mit einer Umsetzhilfe nicht mehr bewegt werden kann, ist ein Patientenlifter eine mögliche Alternative.

Welches der vielen Modelle geeignet ist, hängt von Gesundheitszustand, Lebensumständen und Bedürfnissen der pflegebedürftigen Person sowie den räumlichen Gegebenheiten ab. Auch die Handhabung durch die Pflegeperson spielt eine Rolle. Für die meisten kommt ein fahrbares, elektrisches Modell mit Gurtsitz infrage; auch Deckenlifter sind denkbar. Gurt- bzw. Tuchsitze gibt es in verschiedenen Größen

und Ausführungen. Entscheidend sind die Größe der Person, die bewegt werden soll, und der Zweck – ob sie z. B. aus dem Bett oder vielmehr in die Badewanne gehoben werden muss.

Lifter und Sitze müssen regelmäßig überprüft und gewartet werden. Dazu wenden Sie sich am besten an den Lieferanten des Lifters, z. B. Ihr Sanitätshaus.

Sichere Verwendung

Der Lifter übernimmt zwar sämtliche Hebearbeit für Sie, doch der Vorgang selbst ist recht aufwendig und erfordert manchmal zwei Hilfspersonen. Sorgen Sie dafür, dass Sie ausführlich in die sichere Verwendung eingewiesen werden. Die folgende Liste hilft Ihnen, an alles zu denken:

- Alles Nötige bereithalten.
- Für einen hindernis- und risikofreien Arbeitsbereich sorgen; beim Anlegen des Tuchsitzes sollte der Lifter nicht im Weg stehen.
- Tuch in der richtigen Position unter die Person legen.
- Lifter holen und den Tragebügel über die Brust der betroffenen Person führen.
- Lifter senken, ohne die Betroffene mit dem Gerät zu stoßen.
- Tuch sicher am Tragebügel befestigen.
- Lifter ein Stück nach oben fahren, Tuch prüfen und gegebenenfalls neu ausrichten.
- Lifter ganz nach oben fahren.
- Betroffene über die neue Position bringen (Sessel, Bett, Toilettenstuhl etc.).
- Lifter langsam senken und Betroffene in der neuen Position lagern.
- Tuch vom Lifter trennen.
- Lifter aus dem Weg räumen.
- Tuch vorsichtig unter der Betroffenen entfernen.

Person mit einem Lifter bewegen
Bleiben Sie während des Hebevorgangs nahe bei der betroffenen Person, um ihr Sicherheit zu vermitteln und ihr ggf. die Angst zu nehmen.

ELEKTROMOBILE

Ein Elektromobil ermöglicht bequeme Mobilität für Menschen, die gehbehindert sind. Sie werden vom Benutzer direkt bedient, Arm- und Handmotorik, Seh- und Hörkraft müssen daher intakt sein. Es gibt Modelle mit drei und mit vier Rädern. In Schrittgeschwindigkeit dürfen sie überall fahren, wo auch Fußgänger sich bewegen. Das Befahren von Fahrradwegen und Straßen ist erst ab einem Tempo von ca. 10 km/h empfehlenswert.

Wahl eines Elektromobils

Informationen zum Kauf eines Elektromobils erhalten Sie im spezialisierten Fachhandel. Einen guten Fachhändler erkennen Sie an einem umfassenden Angebot (auch an Zubehör und Reparaturen), einer ausführlichen Beratung sowie der Möglichkeit, Probefahrten mit verschiedenen Modellen zu machen. Folgende Aspekte sollten bei einer guten Beratung berücksichtigt werden:

■ Ist der Betroffene für ein Elektromobil geeignet, kann er es sicher bedienen?
■ Gibt es Hindernisse im Haus und in der Umgebung, wie Türen und Tore?

BESTIMMUNGEN FÜR ELEKTROMOBILE

Wer mit einem Elektromobil außer Haus unterwegs ist, muss Folgendes bedenken:

■ Ein Führerschein ist für motorisierte Krankenfahrstühle nicht notwendig, doch das Fahrzeug muss eine entsprechende Betriebserlaubnis haben.
■ Ab einer Geschwindigkeit von über 6 km/ besteht in Deutschland Versicherungspflicht.
■ Elektromobile können vom Arzt verschrieben und dann von der Versicherung bezuschusst werden – jedoch nicht alle Modelle!

■ Wo und wie soll das Gefährt eingesetzt werden (Innen-/Außenbereich, Steigungen), welche Reichweite soll es haben?
■ Wie schwer ist die Person, die es nutzen wird, und was soll zusätzlich transportiert werden können?
■ Welche Ausstattung, z. B. Drehsitz, ist sinnvoll?
■ Gibt es einen sicheren Stellplatz?
■ Gibt es in der Nähe des Stellplatzes eine Steckdose zum Aufladen des Akkus, oder können Sie den Akku dorthin bringen?
■ Wie hoch sind die Unterhaltskosten?

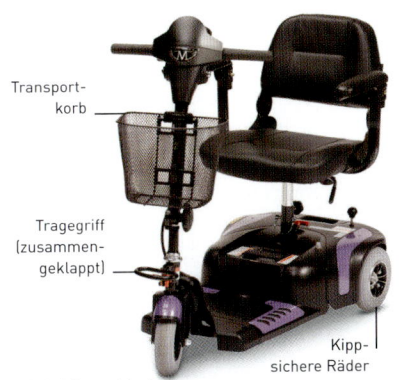

Transport-korb

Tragegriff (zusammen-geklappt)

Kipp-sichere Räder

Dreirädriges Modell
Kleinere Modelle haben eine eher kurze Reichweite und sind ideal für Innenräume. Viele lassen sich für den Transport zusammenklappen.

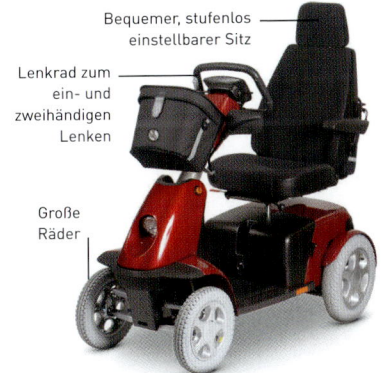

Bequemer, stufenlos einstellbarer Sitz

Lenkrad zum ein- und zweihändigen Lenken

Große Räder

Elektromobil mit Straßenzulassung
Elektromobile mit einer Geschwindigkeit von über 6 km/h benötigen eine eigene Kfz-Haftpflichtversicherung und ein Mofa-Kennzeichen.

ROLLSTÜHLE

Der Arzt kann einen Rollstuhl verschreiben; in diesem Fall werden die Kosten von der Krankenkasse übernommen. Manchmal veranlasst die Kasse eine Überprüfung der Verordnung. In diesem Fall wird vom MDK bzw. der MEDICPROOF GmbH überprüft, ob das verordnete Hilfsmittel medizinisch erforderlich ist. Rollstühle können auch ausgeliehen werden; genaue Informationen darüber erhalten Sie von Ihrer Kranken- bzw. Pflegekasse.

Wahl eines Rollstuhls

Grundsätzlich gibt es drei Arten: Selbstfahrer-Modelle, Schieberollstühle und Elektrorollstühle. Bei den meisten manuellen Rollstühlen wird die Bremse auf Höhe der Räder betätigt; bei manchen ist sie, für die Begleitperson einfacher, an den Schiebegriffen angebracht.

Die Wahl des Rollstuhls hängt von den individuellen Bedürfnissen ab. Auch wenn der Rollstuhlfahrer immer von einer Person begleitet und geschoben wird, heißt das nicht, dass ein Schieberollstuhl das Beste für ihn ist. Sitzt er dauerhaft im Rollstuhl, ist ein Selbstfahrer-Modell vielleicht geeigneter, wenn es die passendere Ausstattung hat.

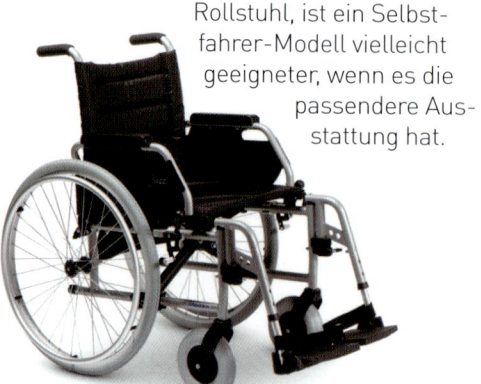

Selbstfahrer-Rollstuhl
Mit den großen Greifreifen kann er sowohl selbst gefahren als auch von anderen geschoben werden. Es gibt zahlreiche Sonderausstattungen.

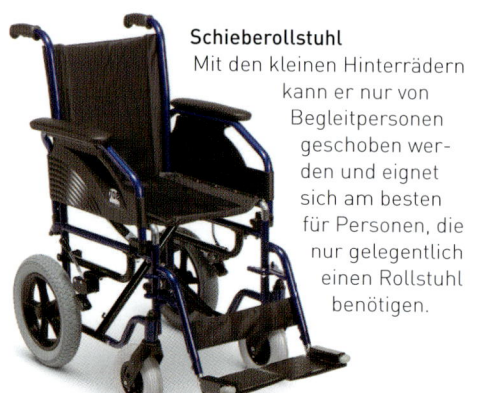

Schieberollstuhl
Mit den kleinen Hinterrädern kann er nur von Begleitpersonen geschoben werden und eignet sich am besten für Personen, die nur gelegentlich einen Rollstuhl benötigen.

Elektrorollstühle kommen für Personen infrage, die z. B. aufgrund von Schmerzen oder dauerhafter Ermüdung nicht selbst fahren können. Auch hier gibt es verschiedene Arten – Modelle für drinnen, Modelle für draußen und solche, die auf der Straße gefahren werden dürfen. Für diese gelten dieselben Zulassungsbestimmungen wie für Elektromobile (S. 91). Ein Elektrorollstuhl muss sicher, vor Regen geschützt und zum Laden der Batterie nahe einer Steckdose abgestellt werden.

Passform und Komfort

Sobald die Entscheidung für einen bestimmten Rollstuhl gefallen ist, wird die Sitzbreite beurteilt. Neben den Oberschenkeln des Rollstuhlfahrers sollte jeweils noch eine Handbreit Platz sein, denn ist der Sitz zu eng, können Druckstellen auftreten (S. 102) und die Haut geschädigt werden.

Ein Kissen auf der Sitzfläche ist ebenfalls wichtig. Für Personen, die sich bewegen können und deren Hautbeschaffenheit an Gesäß und Kreuzbein gut ist, ist ein 5 cm dickes Sitzkissen ausreichend. Personen, die bereits Druckgeschwüre haben oder dadurch gefährdet sind, sollten ein Anti-Dekubituskissen verwenden.

Ein- und Aussteigen aus dem Rollstuhl

Achten Sie darauf, dass die Bremse fest-gestellt und die Fußstützen hochgeklappt sind, wenn Ihr Angehöriger sich hinein-setzt oder aufstehen will. Wenn er allein zurechtkommt, können Sie zur Sicherheit den Rollstuhl von hinten halten.

Benötigt er zum Hineinsetzen oder Aufstehen Hilfe, ist Ihre Unterstützung die-selbe wie beim Setzen bzw. Aufstehen aus dem Bett oder einem Sessel (S. 81). Wenn Stehen Schwierigkeiten bereitet, kommt vielleicht eine Umsetzhilfe infrage (S. 89).

Einen Rollstuhl schieben

Achten Sie beim Schieben des Rollstuhls darauf, dass Ihr Angehöriger ganz hinten sitzt und die Füße auf den Fußstützen stehen. Besteht die Gefahr, dass er heraus-fällt, verwenden Sie zur Sicherheit einen Beckengurt.

Versuchen Sie möglichst abseits der Straße auf glatten, ebenen Belägen zu fahren. Wenn Sie die Straße überqueren müssen, bevorzugen Sie Querungsstellen

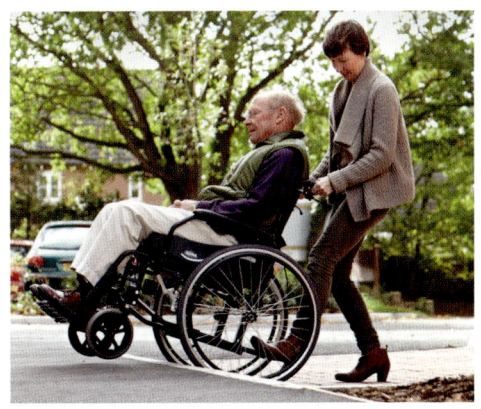

Überwinden eines Bordsteins
Zum Überwinden eines Bordsteins fahren Sie am besten gerade darauf zu. Kippen Sie durch Fuß-druck auf die untere Strebe den Rollstuhl leicht, aber nicht zu weit nach hinten. Hinunter fahren Sie einen Bordstein am besten rückwärts.

mit abgeflachten Bordsteinen und Zebra-streifen oder Ampeln. Müssen Sie an einer Steigung anhalten, denken Sie daran, die Bremse festzustellen.

Fahren Sie stets langsam und vorsichtig und sagen Sie Ihrem Angehörigen, was Sie vorhaben. Schieben Sie einen Selbstfah-rer-Rollstuhl, bitten Sie um die Mithilfe des Rollifahrers.

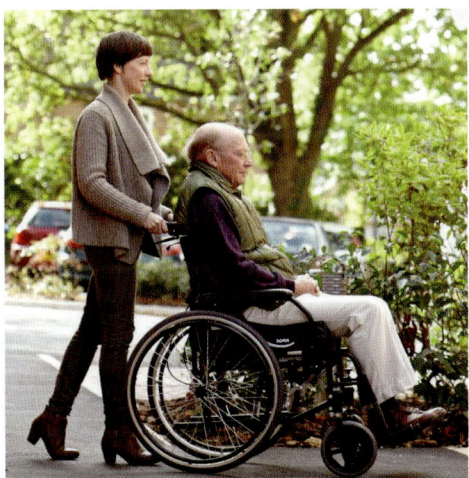

Einen Rollstuhl schieben
Einen Rollstuhl zu schieben, ist anstrengend. Achten Sie stets auf Ihre Körperhaltung und halten Sie Ihren Rücken gerade.

PFLEGE DES ROLLSTUHLS

Ein Rollstuhl muss regelmäßig auf Sicherheit und Leichtgängigkeit geprüft werden. Bei Auf-fälligkeiten kontaktieren Sie den Lieferanten. Prüfen Sie folgende Punkte regelmäßig:

- Sicherer Halt der Feststellbremsen
- Aufgepumpte Räder
- Guter Zustand und Sauberkeit von Gestell und Textilgewebe
- Fester Halt von Schrauben und Muttern
- Leichtes Ein- und Ausklappen von Fuß- und Armstützen
- Leichtes Zusammen- und Auseinander-falten des Rollstuhls

»ROLLSTÜHLE

EINEN ROLLSTUHL ZUSAMMENKLAPPEN

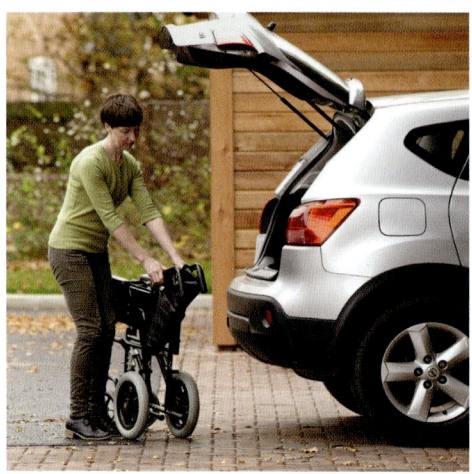

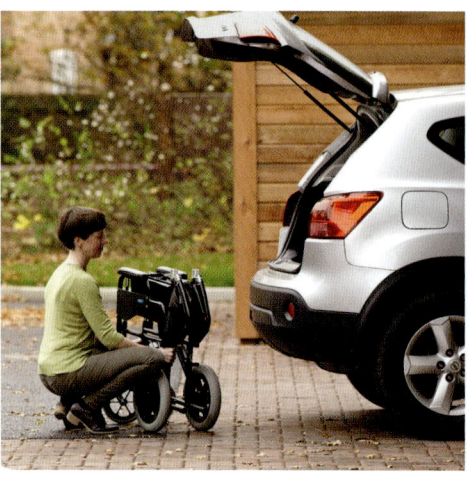

1 Entfernen Sie sämtliche abnehmbaren Teile und stellen Sie die Bremse fest. Falten Sie den Rollstuhl durch Hochziehen der Sitzfläche bzw. der Gurte (falls vorhanden) und klappen Sie die Rückenlehne ein.

2 Gehen Sie mit geradem Rücken neben dem Rollstuhl in die Hocke und greifen Sie mit beiden Händen den Rahmen, wobei eine Hand knapp über dem Vorderrad, die andere knapp über dem Hinterrad liegt.

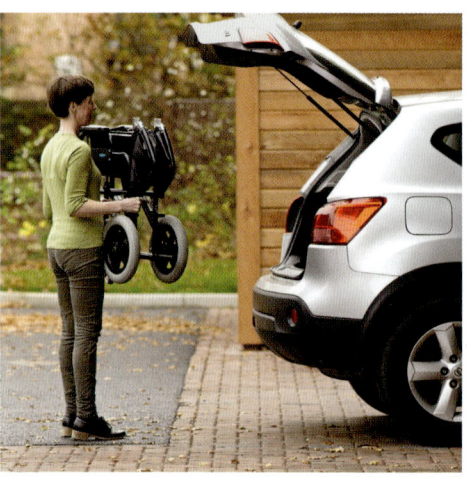

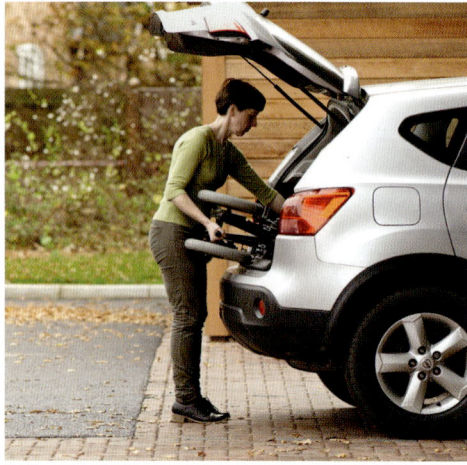

3 Heben Sie mit geradem Rücken und mithilfe Ihrer Beinmuskeln den Rollstuhl bis auf Hüfthöhe an.

4 Kippen Sie den Stuhl auf Taillenhöhe und schieben Sie ihn vorsichtig ganz in den Kofferraum.

BEWEGUNGSÜBUNGEN

Sport tut sowohl Ihnen als auch der betreuten Person gut. Denken Sie jedoch an die richtige Vorbereitung und beginnen Sie langsam und vorsichtig. Sorgen Sie für richtige Kleidung und Schuhe. Trinken Sie ausreichend Wasser und wärmen Sie sich immer mit leichten Dehnübungen auf.

Herzschlag und Atmung dürfen ruhig ein wenig schneller werden, doch sobald Schwindel, Übelkeit, Atemlosigkeit oder Schmerzen auftreten, hören Sie sofort auf. Verschwinden diese Symptome nicht nach kurzer Pause, kontaktieren Sie einen Arzt. Wenn Sie oder Ihr Angehöriger eine Operation oder Verletzung hinter sich haben oder chronisch krank sind, fragen Sie den Arzt, wann Sie ohne Risiko mit leichten Übungen beginnen können, und steigern Sie diese langsam. Das gilt auch, wenn lange kein Sport getrieben wurde.

Viele dieser Übungen lassen sich auch im Sitzen durchführen. Wählen Sie einfach diejenigen, die am besten für Sie und Ihren Angehörigen geeignet sind. Beginnen Sie mit nur wenigen Übungen und steigern Sie sie langsam. Mit leiser Hintergrundmusik, die den Rhythmus vorgibt, geht vieles besser. Atmen Sie langsam und gleichmäßig. Beim Einatmen erfolgt stets die Dehnung, beim Ausatmen die Entspannung.

SCHULTERKREISEN

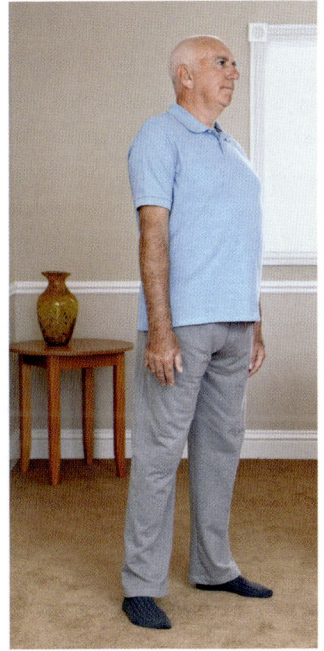
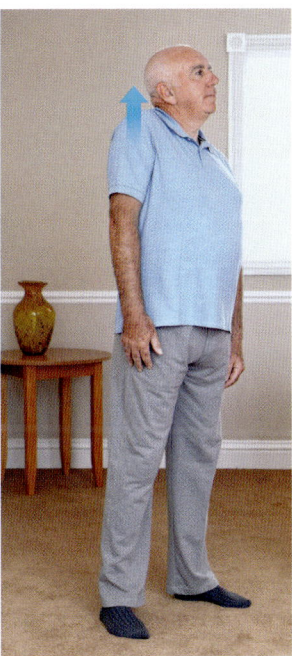
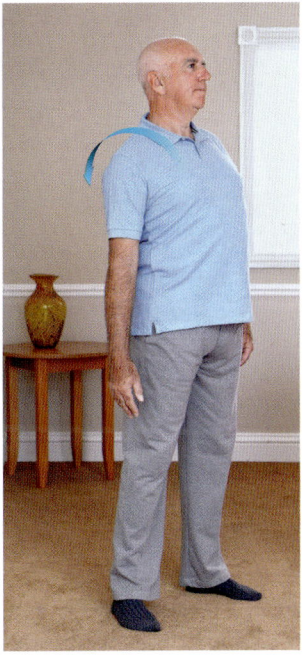

1 Stehen oder sitzen Sie möglichst gerade, Beine hüftbreit, Rücken gestreckt, aber nicht überstreckt, die Arme locker an der Seite.

2 Heben Sie nun eine Schulter in Richtung Ohr. Der übrige Körper bleibt ruhig und unbewegt, die Arme sind locker und entspannt.

3 Kreisen Sie die Schulter langsam. Wiederholen Sie die Übung sechsmal ruhig und gleichmäßig, dann wechseln Sie die Schulter.

95

» BEWEGUNGSÜBUNGEN

ARMKREISEN

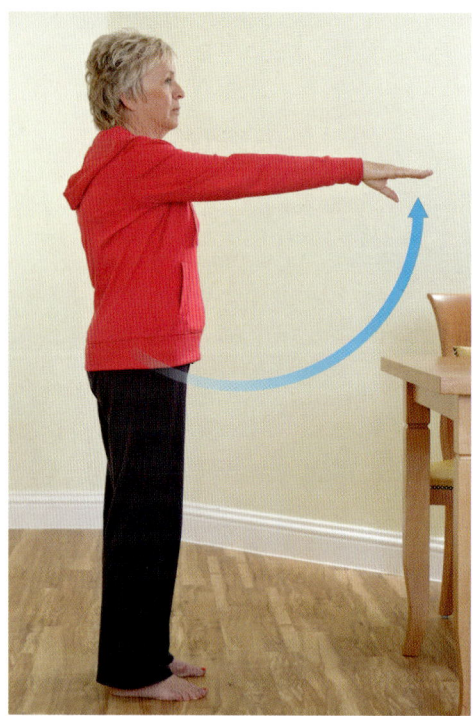 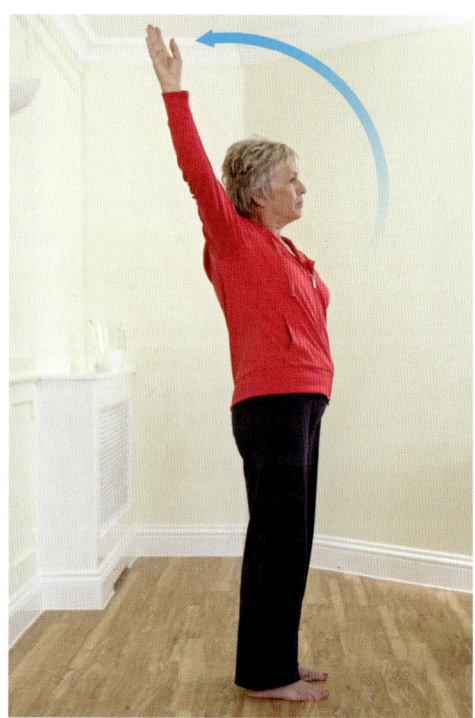

1 Stehen oder sitzen Sie möglichst gerade, Rücken gestreckt, aber nicht überstreckt. Heben Sie einen Arm nach vorn, den Ellbogen dabei möglichst gestreckt.

2 Kreisen Sie den Arm vor dem Körper nach oben und hinten wieder hinunter. Wiederholen Sie die Bewegung sechsmal; dann wechseln Sie den Arm.

ÜBUNGEN IM SITZEN

Viele Übungen können auch im Sitzen durchgeführt werden, d. h. sie sind auch für Menschen mit eingeschränkter Mobilität oder Personen geeignet, die aufgrund von Balanceschwierigkeiten oder Schmerzen nicht lange stehen können. Durch Übungen auf dem Stuhl werden Gelenke weniger beansprucht. Achten Sie darauf, dass der Stuhl für die Übungen geeignet und bequem ist. Die Übungen können auch im Rollstuhl absolviert werden.

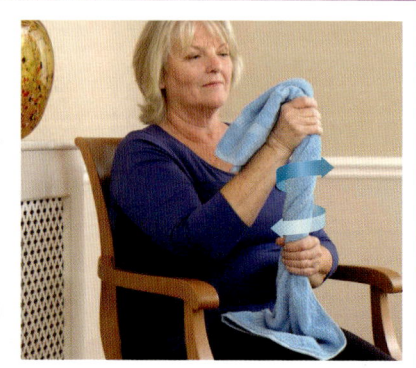

Stärkung der Handgelenke
Falten Sie ein Handtuch und umfassen Sie es fest mit beiden Händen. Verdrehen Sie es, wobei Sie die Ellbogen nahe an den Körper bringen. Halten und bis fünf zählen, einige Sekunden entspannen und achtmal wiederholen.

HALS DEHNEN

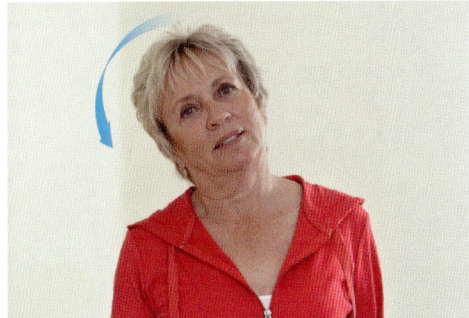 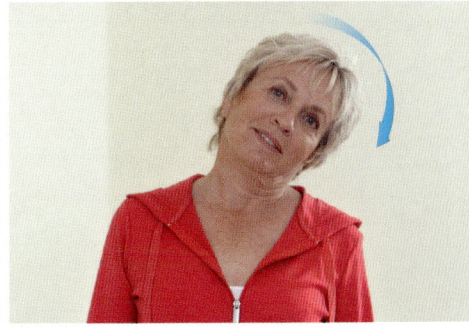

1 Stehen oder sitzen Sie möglichst gerade, Rücken gestreckt, aber nicht überstreckt. Der Kopf streckt sich nach oben, mit dem Kinn zur Brust, die Schultern sind locker. Mit Blick nach vorn den Kopf vorsichtig zur Seite legen. Dehnung halten und langsam bis drei zählen.

2 Kopf zurück zur Mitte bringen. Der Kopf streckt sich wieder nach oben, mit dem Kinn zur Brust. Nun den Kopf zur anderen Seite legen, wieder mit Blick nach vorn. Dehnung halten und langsam bis drei zählen. Die Übung auf jeder Seite sechsmal wiederholen.

DIE SEITE DEHNEN

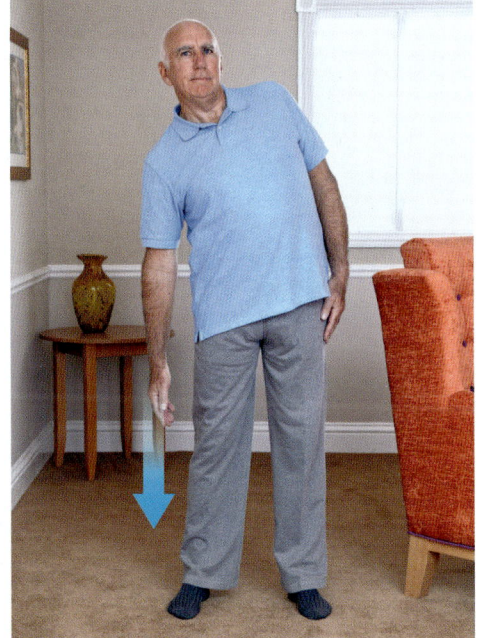 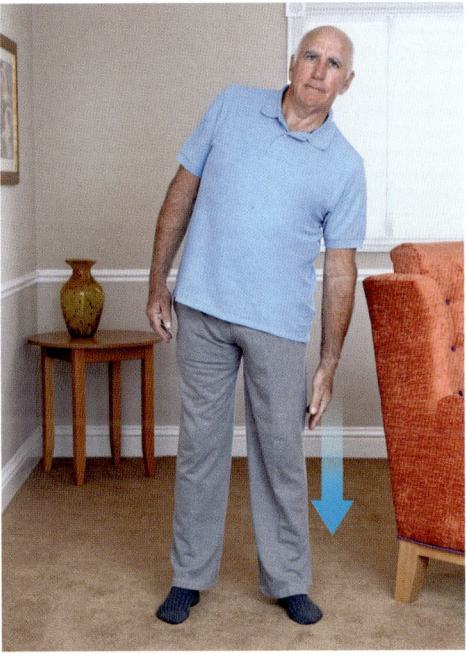

1 Stehen oder sitzen Sie möglichst gerade, Beine hüftbreit auseinander, Hände seitlich an der Hüfte. Oberkörper leicht zur Seite neigen. Langsam bis drei zählen und Dehnung halten.

2 Langsam wieder aufrichten und zur anderen Seite neigen; wieder langsam bis drei zählen und Dehnung dabei halten. Die Übung auf jeder Seite sechsmal wiederholen.

»BEWEGUNGSÜBUNGEN

BRUST DEHNEN

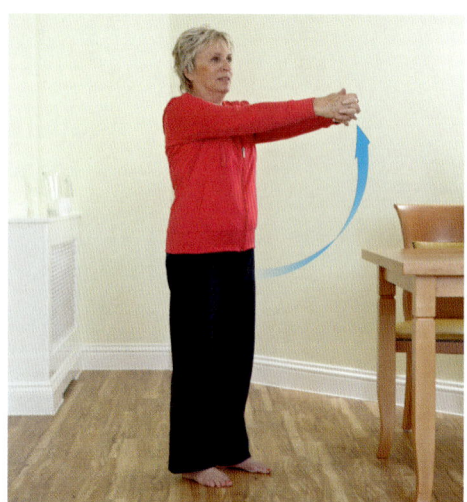

1 Stehen oder sitzen Sie möglichst gerade, Beine hüftbreit auseinander, Rücken gestreckt, aber nicht überstreckt. Hände fassen und waagerecht nach vorne bringen.

ÜBUNG MIT GEWICHTEN

Manche Menschen verwenden zur Stärkung der Arme gern leichte Gewichte. Wenn Sie keine Gewichte haben, erfüllen auch kleine Wasserflaschen diesen Zweck.

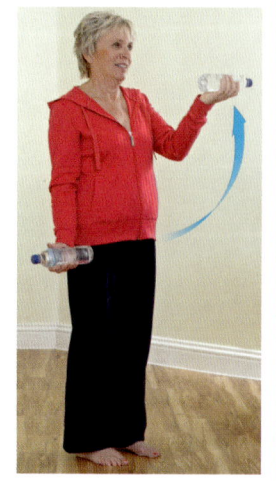

Armbeugen
Stehen oder aufrecht sitzen, Beine hüftbreit auseinander, die Handflächen zeigen nach oben, in jeder Hand liegt ein Gewicht. Abwechselnd jeden Arm sechsmal heben, indem der Ellbogen gebeugt wird.

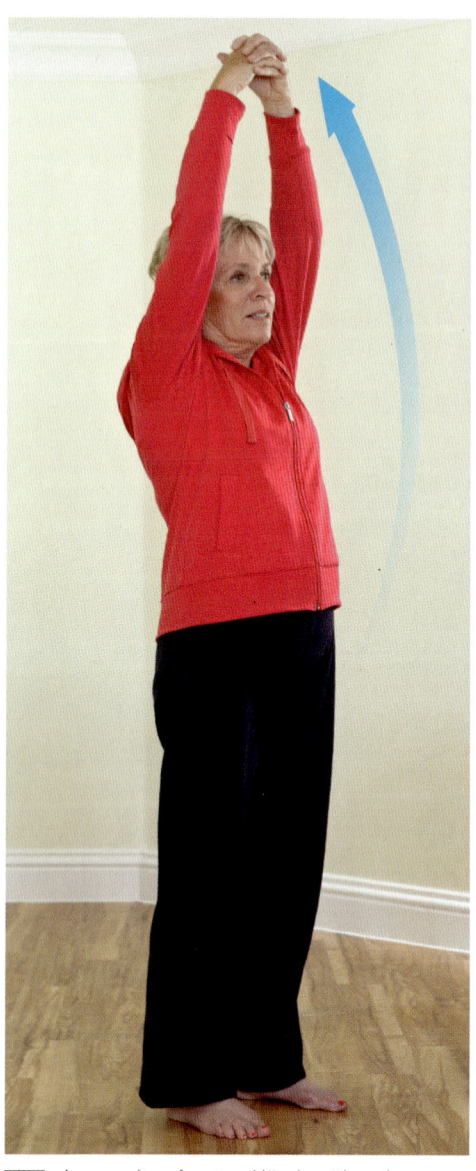

2 Arme mit gefassten Händen über den Kopf heben, die Ellbogen dabei möglichst gestreckt halten. Dehnung halten und langsam bis drei zählen, Arme wieder senken. Übung sechsmal wiederholen.

KNIEBEUGEN

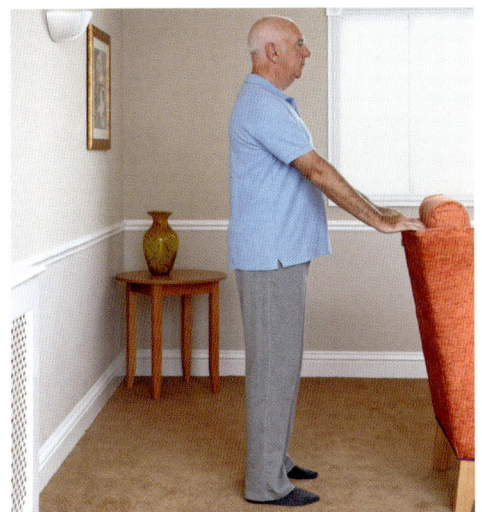 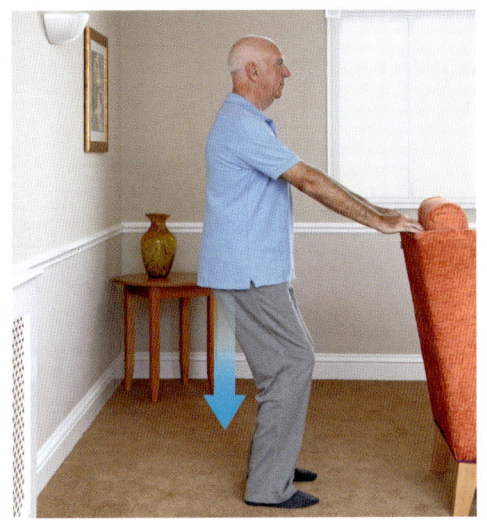

1 Nicht jeder kann Kniebeugen ausführen, also erzwingen Sie nichts. Halten Sie sich wenn nötig an einem stabilen Möbelstück, z. B. einem Sessel, fest und stellen Sie die Füße etwa hüftbreit auseinander.

2 Gehen Sie langsam und mit gestrecktem Oberkörper so weit in die Knie, wie es Ihnen angenehm ist. Blicken Sie dabei nach vorn. Wiederholen Sie die Übung anfangs möglichst fünfmal und steigern Sie jedes Mal, bis Sie zehn Kniebeugen hintereinander schaffen.

OBERKÖRPER DREHEN

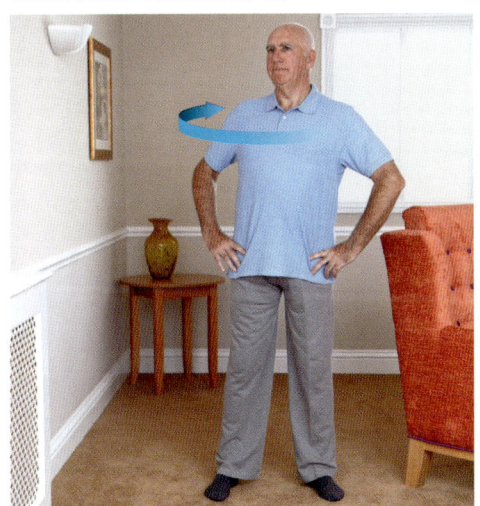 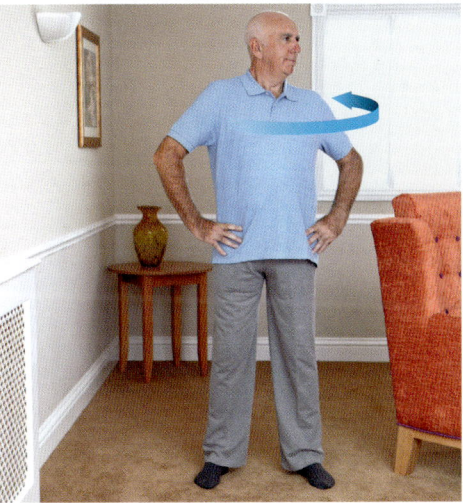

1 Stehen oder sitzen Sie aufrecht, Beine hüftbreit auseinander, Hände liegen auf der Hüfte. Nun den Oberkörper nach einer Seite drehen, die Hüfte zeigt weiterhin nach vorne. Langsam bis drei zählen und die Dehnung halten.

2 Oberkörper wieder in die Mitte bringen und zur anderen Seite drehen. Dehnung halten und langsam bis drei zählen. Übung zu jeder Seite sechsmal wiederholen.

99

›› BEWEGUNGSÜBUNGEN

AUF DER STELLE MARSCHIEREN

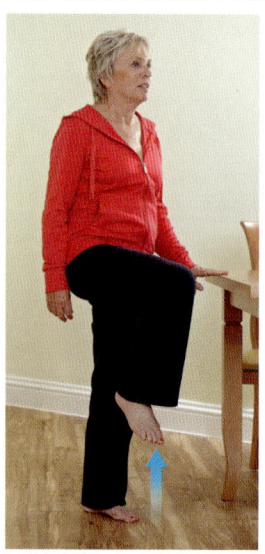

1 Stehen oder sitzen Sie aufrecht. Im Stehen halten Sie sich, wenn nötig, an einem stabilen Möbelstück fest. Ein Bein anheben, Knie beugen und den Fuß etwa 25 cm vom Boden heben.

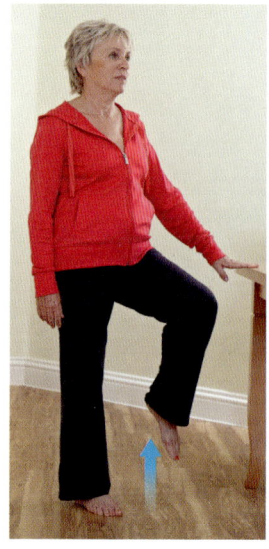

2 Fuß wieder absetzen und den anderen Fuß heben, indem Sie das Knie beugen. So auf der Stelle in einem regelmäßigen Rhythmus marschieren. Beginnen Sie mit wenigen Minuten und steigern Sie mit der Zeit das Pensum. Wenn Sie atemlos werden oder Ihr Herz sehr schnell schlägt, pausieren Sie und ruhen Sie sich aus.

BEIN HEBEN

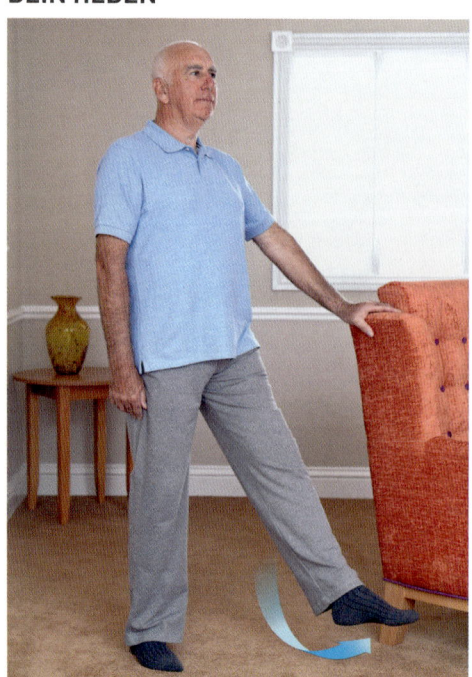

1 Stellen Sie sich neben einen Sessel und testen Sie, ob Sie auf einem Bein sicher stehen, wenn Sie sich am Sessel festhalten. Nun das dem Sessel nähere Bein mit möglichst gestrecktem Knie nach vorn anheben. Dehnung halten und langsam bis drei zählen, dann das Bein langsam wieder senken. Übung sechsmal wiederholen.

2 Um 180 Grad drehen und die Übung mit dem anderen Bein sechsmal durchführen. Wenn Sie sitzen müssen, können Sie Ihre Beine abwechselnd nach vorne anheben.

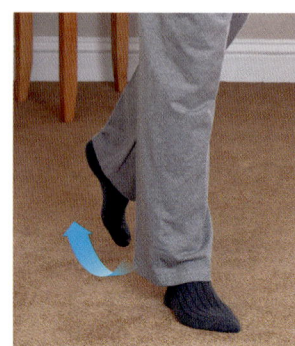

3 Wenn möglich, können Sie die beschriebenen Übungen auch nach hinten durchführen.

MOBILITÄT NACH SCHLAGANFALL

Ein Schlaganfall ist die Folge einer plötzlichen Unterbrechung der Blutzufuhr zu Teilen des Gehirns. Anschließend kann eine Körperseite völlig oder teilweise gelähmt sein. Anfangs sind die Extremitäten schlaff, nach und nach kommt es jedoch zu einer Steigerung der Muskelspannung bis hin zur Spastik, einer unkontrollierten Anspannung von Muskeln. Dadurch können sich ungewöhnliche Arm- und Beinhaltungen ergeben.

Manche Personen können Arme und Beine nach einem Schlaganfall nie mehr richtig einsetzen. Mit der Hilfe von Therapeuten lassen sich Bewegungen jedoch meist anpassen oder neue Bewegungsformen erlernen.

HILFE NACH EINEM SCHLAGANFALL

Für die Unterstützung einer Person mit Mobilitätsverlust nach einem Schlaganfall gibt es drei wesentliche Prinzipien:

- Lagerung und Bewegung sollten möglichst »normal« erfolgen.
- Eine Spastik sollte durch Dehnung der Muskeln und gute Lagerung in Ruhephasen weitgehend vermieden werden.
- Körperbereiche, die schlaff oder taub sind, sollten geschützt werden.

Therapie nach einem Schlaganfall

Anfangs kümmern sich die Therapeuten ggf. um die rumpfnahen Muskeln, damit der Betroffene wieder selbstständig rollen, sich aufsetzen und sich auf allen vieren fortbewegen kann. Danach beginnt die Arbeit an den Extremitäten. Schließlich soll der Patient wieder stehen und laufen können und die Feinmotorik zurückerlangen.

Die Therapeuten versuchen Spasmen zu verhindern, indem vor allem die kranke Seite bewegt und trainiert wird. Dies ist wichtig, um die Spastik nachhaltig zu lösen und so Schmerzen und Mobilitätsverlust zu verringern oder sogar zu vermeiden.

So können Sie helfen

Wie viel Hilfe eine Person benötigt, hängt von der Schwere des Schlaganfalls und von den Folgeschäden ab. Bevor Sie dem Betroffenen helfen, sollten Sie selbst von einem Therapeuten unterwiesen werden.

Zu einer guten Sitzposition verhelfen Sie, wenn Sie darauf achten, dass Hüfte und Knie beim Sitzen einen Winkel von 90 Grad bilden und dass die Füße flach auf dem Boden stehen. Sorgen Sie dafür, dass die Arme auf der Armlehne, im Schoß oder auf einem Kissen ruhen und die Finger möglichst ausgestreckt sind.

Zur Unterstützung beim Gehen stellen Sie sich auf die schwächere Seite, leicht nach hinten versetzt. Ist der Betroffene recht stabil, stützen Sie ihn nur mit Ihren Händen beidseitig an der Hüfte. Wird mehr Hilfe benötigt, verwenden Sie einen Transfergurt (S. 88). Ist ein Arm schlaff, kann er mithilfe einer Armschlinge geschützt werden.

Verwendet der Betroffene einen Gehstock, wird dieser mit dem stärkeren Arm gehalten. Kann er sich mit beiden Händen festhalten, kommt ein Gehgestell infrage (S. 87). Welche Gehhilfe er auch verwendet, sie sollte immer nur eine Schrittlänge voraus gesetzt werden, um anschließend einen Schritt nach vorn zu gehen. Ermutigen Sie den Patienten, sich Zeit zu lassen und kleine Schritte zu machen.

Manchmal schädigt ein Schlaganfall auch das Sprachzentrum. In diesem Fall kann ein Logopäde Sie beraten, wie Sie am besten mit dem Betroffenen kommunizieren (S. 74).

DRUCKGESCHWÜRE

Druckgeschwüre sind Hautläsionen, die durch Druck und dauerhafte Minderdurchblutung der betroffenen Region verursacht werden. Gefährdet sind Personen, die sich schlecht bewegen können und deren Eigengewicht lange Zeit auf denselben Stellen lastet. Druckgeschwüre entwickeln sich an den belasteten Körperstellen, wenn eine Person sitzt oder liegt, insbesondere an Knochenvorsprüngen.

Sehr schlanke oder mangelernährte Menschen, die wenig trinken, eine schlechte Durchblutung und ein vermindertes Schmerzempfinden haben, sind ebenso wie inkontinente Personen, deren Haut häufig feucht ist, stärker gefährdet.

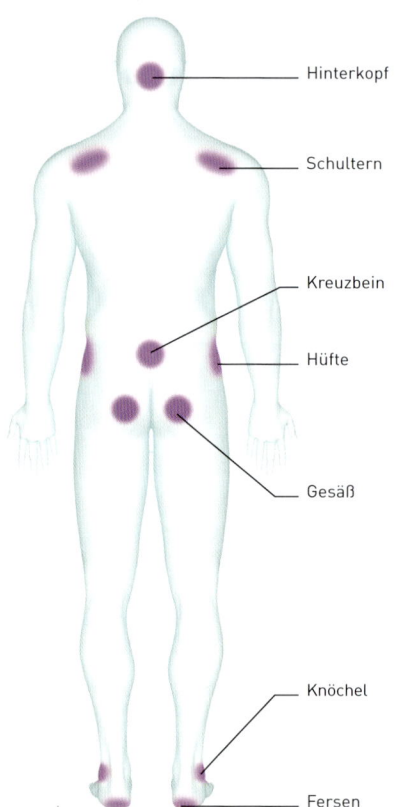

- Hinterkopf
- Schultern
- Kreuzbein
- Hüfte
- Gesäß
- Knöchel
- Fersen

Beobachtung der Haut

Wenn sich Ihr Schützling nicht mehr gut bewegen kann, müssen Sie ihn regelmäßig auf mögliche Druckstellen untersuchen. Früh erkannte Schäden lassen sich leichter behandeln und heilen besser. Fragen Sie den Betroffenen nach empfindlichen Stellen und achten Sie auf Rötungen. Werden in diesem Stadium keine Maßnahmen ergriffen (siehe unten), können sich Druckgeschwüre entwickeln, d. h. die Hautstellen werden schmerzhaft und brechen schließlich in Form eines offenen Geschwürs auf.

Bei jedem Hinweis auf ein Druckgeschwür ist sofort der zuständige Hausarzt zu informieren, denn ein unbehandeltes Geschwür wird rasch größer und tiefer und kann sich entzünden.

Vorbeugung

Sorgen Sie stets für saubere, trockene und gut gepflegte Haut des Betroffenen, insbesondere wenn er inkontinent ist und sich schlecht bewegen kann. Animieren Sie ihn zu gesunder, eiweiß- und vitaminreicher Ernährung und zu reichlicher Flüssigkeitszufuhr. Die Kleidung sollte locker sitzen und keine harten oder dicken Nähte aufweisen. Die Bettwäsche sollte aus Naturfasern bestehen und faltenfrei liegen.

Kann der Betroffene laufen, sorgen Sie mindestens einmal pro Stunde für Bewegung. Sitzt er viel, sollte ein- bis zweimal pro Stunde das Gewicht verlagert werden, um die Druckzeiten auf einzelne Körperstellen zu verkürzen. Wer sich nicht bewegen kann, ist auf Ihre Hilfe, d. h. die regelmäßige Umlagerung, angewiesen (S. 113).

Gefährdete Stellen für Druckgeschwüre

Druckgeschwüre entwickeln sich meist an Körperstellen mit Knochenvorsprüngen, wie in der Abbildung links erkennbar.

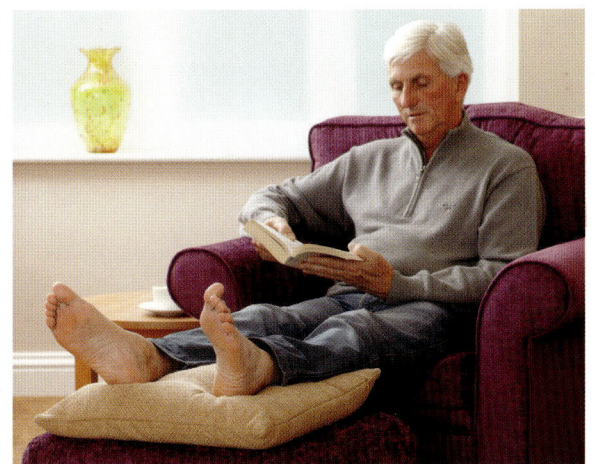

eine bestimmte Form, damit der Betroffene in der gewünschten Position bleibt. Kissen und Matratzen gibt es aus verschiedenen Materialien mit unterschiedlicher Druckentlastung. Weitere Hilfsmittel zur Druckentlastung sind z. B. Bettbögen (S. 111), die das Gewicht der Bettdecke aufnehmen, und Fersen- bzw. Ellenbogenschoner, z. B. aus Schaumstoff oder Lammfell.

Erkundigen Sie sich beim behandelnden Arzt, Ihrem Pflegedienst oder dem Physiotherapeuten nach den in Ihrem Fall geeignetsten Druckentlastungssystemen.

Druck mindern
Bei Menschen, die lange sitzen, kann durch zeitweises Hochlegen der Beine der Druck verteilt werden. Legen Sie ein Kissen unter die Unterschenkel, um Druck auf die Fersen zu vermeiden.

Auch die Haltung im Sessel ist wichtig. Achten Sie darauf, dass die Person, die Sie versorgen, nicht im Sessel »lümmelt«, denn dadurch erhöht sich der Druck auf das Kreuzbein. Animieren Sie sie stattdessen zu einer guten Sitzhaltung, bei der Knie und Hüfte jeweils im 90-Grad-Winkel gebeugt sind. Werden die Beine hochgelegt, darf nicht ihr gesamtes Gewicht auf den Fersen lasten. Legen Sie daher am besten ein Kissen unter die Unterschenkel. Bei Personen mit stark hervortretender Wirbelsäule oder Schulter sollten Sie den Rücken mit Kissen abpolstern, um so das Gewicht im Liegen oder Sitzen zu verteilen.

Hilfsmittel zur Druckentlastung
Einige druckentlastende Kissen und Matratzen passen sich der Form des Körpers an und sollen damit den Druck auf größere Bereiche des Körpers verteilen; andere verwenden ein automatisches Wechseldrucksystem, um die Dauer der Druckbelastung auf einen bestimmten Punkt zu verkürzen (S. 111). Manche Kissen haben

Behandlung
Droht die Entwicklung eines Druckgeschwürs, wird der zuständige Hausarzt dafür Sorge tragen, dass die Wunde fachgerecht versorgt wird. Meist übernimmt dies ein Pflegedienst. Zunächst muss der Bereich gereinigt und sauber und trocken gehalten werden; bei bereits bestehender Infektion sind Antibiotika erforderlich.

Die wunden Stellen werden so verbunden, dass der Verband nicht an den betroffenen Hautstellen festklebt. Die Art des Verbands hängt vom Schweregrad der Schädigung ab und reicht vom dünnen hydroaktiven Verband bis zum heilungsfördernden Spezialverband.

Abgestorbenes und infiziertes Gewebe sowie schmierige Beläge müssen aus der Wunde entfernt werden. Eine solche Wundreinigung kann auf verschiedene Weise erfolgen und gehört immer in die Hand einer Fachkraft.

Bei tieferen und ausgedehnteren Geschwüren kann eine chirurgische Wundreinigung mit anschließender Verschließung der Wunde notwendig werden, wozu auch Gewebe aus angrenzenden Körperregionen verwendet wird.

6

BEHAGLICHKEIT IM BETT

■ RUHE UND SCHLAF ■ BETTEN UND BETTENMACHEN ■ HILFSMITTEL FÜRS BETT ■ MOBILITÄT IM BETT

RUHE UND SCHLAF

Die meisten Menschen brauchen zwischen 6 und 9 Stunden Schlaf pro Nacht. Schlafmuster verändern sich mit dem Alter; ältere Menschen weisen mehr Phasen mit leichtem Schlaf auf und wachen nachts häufiger auf als jüngere.

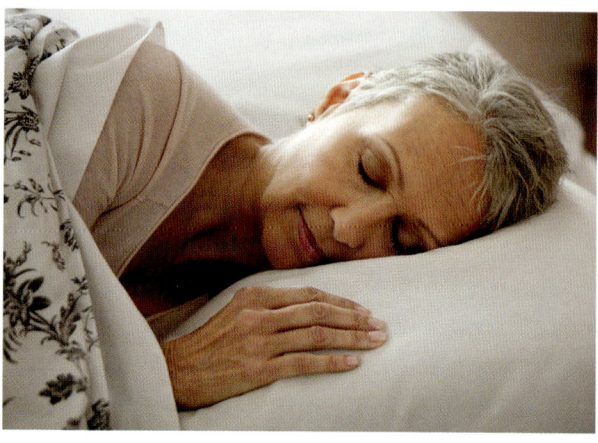

Guter Nachtschlaf
Eine ruhige Umgebung und ein bequemes Bett fördern nachts einen erholsamen Schlaf.

Warum ist Schlaf wichtig?

Wer nachts schlecht schläft, ist am Tag müde, was das Risiko für Stürze und andere Unfälle erhöht. Der Betroffene wird reizbar, fühlt sich leichter überfordert und kann sich schlechter konzentrieren, wodurch auch das Erinnerungsvermögen beeinträchtigt wird. Stoffwechsel und Immunsystem können durch schlechten Schlaf gestört werden, es kann zu Gewichtsverlust und Krankheiten kommen.

Wenn der Schlaf zum Problem wird, ist es ratsam, den Arzt des Betroffenen zu kontaktieren, um eventuelle Gesundheitsprobleme als Ursache auszuschließen. Schlaftabletten sollten das letzte Mittel sein und im Idealfall nicht lange genommen werden. Selbst bei kurzfristiger Anwendung wird man schnell abhängig. Zusätzlich zum Abhängigkeitsrisiko können Schlaftabletten am nächsten Tag unerwünschte Nebenwirkungen haben und Unruhe oder Müdigkeit verursachen. Beides tritt bei älteren Menschen häufiger auf und erhöht das Sturzrisiko.

SCHLAFMUSTER

— Jüngere — Ältere

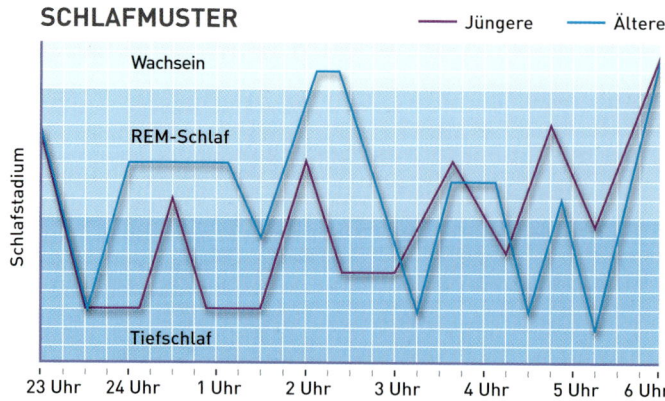

Wachsein

REM-Schlaf

Schlafstadium

Tiefschlaf

23 Uhr 24 Uhr 1 Uhr 2 Uhr 3 Uhr 4 Uhr 5 Uhr 6 Uhr

Zeit

Schlafmuster
Ältere Menschen verbringen meist weniger Zeit im Tiefschlaf als jüngere. Ältere weisen mehr REM-Phasen auf *(rapid eye movement)*. In ihnen ist die Hirnaktivität stärker als im Non-REM- oder Tiefschlaf, wenn sich die Hirnwellen verlangsamen und der Mensch schwer zu wecken ist.

Gründe für schlechten Schlaf

Am häufigsten wird der Schlaf gestört, wenn jemand für den Toilettengang aufstehen muss, was mit zunehmendem Alter immer öfter vorkommt. Für einen älteren Menschen erhöht sich dadurch das Risiko, nachts zu stürzen.

Ältere Menschen leiden eher unter körperlichen Beschwerden, z. B. Gliederschmerzen oder steifen Gelenken, die sie wachhalten. Ist ein Bett oder eine Lagerung unbequem, kann dies das Problem weiter verstärken.

Psychologische Beschwerden sind eine weitere Ursache für Schlafprobleme. Wenn nachts weniger Ablenkungen vorhanden sind, können die Gedanken leichter kreisen. Die Neigung, Probleme zu wälzen oder ängstlich zu sein, kann den Schlaf stark beeinträchtigen.

Hat jemand nachts schlecht geschlafen, kann er diesen Mangel mit einem Schläfchen am Nachmittag kompensieren. Bei einigen funktioniert dies gut, bei anderen wird die übliche Routine aber weiter gestört und sie sind nachts noch munterer. Einige praktische Schritte können helfen, nachts für einen guten Schlaf zu sorgen (siehe Kasten unten).

Störungen und Schlafprobleme

Einige gesundheitliche Beschwerden können Schlafstörungen verursachen.

■ **Demenz** Eine Demenzerkrankung kann den normalen Tag-Wach-Rhythmus erheblich beeinträchtigen. Demenzkranke sind abends und manchmal die ganze Nacht sehr unruhig. Ein gut strukturierter Tagesablauf mit ausreichend Bewegung und die immer gleiche abendliche Routine können hier hilfreich sein. Neigt jemand zum nächtlichen Umherwandern, muss dafür gesorgt werden, dass die Umgebung sicher ist und er nicht nach draußen gelangt. Bewegungsmelder können für mehr Sicherheit sorgen.

■ **Schlafapnoe** Die Atmung steht nachts wiederholt kurz still, was zur Unterbrechung des Schlafs führt. Ist der Betroffene übergewichtig, kann Abnehmen helfen. Manche Apnoeiker müssen nachts eine Sauerstoffmaske tragen.

■ **Gliedmaßenzuckungen und Restless Legs** Vermutlich die Hälfte aller über 65-Jährigen leidet unter nächtlichen Zuckungen der Gliedmaßen, die den Schlaf rauben, oder unter dem Syndrom der unruhigen Beine. Beides kann vom Arzt z. B. medikamentös behandelt werden.

TIPPS FÜR GUTES SCHLAFEN

Schon kleine Maßnahmen helfen, den Schlaf zu verbessern:

■ Das Schlafzimmer sollte ein Ort der Ruhe sein, angenehm temperiert und gelüftet.

■ Stellen Sie sicher, dass das Bett bequem ist.

■ Versuchen Sie, Schlafmuster zu entwickeln, indem Sie den Betroffenen immer zur gleichen Zeit zu Bett bringen und aufwecken.

■ Ein Buch lesen oder ein wenig Fernsehen kann helfen, sich zu entspannen. Vermeiden Sie Computerspiele oder aufregende Sendungen mit schnellen Bildern.

■ Achten Sie auf eine gesunde Ernährung und verzichten Sie auf schwere Mahlzeiten spät am Abend.

■ Schränken Sie den Konsum von Tee, Kaffee, Alkohol und Sprudelgetränken ein, vielleicht auch die Flüssigkeitsmenge vor dem Zubettgehen. Als Getränke am Abend sind Kräutertee oder warme Milch gut geeignet.

■ Verordnete Schmerzmittel sollten so eingenommen werden, dass sie zur Schlafenszeit wirken.

■ Ermuntern Sie den Betroffenen, tagsüber so aktiv wie möglich zu sein, aber nicht mehr kurz vor dem Schlafengehen.

■ Macht sich jemand stets Sorgen, schlagen Sie Entspannungstechniken vor und versuchen Sie, alltägliche Sorgen am Tag zu klären, damit sie nachts nicht mehr so sehr belasten.

BETTEN UND BETTENMACHEN

Die meisten Menschen benutzen weiter
ihr eigenes Bett, solange sie noch selbst
aufstehen und sich hinlegen können bzw.
noch nicht bettlägerig oder hilfebedürftig
sind. Ist das Aufstehen oder Hinlegen zu
schwierig, weil das Bett zu niedrig ist, kann
es auf Fußsockel gestellt werden (S. 39).
So kommt der Betroffene leichter ins und
aus dem Bett, und die Betreuungsperson
kann ihn leichter versorgen. Verschiedene
Hilfsmittel erleichtern das Drehen oder
Aufsetzen im Bett (S. 39, 113–114).

Standort des Bettes

Das Bett muss in erster Linie sicher
stehen. Wenn der Pflegebedürftige sehr
schwer ist, sollte es an der Wand befestigt
werden, damit er sich hochdrücken oder
aufsetzen kann, ohne dass es wegrutscht.

Bei der Versorgung eines bettlägerigen
Menschen sollte das Bett nicht an der
Wand stehen, damit Sie von beiden Seiten
Zugang haben. Auf Seite 38–39 finden Sie
Tipps für die Schlafzimmergestaltung und
nützliche Utensilien am Bett.

Auswahl der Bettwäsche

Wenn möglich, sollte die Bettwäsche aus
Naturfasern bestehen, z.B. Baumwolle
oder Baumwollmischgewebe. Naturfasern
sind atmungsaktiver und helfen, die Körperwärme zu regulieren. Bei der Pflege
eines Kranken sollten Einziehdecken und
Bettbezüge verwendet werden, die mindestens bei 60 °C waschbar sind.

Wenn der Pflegebedürftige nachts stark
schwitzt, ist temperatur- und feuchtig-
keitsregulierende Bettwäsche und Nacht-
kleidung besonders geeignet.

Leidet der Betroffene unter Inkontinenz,
ist ggf. der Kauf eines Matratzenschutzes
sinnvoll. Es gibt sowohl waschbare als
auch Einmal-Saugauflagen in verschiedenen Größen, die unter dem Laken auf das
Bett gezogen werden (S. 139).

Bettwäschewechsel

Beim Bettwäschewechsel sollte der Pflegebedürftige gebeten werden aufzustehen.
Wenn dies nicht möglich ist, können Sie
nach der hier gezeigten Methode vorge-

SPEZIALBETTEN

Unter bestimmten Bedingungen kommen
Kranken- oder Pflegekasse für ein Pflegebett
auf (S. 207). Pflegebetten zeichnen sich durch
wesentliche Funktionen aus:

- Sie haben ein Kopfteil, das hochgestellt
  werden kann, ein Fußteil, das in viele Positionen gebracht werden kann, und meist
  feststellbare Rollen. Die Höhe des Bettes
  kann ebenfalls variiert werden.

- Je nach Bedarf wird eine spezielle
  Matratze gleich mitgeliefert, z.B. zur
  Dekubitusprophylaxe.

- Zudem gibt es spezielles Zubehör wie
  Aufrichthilfen, Seitengitter, damit der
  Betroffene nicht herausfallen kann, oder
  Neigesysteme für die Liegefläche.

- Lassen Sie sich von Ihrem ambulanten Pflegedienst oder im Sanitätsfachhandel ausführlich
  beraten und erkundigen Sie sich, welche Kosten eventuell übernommen werden.

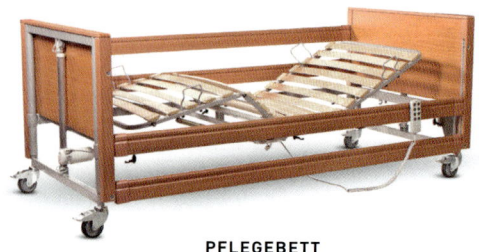

PFLEGEBETT

hen. Bettlägerige Menschen sind anfällig für Druckgeschwüre (S. 102). Deshalb ist es sehr wichtig, dass das Bettlaken glatt gezogen und sämtliche Falten entfernt werden, so dass sie nicht auf der Haut reiben. Setzen Sie nur wirklich nötige Inkontinenzmaterialien ein, denn sie können das Bettklima ungünstig beeinflussen.

BETTLAKEN WECHSELN BEI BETTLÄGERIGEN MENSCHEN

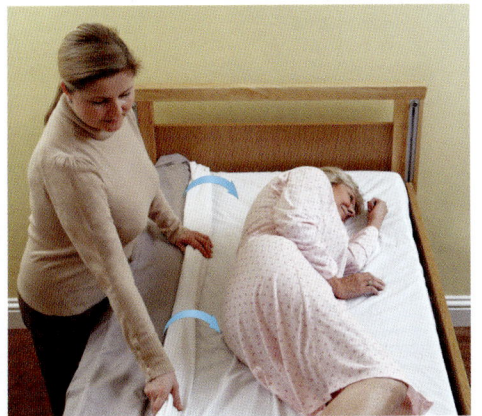

1 Legen Sie sich alle nötigen Dinge griffbereit zurecht. Entfernen Sie Kissen und Decken und bitten Sie die Bettlägerige, sich auf die Seite zu drehen; helfen Sie ggf. dabei (S. 113). Sie können die Gelegenheit nutzen, die Betroffene zu waschen. Lösen Sie das Bettlaken auf Ihrer Bettseite und rollen Sie es längs bis zum Rücken der Bettlägerigen auf.

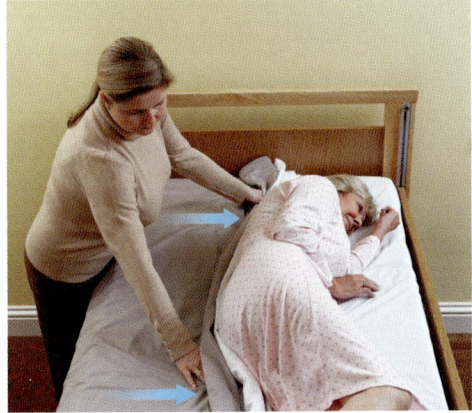

2 Das saubere Laken wird auf Ihrer Seite des Bettes eingezogen und so weit wie möglich bis unter das schmutzige Laken geschoben. Achten Sie darauf, das saubere Laken dabei nicht zu beschmutzen. Bitten oder helfen Sie der Bettlägerigen, sich über das saubere Laken zu Ihnen zu drehen.

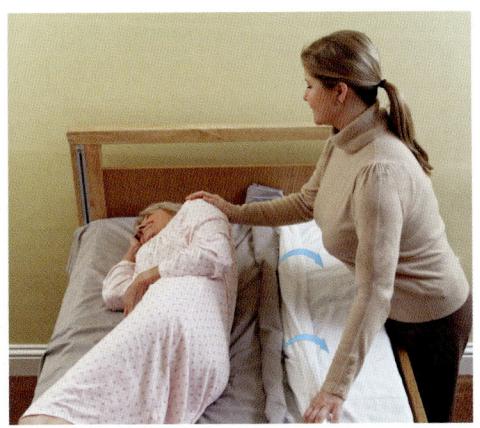

3 Wenn die Bettlägerige bequem und stabil auf der anderen Seite liegt, gehen Sie um das Bett herum zur anderen Seite. Entfernen Sie das schmutzige Laken und nutzen Sie ggf. die Gelegenheit, die Betroffene weiter zu waschen.

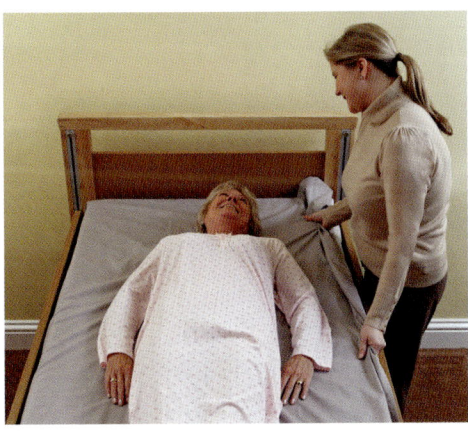

4 Ziehen Sie das saubere Laken glatt. Bitten Sie die Bettlägerige, sich auf den Rücken zu drehen. Jetzt können Sie das saubere Laken in Form ziehen. Legen Sie zum Schluss die frisch bezogenen Kissen und Decken ins Bett.

HILFSMITTEL FÜRS BETT

Ob jemand im Bett liegt, um zu schlafen oder zu sitzen, vielleicht zu lesen oder zu essen – wichtig ist dabei, es bequem zu haben. Abgesehen von der richtigen Bettwäsche (S. 108) gibt es hierfür viele weitere Hilfsmittel. Sie sorgen nicht nur für besseren Schlaf und erleichtern andere Aktivitäten im Bett, sondern verhindern auch Druckgeschwüre (S. 102). Fragen Sie das Behandlungsteam um Rat.

Unterstützung im Bett

Eine gute Unterstützung ist wichtig, wenn jemand sich im Bett aufsetzen möchte. Viele normale Kissen sind durchaus dazu geeignet, Kopf, Nacken, Schultern und Arme gut zu unterstützen. Alternativ können Sie auch spezielle Lagerungskissen, z. B. in umgekehrter V-Form, kaufen. Rückenstützen und Bettkeile können ein-

Sich bequem aufsetzen
Mit einer verstellbaren Rückenstütze kann man sich im Bett in einem beliebigen bequemen Winkel aufrecht hinsetzen.

Bettkeil
Der Bettkeil aus Schaumstoff wird am oberen Ende der Matratze gegen das Kopfteil des Bettes gelegt, um den Rücken zu unterstützen. Normale Kissen können darübergelegt werden.

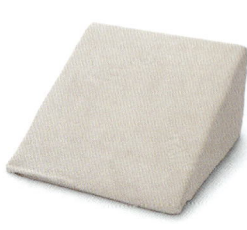

Bettrolle
Die Bettrolle kann unter die Knie gelegt werden, um bei sitzender Position ein Herunterrutschen im Bett zu vermeiden.

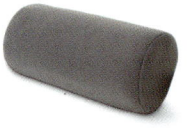

Lagerungskissen
Dieses Kissen sorgt für eine gleichmäßige Unterstützung von Kopf, Nacken, Schultern und Armen.

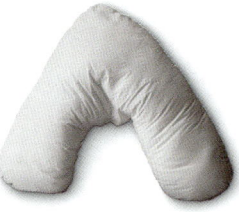

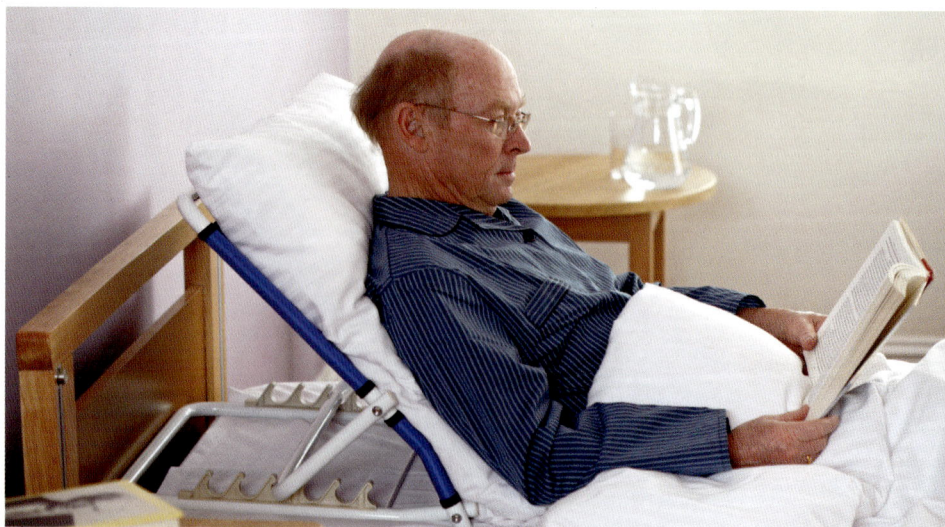

gesetzt und mit Kissen abgepolstert werden. Diese Hilfsmittel können auch genutzt werden, wenn jemand wegen Atemproblemen in aufrechter Position schlafen möchte oder soll.

Manchmal rutschen Pflegebedürftige, die in sitzender Position schlafen sollen, im Bett nach unten. Das können Sie verhindern, indem Sie ein Kissen, einen Keil oder eine Bettrolle unter die Kniekehle legen.

Lindern von Druckgeschwüren

Menschen, die lange Zeit im Bett liegen, können Druckgeschwüre entwickeln. Abhilfe leisten Matratzen, die den Druck gleichmäßiger verteilen, sowie Bettbögen, mit denen das Gewicht der Bettdecken von empfindlichen Stellen genommen wird.

- **Weichlagerungsmatratzen** Diese Matratzen reagieren auf Körperwärme und -gewicht, indem sie die Konturen des Körpers nachmodellieren. Sie helfen, die Auflagefläche gleich zu verteilen und so den Druck an speziellen Punkten zu lindern.

- **Luftmatratzen** Bei diesen Matratzen sind einzelne Luftschläuche in Querreihen aneinandergesetzt. Es gibt statische Systeme, die unter der liegenden Person einen konstant niedrigen Druck aufrechterhalten, und zyklische oder Wechseldrucksysteme. Diese funktionieren durch stetes Aufblasen und Ablassen kleiner Bereiche der Matratze, so dass der Druck gelindert wird.

- **Bettbogen** Dieser ist hilfreich bei sehr wundgelegenen oder geschwollenen Beinen, indem der Druck der Bettwäsche vom Körper abgehalten wird.

Warm bleiben

Mit dem Alter lässt die Fähigkeit nach, die Körperwärme zu regulieren und anzupassen. Ein älterer Mensch kann eine 1–2 °C niedrigere Temperatur haben als früher, besonders wenn er weniger mobil ist. Früh am Morgen ist die Körpertemperatur generell niedriger.

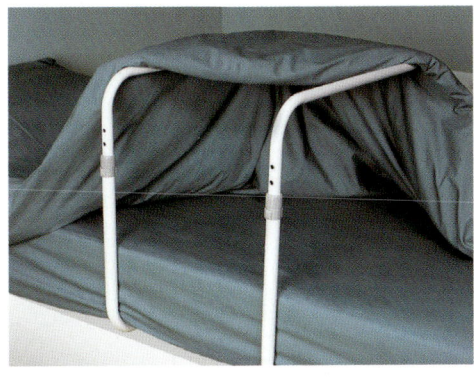

Bettbogen
Der untere Teil des Metallrahmens wird zwischen Bett und Matratze geschoben. Der obere Teil bildet einen Bogen, auf dem die Bettwäsche aufliegt, so dass sie nicht auf dem Körper lastet.

Alle Heizungen im Schlafzimmer sollten gut funktionierende Thermostate haben. So kann der Raum gleichbleibend temperiert werden – nicht zu warm und nicht zu kalt. Viele Menschen benutzen im Bett eine Wärmflasche. Da es bei einer heißen Flasche zu Verbrennungen kommen kann, sollte sie nie direkt auf der Haut liegen, sondern immer umhüllt werden – besonders wenn jemand eine reduzierte Wahrnehmung hat oder die Flasche selbst nicht wegschieben kann. Wer unsicher steht oder zittert, sollte die Flasche nicht selbst mit heißem Wasser füllen. Alternativ können auch in der Mikrowelle kurz erwärmte Wärmekissen benutzt werden.

Bettwärmer sind elektrische Heizdecken, die unter das Laken auf die Matratze gelegt werden. Sie können temperaturkontrolliert sein und ein integriertes Thermostat enthalten. Ungeeignet sind sie auf einer drucklindernden Matratze, da sie deren Effektivität reduzieren. Elektrische Überdecken sind hier sinnvoller. Beide Varianten sollten nicht von Menschen mit reduzierter Wahrnehmung benutzt werden bzw. wenn der Betroffene sie nicht selbstständig und sicher kontrollieren kann.

MOBILITÄT IM BETT

Wer im Bett mobil ist und selbst aufstehen kann, kann an vielen alltäglichen Aktivitäten ohne große Hilfe teilnehmen. Bewegung im Bett erleichtert die Durchblutung und Atmung. Mit abnehmender Mobilität steigt das Risiko für Druckgeschwüre (S. 102) und Gelenkkontrakturen.

Wenn Sie den Pflegebedürftigen beim Positionswechsel unterstützen, sollten Sie darauf achten, den eigenen Rücken zu schonen und nicht an den Gelenken Ihres Schützlings zu ziehen. Ist die Betthöhe verstellbar, stellen Sie das Bett so ein, dass Sie sich nicht herunterbeugen müssen.

Techniken für selbstständige Bewegungen

Übungen, die die aktive Bewegungsfähigkeit im Bett erhalten, sind die Brücke (unten), das Gehen mit Schulter oder Gesäß (unten rechts) und das Drehen (S. 113).

■ **Brücke** Diese Position ist hilfreich, wenn ein Tuch unter die Betreffende gelegt werden soll, um sie im Bett hochzuziehen, oder wenn eine Bettpfanne untergeschoben werden soll.

■ **Gehen mit Gesäß/Schulter** Dies gelingt, wenn man mit den Schultern oder dem Gesäß im Bett nach oben oder unten »geht«, indem die Seiten abwechselnd von der Matratze gehoben und dann nach unten oder oben geschoben werden. So kommt man auch näher an die Bettkante und kann leichter aufstehen.

■ **Sich drehen** Zum Aufstehen oder für Positionsänderungen (Druckgeschwüre vermeiden!) muss man sich drehen können. Die Betroffene hält sich dazu an einem Bettgriff (an das Bett angepasste Aufrichthilfe) oder der Bettkante fest. Beim Aufstehen stützt sie sich auf die Ellbogen und greift den Bettgriff, um sich an der Bettkante ins Sitzen zu drücken (S. 114).

Aufsetzen im Bett

Wer sich im Bett aufsetzen möchte ohne aufzustehen, kann dies ebenfalls mithilfe eines Bettgriffes tun. Auch ein elektrischer Lattenrost kann hilfreich sein. Der Betroffene (oder Pflegende) kann ihn zum Aufsetzen oder Hinlegen hoch- bzw. herunterfahren. Ein Pflegebett (S. 108) kann

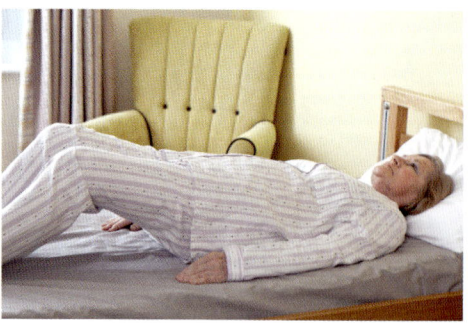

Brücke
In Rückenposition zieht die Betroffene die Beine an und beugt die Knie. Die Füße bleiben auf der Matratze, beide Hände am Körper. Mit den Rücken-, Bauch- und Gesäßmuskeln hebt sie ihr Becken oder Gesäß vom Bett hoch.

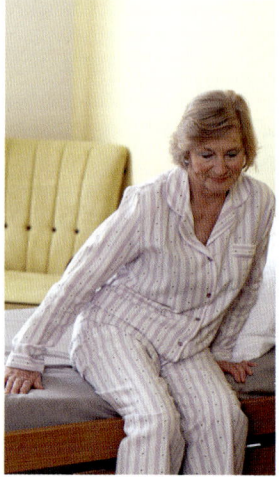

Gehen mit dem Gesäß
Die Betroffene hebt eine Seite des Gesäßes von der Matratze hoch, dreht sie leicht nach vorn und setzt sie wieder auf der Matratze ab. Dies wiederholt sie mit der anderen Seite und wechselt dann immer wieder ab.

SINNVOLLE BETTRUHE

Es gibt Gründe, im Bett zu bleiben, z. B. wenn man sich unwohl fühlt oder Beschwerden hat, die besser im Liegen behandelt werden. Bewegen Sie einen Bettlägerigen nicht, wenn

- ihm schwindelig oder übel ist,
- er gestürzt und möglicherweise verletzt ist,
- er sehr starke Gelenkschmerzen hat,
- er Druckgeschwüre oder eine Wunde hat, die besser im Liegen heilt.

SELBSTSTÄNDIG UMDREHEN

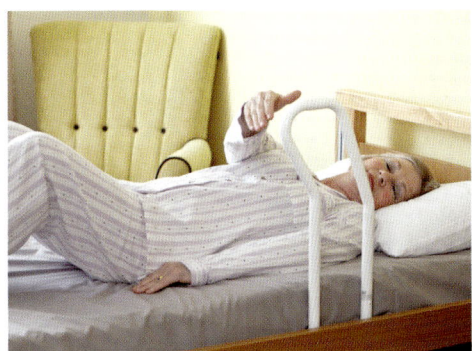

1 Die Betreffende zieht die Beine an und beugt die Knie. Sie streckt den Arm über den Körper zu der Seite, auf die sie sich drehen möchte, um den Haltegriff (oder die Bettkante) zu greifen. Sie dreht Kopf und Schulter zur Seite.

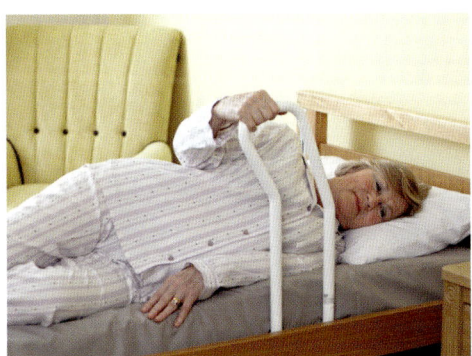

2 Wenn sie über sich greift, kippen die gebeugten Knie durch die Schwerkraft zur Seite. Durch Festhalten an Griff oder Bettkante kann sie sich vollständig auf die Seite ziehen.

BEIM UMDREHEN HELFEN

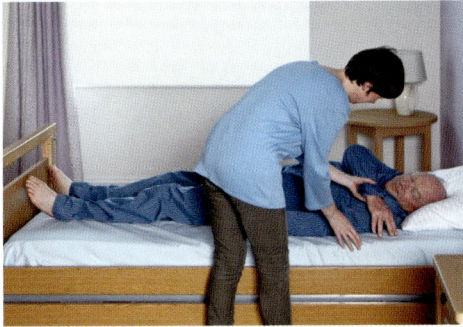

1 Legen Sie den Ihnen zugewandten Arm eng an den Körper des Pflegebedürftigen (nicht einklemmen!). Legen Sie den anderen Arm über seinen Körper zu sich hin. Dabei nicht zerren, sondern den Arm unterstützen.

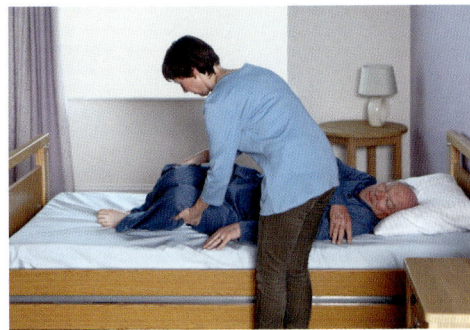

2 Helfen Sie dem Betroffenen, seine Beine zu beugen. Kann er dies nicht, stellen Sie beide Beine an, auch das weiter entfernte Bein.

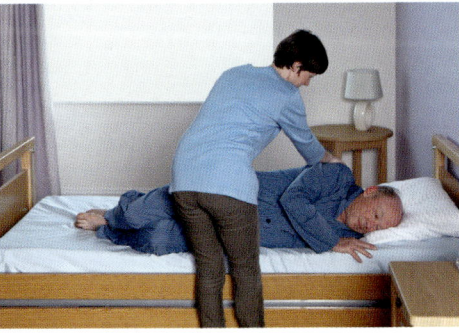

3 Legen Sie eine Hand hinter seine oben liegende Schulter und eine auf seine Hüfte. Rollen Sie ihn in Ihre Richtung auf die Seite.

113

» MOBILITÄT IM BETT

SELBSTSTÄNDIG AUFSTEHEN

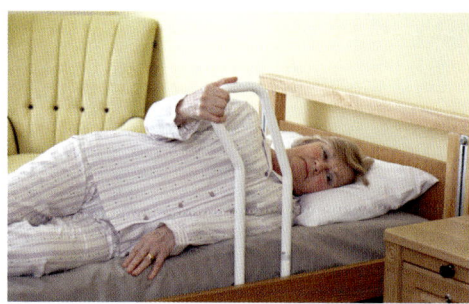

1 Ermuntern Sie die Betreffende, sich auf Ihre Seite zu drehen (S. 113). Sie kann dann mit der oberen Hand den Bettgriff fassen.

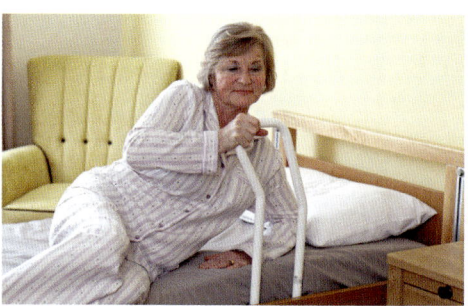

2 Bitten Sie sie dann, ihre Beine über den Bettrand zu schieben. Danach soll sie sich auf den Ellbogen stützen und hochdrücken oder durch Ziehen am Bettgriff in eine sitzende Position kommen. Fordern Sie sie dann auf, an den Bettrand zu rutschen, so dass ihre Füße flach auf dem Boden stehen. Dies kann durch Rutschen oder Gehen mit dem Gesäß erfolgen (S. 112).

SICHERER UMGANG

Wenn Sie jemandem helfen, an der Bettkante in eine sitzende Position zu kommen, gibt es einige wichtige Sicherheitsüberlegungen:

- Stehen Sie am »oberen Abschnitt« der Person auf Brust- und Hüfthöhe (nicht an Kopf, Knien oder Füßen), um als Sturzbarriere zu dienen.
- Sobald die Füße des Betreffenden über den Matratzenrand herausragen, besteht die Gefahr, dass er aus dem Bett fällt. Er sollte nicht lange in dieser Position bleiben.

BEIM AUFSTEHEN HELFEN

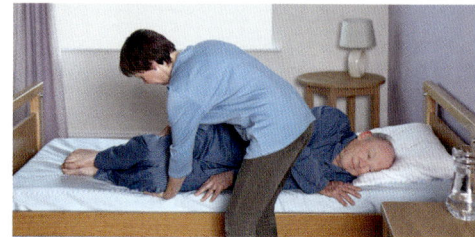

1 Helfen Sie dem Betreffenden in die Seitenlage (S. 113). Legen Sie Ihre Hände unter seine Knie und führen Sie sie zur Bettkante.

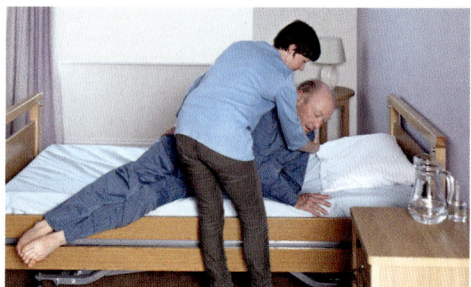

2 Unterstützen Sie seine Schulter. Fordern Sie ihn auf, sich mit seiner oberen Hand auf der Matratze abzustützen und den Ellbogen des anderen Arms als Unterstützung einzusetzen.

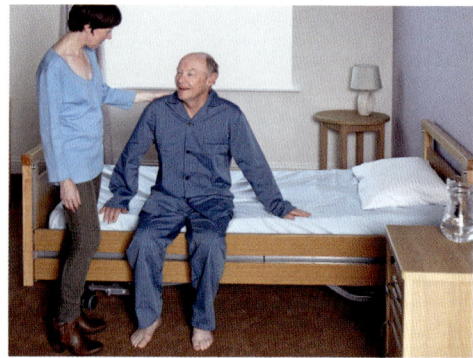

3 Wenn seine Füße aus dem Bett gleiten, kommt er mit Schwung in eine sitzende Position. Bitten Sie ihn, mit dem Gesäß so weit nach vorn zu rutschen (S. 112), dass seine Füße flach auf dem Boden liegen.

durch manuell oder elektrisch verstellbare Kopf- und Fußteile in Sitzposition gebracht werden. Je nachdem, welches System benutzt wird und wie der Zustand des Pflegebedürftigen ist, benötigt er beim Aufsetzen noch zusätzlich Ihre Hilfe.

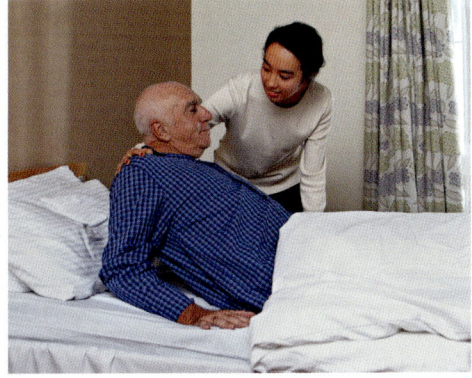

Jemanden helfen, sich aufzusetzen
Legen Sie den Arm um die Schultern des Betreffenden und helfen Sie ihm nach vorn auf.

Ein Gleittuch benutzen

Ein Gleittuch soll aus reibungsarmem Gewebe bestehen und wird benutzt, um einen Menschen zu bewegen, ohne ihn ziehen zu müssen. Dadurch werden die Scherkräfte auf der Haut reduziert. Gleittücher sind doppellagig oder schlauchförmig erhältlich und haben je nach Zweck verschiedene Größen. Bei den meisten Bewegungen mit einem Gleittuch werden zwei Hilfspersonen benötigt.

VERWENDUNG EINES GLEITTUCHS ZUM HOCHZIEHEN IM BETT

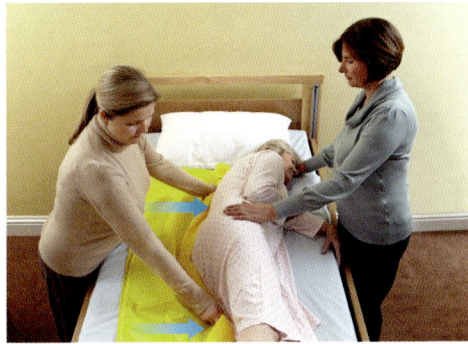

1 Helfen Sie der Pflegebedürftigen in die Seitenlage (S. 113). Legen Sie das Gleittuch hinter ihren Rücken und stecken es leicht darunter. Auch eine Brücke kann dabei helfen (S. 112).

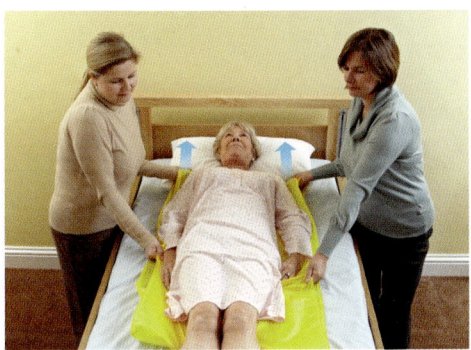

2 Drehen Sie die Betroffene auf den Rücken. Das Gleittuch kann bei Bedarf weitergezogen werden, damit es von beiden Seiten gut zu fassen ist. Die Pflegenden greifen die obere Schicht des Tuchs und ziehen zum Kopfende.

LAGERUNG IM BETT NACH EINER OPERATION ODER KRANKHEIT

Nach einer Krankheit oder Operation müssen Lageveränderungen besonders vorsichtig erfolgen, um die betroffenen Extremitäten nicht zu sehr zu belasten. Achten Sie beim Heben auch auf den Schutz Ihres eigenen Rückens!

Die richtige Lagerung

- verhindert Kontrakturen (Muskel- und Sehnenverkürzungen, die zu einer Gelenkversteifung führen),

- fördert Muskelstärke und Gelenkflexibilität,

- minimiert bzw. verhindert Schmerzen,

- verhindert die Entwicklung von Druckgeschwüren.

Die selbstständige Mobilität sollte so gut wie möglich gefördert werden. Bei einem Schlaganfallpatienten (S. 101) müssen die Extremitäten möglicherweise passiv bewegt werden.

7

KÖRPERPFLEGE

HILFE BEIM WASCHEN

Eine gute persönliche Hygiene beugt nicht nur Infektionen vor, sondern hält auch die Haut gesund und fördert das eigene Wohlbefinden. Ihre Rolle als Pflegender kann von einer Hilfe bei der Vorbereitung und der Anwesenheit für den Notfall bis zur direkten Unterstützung beim Waschen und Abtrocknen reichen. Weil Körperpflege eine intime Sache ist, sollten Sie den Pflegebedürftigen fragen, wessen Hilfe er bevorzugt – ob von einem Angehörigen oder einer Pflegefachkraft, einem Mann oder einer Frau. Versuchen Sie, seine Wünsche so weit es geht zu berücksichtigen.

Waschroutinen

Viele Menschen haben feststehende Zeiten und Vorlieben beim Waschen, Baden oder Duschen, z. B. die Verwendung eines Waschlappens. Wenn Sie eine für beide Parteien angenehme Routine gefunden haben, versuchen Sie möglichst, diese beizubehalten. Der Pflegebedürftige möchte vielleicht nicht jeden Tag duschen oder baden. Dann ist auch Waschen am Waschbecken ausreichend, sofern nicht Inkontinenz oder medizinische Gründe ein gründlicheres Waschen erforderlich machen.

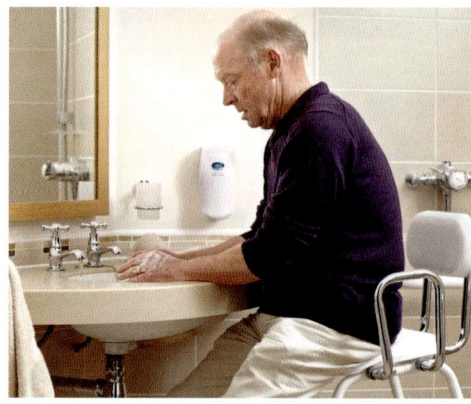

Waschen am Waschbecken
Ein Hocker oder Stuhl kann beim Waschen am Waschbecken hilfreich sein, wenn der Betroffene nicht lange genug stehen kann.

Duschen und Baden

Zahlreiche Duschvarianten sind zu Hause einsetzbar, von der Duschkopfbefestigung am Wasserhahn bis zu einer vollständigen Behinderteneinrichtung. Im Allgemeinen sind Duschen leichter zugänglich als Badewannen und von Menschen mit Mobilitätsproblemen einfacher zu nutzen. Eine Badewanne kann jedoch auch entsprechend angepasst werden (S. 40). Wenn

---

DAS SOLLTEN SIE BEACHTEN

Diese Richtlinien helfen, beim Waschen für Sicherheit und Bequemlichkeit zu sorgen:

- Der Raum sollte warm und hell, die Vorhänge und Türen geschlossen sein.
- Gewährleisten Sie, dass sich keine Hindernisse im Waschraum befinden.
- Sind alle Gegenstände (Duschstuhl, Waschlappen, Seife etc.) griffbereit?
- Schlagen Sie vor dem Waschen einen Toilettengang vor.
- Helfen Sie, wenn nötig, beim Gang ins Bad und beim An- und Auskleiden.

- Prüfen Sie die Wassertemperatur. Als angenehm werden meist 36 bis 38 °C empfunden. Der Betroffene kann auch selbst die Temperatur noch einmal prüfen.
- Lassen Sie den Betroffenen möglichst viel selbst machen.
- Benötigt die Person Hilfe, waschen Sie zuerst das Gesicht, dann von oben nach unten alle Körperteile, auch unter Brust und Armen, zum Schluss Genitalien und Analregion.
- Helfen Sie dem Betroffenen, wieder aus dem Waschbereich zu kommen und sich sorgfältig abzutrocknen.

jemand Probleme hat, den Wasserhahn aufzudrehen, kann ein Wasserhahn-Öffner helfen (S. 30).

Beim Waschen helfen

Wenn Sie einem Pflegebedürftigen beim Waschen helfen, sollten Sie ihn so viel wie möglich selbst tun lassen, um seine Selbstständigkeit zu fördern und Ihre eigene Belastung zu minimieren. Sie selbst müssen jedoch stets prüfen, ob das Wasser gut temperiert ist, z. B. mit einem Badethermometer (S. 121).

Um trocken zu bleiben, können Sie sich mit einer Schürze schützen. Bei Ihrer Hilfe sollten Sie stets auf Ihre Haltung achten, um Rücken und Knie beim Bücken oder Hinknien zu schonen. Hilfreich können Bürsten mit verlängertem Griff (S. 121) oder Hocker zum Sitzen sein. Knien Sie auf zusammengerollten Handtüchern und wechseln Sie zwischen Sitzen und Stehen.

Beim Abtrocknen sollte die Haut des Pflegebedürftigen abgetupft statt abgerubbelt werden, damit sie nicht verletzt wird. Es werden mehrere Handtücher gebraucht: ein großes, um es um die Schultern zu legen, zwei bis drei kleine zum Abtrocknen. Ein Bademantel kann nützlich sein, um den Betroffenen beim Abtrocknen warmzuhalten.

Für Würde und Privatsphäre sorgen

Waschen ist eine sehr intime Angelegenheit. Die Würde des Betroffenen muss dabei unbedingt gewahrt werden. Gestalten Sie das Waschen für beide Seiten so stressfrei wie möglich. Hilfe beim Waschen und der Körperpflege zu bekommen, kann peinlich und unangenehm sein. Sie als Pflegender sollten so unbefangen und entspannt wie möglich handeln, selbst wenn Sie sich nicht so fühlen. Versetzen Sie sich an die Stelle des Pflegebedürftigen und zeigen Sie nicht, wenn Sie peinlich berührt

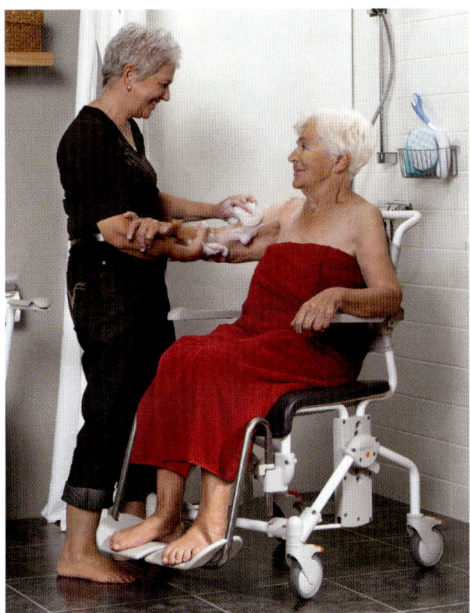

Beim Waschen helfen
Sorgen Sie beim Waschen dafür, dass möglichst viel vom Körper bedeckt ist, damit die Würde erhalten und Schamgefühle reduziert werden.

sind. Reagieren Sie ruhig, dann wird auch er meist beruhigt sein. Bringen Sie sich nicht in kompromittierende Positionen und provozieren Sie keine unangemessenen sexuellen Reaktionen.

Während der Hilfe beim Waschen sollten immer Türen oder Vorhänge geschlossen sein, selbst wenn niemand zu Hause ist. Wenn Sie jemanden im Rollstuhl oder im

DIE WAHL DES REINIGUNGSMITTELS

Es gibt verschiedene Alternativen zur gewöhnlichen Seife, u. a.:

- Klinischer Reinigungsschaum, der effektiver reinigt als normale Seife, die Haut schont und schützt.

- Reinigungswasser, das nicht abgespült werden muss, oder Feuchtigkeitstücher, die nur einmal verwendet werden. Sie sparen Zeit und reduzieren das Risiko, dass das Bett beim Waschen nass wird.

» HILFE BEIM WASCHEN

fahrbaren Duschstuhl zum Bad begleiten, decken Sie ihn vorne zu und sorgen Sie dafür, dass auch der Po bedeckt ist.

Beim Anziehen umhüllen Sie zuerst den Unterkörper mit einem Handtuch und legen Sie dann die Oberkörperbekleidung an. Sie verhindert, sich bloßgestellt oder schutzlos zu fühlen, während anschließend der Unterkörper bekleidet wird.

Wenn jemand das Waschen scheut

Möchte sich jemand nicht waschen oder vergisst es, sollten Sie Konfrontationen vermeiden und gewohnte Waschroutinen überdenken. Nehmen Sie sich Zeit, um die Situation zu besprechen, eventuell auch mit Fachleuten. Muss die Kleidung gereinigt werden, ist dies eine gute Gelegenheit für den Vorschlag, sich auszuziehen und zu waschen, bevor die saubere Kleidung angezogen wird. Sorgen Sie dafür, das Badezimmer zu heizen, damit es behaglich ist.

Waschen im Bett

Wenn ein Pflegebedürftiger nicht aufstehen kann, müssen Sie ihn im Bett waschen. Dabei ist es wichtig, planvoll vorzugehen und alle erforderlichen Gegenstände griffbereit zu haben. Bereiten Sie mehrere Waschlappen und Handtücher sowie eine Waschschüssel (vor dem Übergang zur Intimpflege Wasser wechseln) vor. Eine wasserdichte Unterlage verhindert, dass die Matratze nass wird. Vielleicht ist auch ein Tisch oder Rollwagen nützlich, um Dinge abzustellen. Während Sie alles richten, sollte der Raum geheizt und andere Personen aus dem Zimmer gebeten werden.

WASCHEN IM BETT

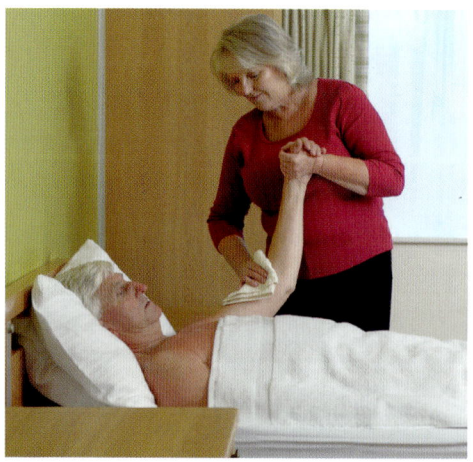

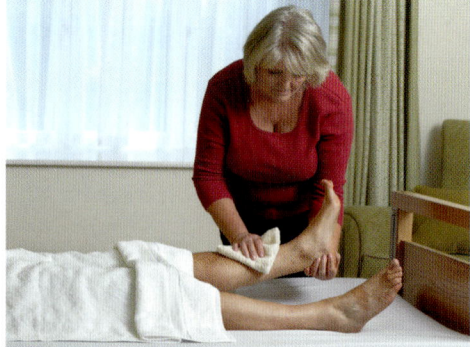

2 Cremen Sie den Oberkörper ein und bekleiden Sie ihn wieder. Waschen Sie erst das körperferne, dann das körpernahe Bein, anschließend die Füße. Wieder eincremen, dann Waschlappen, Wasser und Handtuch wechseln.

1 Kleiden Sie den Pflegebedürftigen aus. Bedecken Sie ihn immer mit einem Laken oder großen Handtuch, damit er nicht friert und seine Würde gewahrt bleibt. Legen Sie ein Handtuch unter den zu waschenden Körperteil. Waschen Sie Gesicht und Hals, dann den körperfernen Arm, Oberkörper vorn, Achseln, den körpernahen Arm und anschließend den Rücken.

3 Genitalien und After werden aus hygienischen Gründen zum Schluss gewaschen. Der Betroffene kann sich auf die Seite mit dem Rücken zu Ihnen drehen oder Sie waschen von vorn, wenn er die Beine aufstellen und spreizen kann. Stets von vorn nach hinten reinigen.

ACHTEN SIE AUF SICH SELBST

Jemanden im Bett zu waschen, kann körperlich anstrengend sein und zu Rückenverletzungen führen. Wenn Sie folgende Tipps befolgen, minimieren Sie Ihre körperliche Belastung:

- Das Bett muss hoch genug sein, damit Sie keine Rückenschmerzen bekommen. Ist das Bett verstellbar, kann es auf die richtige Höhe eingestellt werden, ist es nicht verstellbar und zu niedrig, kann es durch Fußsockel erhöht werden (S. 39). Sollte ein nicht verstellbares Bett zu hoch sein, können Sie sich zum Arbeiten auf einen Fußschemel stellen.

- Sie dürfen ohne Weiteres auch auf dem Bett knien, um sich über die Person zu lehnen.

- Bitten Sie den Betreffenden, so viel wie möglich selbst zu tun, z. B. die Arme oder Beine anzuheben.

- Holen Sie sich Hilfe, wenn es beim Drehen erforderlich ist: Das kann selbst dann nötig werden, wenn alle Hilfsmittel vorhanden sind.

- Ist Ihnen das Waschen im Bett körperlich zu anstrengend, kümmern Sie sich um Hilfe durch einen Pflegedienst (S. 22–23).

HILFSMITTEL ZUM WASCHEN

UTENSILIEN	BESCHREIBUNG
Badethermometer	- Reduziert die Gefahr, dass das Bade- oder Duschwasser zu heiß oder zu kühl ist. - Es gibt viele verschiedene Modelle, z. B. mit Skalen und Temperaturbereichen oder digital.
Bade- und Duschmatten	- Verhindern das Ausrutschen in Wanne oder Dusche. - In verschiedenen Formen und Größen erhältlich. - Wählen Sie ein Modell, das sich am Rand nicht aufrollt und durch Saugnäpfe oder Klebeflächen fest in der (Dusch-)Wanne sitzt.
Waschhilfsmittel mit langem Griff	- Nützlich bei eingeschränkter Armbeweglichkeit. - In verschiedenen Längen mit verschiedenen Aufsätzen erhältlich, z. B. Bürsten, Schwämme, Haarwasch- und Eincremhilfen. - Einige Modelle sind gebogen, andere sind flexibel und bewegen sich in jede gewünschte Richtung.
Rückenwaschband	- Zum Waschen von Rücken und Fußsohlen. - Besteht aus einem langen Band, meist aus weicher Baumwolle auf einer Seite und Schaumstoff auf der anderen, mit Griffen an beiden Enden.
Zehenwascher	- Nützlich, wenn man sich nicht bücken kann. - Besteht aus einem langen Plastikgriff mit abnehmbaren Waschschwämmen.

HAARPFLEGE

Sauberes, gepflegtes Haar zu haben, ist ein wichtiger Teil der Körperpflege und ist entscheidend für das Wohlbefinden. Sie sollten dafür sorgen, dass der Pflegebedürftige seine Haare weitgehend selbst pflegt, da dies das Gefühl der Selbstständigkeit stärkt. Sie können dies fördern, indem Sie Hilfsmittel besorgen, die eine einfache Haarpflege erleichtern, z. B. Bürsten und Kämme mit langen Griffen. Dieses Kapitel zeigt, wie Sie dem Betroffenen praktische Hilfestellung leisten können, etwa beim Haarewaschen.

Allgemeine Pflege

Die Haare sauber und gepflegt zu halten, kann schwierig sein, wenn jemand unter eingeschränkter Arm- oder Schulterbeweglichkeit leidet. Bürsten und Kämme mit langen Griffen erleichtern die selbstständige Haarpflege. Mit Haarschneidern können Haare, Bärte und Augenbrauen in Form gehalten werden, viele haben hierfür Extra-Aufsätze. Die meisten Haarschneider sind wiederaufladbar oder batteriebetrieben und leicht anzuwenden. Wenn Sie einen Lockenstab benutzen, achten Sie darauf, die Haare nicht zu verletzen, vor allem bei feinem Haar.

Bürsten und Kämme mit langen Griffen
Bürsten und Kämme mit gebogenem Griff sind so geformt, dass man die Kopfrückseite erreicht.

Trockenshampoo erfordert kein Wasser und ist hilfreich, um die Haare zwischen den Haarwäschen sauber zu halten. Spezialshampoo sind auch in Form einer Duschhaube erhältlich:

- Trockenshampoo – direkt auf die Haare auftragen, einmassieren, dann Haare sorgfältig mit einer Bürste auskämmen.
- Spezielle Haarhauben werden in der Mikrowelle erwärmt und aufgesetzt. Der sich entwickelnde Waschschaum wird einmassiert und nach dem Trocknen ausgebürstet.

Friseurbesuch

Ein Friseurbesuch kann für den Pflegebedürftigen eine schöne Gelegenheit darstellen, aus dem Haus zu kommen und andere Leute zu treffen. Dies kann jedoch bei eingeschränkter Mobilität auch problematisch sein. Versuchen Sie, einen Friseursalon zu finden, der leicht zugänglich und auf Senioren und Behinderte eingestellt ist. Überlegen Sie, ob die Haare immer im Salon gewaschen werden müssen; man kann die Haare auch trocken schneiden lassen. Manche Friseure ermöglichen Hausbesuche, wenn der Pflegebedürftige nicht ausgehen kann.

Haare waschen

Die bequemste Art, Haare zu waschen, ist beim Duschen oder Baden. Falls das nicht infrage kommt, gibt es spezielle Haarwaschbecken, die mit einem Klettbandstreifen hinten am Nacken befestigt werden, so dass die Person auf einem Stuhl oder Rollstuhl sitzend den Kopf nach hinten beugen und die Pflegeperson die Haare bequem waschen kann.

Wenn der Betreffende die Haare selbst trocknen möchte, kann es einfacher sein, einen Fönhalter bzw. ein Haartrocknerstativ zu benutzen.

Haare waschen im Bett

Am einfachsten wäscht man Haare im Bett mithilfe eines aufblasbaren Kopfwaschbeckens, das aufgepumpt und unter den Kopf des Betroffenen geschoben wird – entweder auf ein kleines Kissen oder direkt auf die Matratze. An der Seite befindet sich ein Abflussschlauch, um das Wasser abzuleiten. Beim Benutzen des Waschbeckens sollten Sie eine wasserdichte Auflage über die Kissen legen und einen Eimer unter den Schlauch, um das verbrauchte Wasser aufzufangen. Ein Handtuch wird um die Schultern des Pflegebedürftigen gelegt.

Alternativ kann ein Haarwaschbecken oder eine Waschmulde aus Kunststoff verwendet werden. Dies entspricht dem aufblasbaren Waschbecken, fasst aber nicht so viel Wasser und ist aus festem Material. Es benötigt mehr Stauraum als ein aufblasbares Becken und kann unbequem sein. Eine tragbare Duschvorrichtung kann verwendet werden, um die Haare im Bett

Fönhalter
Ein Fön auf einem Ständer erlaubt das Fönen ohne Hände. Manche Ständer haben einen flexiblen Hals, so dass der Winkel angepasst werden kann.

abzuspülen. Dafür wird eine Plastiktasche mit bis zu 10 Liter Wasser über dem Bett aufgehängt. Der Wasserfluss wird mit einem Hebel kontrolliert.

Perücken

Haarverlust kann sehr störend und sogar beängstigend sein, besonders bei Frauen. Es gibt viele Gründe für Haarverlust. Tritt er infolge einer Chemotherapie oder bestimmter Hauterkrankungen auf, kann in Deutschland eine Perücke ärztlich verschrieben und von der Krankenkasse teilweise oder ganz gezahlt werden. Erkundigen Sie sich bei Bedarf bei der Krankenkasse der Person, die Sie pflegen. Perücken kann man natürlich auch privat kaufen.

Eine Perücke kann aus Kunsthaar oder aus Echthaar gefertigt sein. Jeder muss selbst überlegen, ob er eine Perücke tragen möchte oder z. B. lieber ein Kopftuch. Entscheidet man sich für die Perücke, sollte sie speziell angepasst werden.

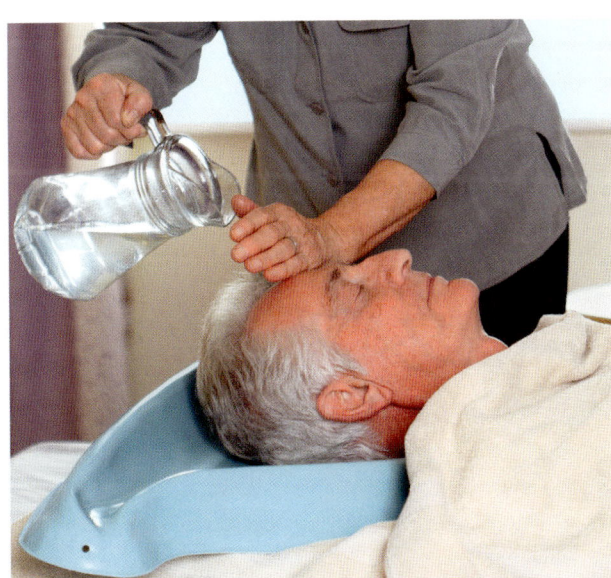

Benutzen einer Haarwaschschale
Die Waschschale wird unter den Kopf gelegt. Das gebrauchte Wasser fließt durch einen Abfluss in einen auf dem Fußboden stehenden Eimer ab.

123

DIE ÄUSSERE ERSCHEINUNG

Die meisten Menschen haben eine bestimmte Wahrnehmung von sich und davon, wie sie aussehen möchten. Manche geben sich große Mühe beim Schminken, andere ziehen ein natürlicheres Aussehen vor. Das Aussehen eines Menschen hilft ihm, seine Rolle und Identität zu definieren – es ist ein Teil von ihm. Wird es schwierig, sein Aussehen zu erhalten, etwa wegen Gebrechlichkeit oder körperlicher oder geistiger Einschränkungen, kann dies Auswirkungen auf das seelische Wohlbefinden haben.

Sie als Pflegender sollten die Zeichen wahrnehmen, die auf Probleme bei der Pflege der äußeren Erscheinung hinweisen. Sie sind meist leicht zu erkennen – z. B. wenn sich jemand nicht mehr richtig schminken kann oder häufig unrasiert ist. Bei solchen Anzeichen sollte nach der Ursache gesucht werden. Dies kann einfach eine schwache oder zittrige Hand sein, oder der oder die Betroffene ist depressiv und/oder verwirrt. Schon einfache Hilfsmittel können den Alltag erleichtern. Suchen Sie professionellen Rat, falls ein medizinisches Problem als Ursache vermutet wird.

TIPPS FÜRS MAKE-UP

Folgende Tipps helfen beim Schminken und bei der Auswahl der richtigen Produkte:

- Pinzetten mit Vergrößerungsglas sind nützlich für Frauen mit schlechter Sehkraft, aber ruhiger Hand.
- Eincremhilfen mit langem Griff erleichtern das Eincremen der Unterschenkel und des Rückens.
- Eine getönte Tagespflege, einen Ton heller als die Haut der Betroffenen, kaschiert Fältchen unauffällig, denn sie setzt sich nicht wie Make-up in den Falten ab.
- Die Betroffene sollte das Make-up nach eigenen Wünschen auswählen. Jeweils nicht verwendete Produkte sollten Sie aus dem Zugriffsbereich entfernen.
- Sie könnten eine Kosmetikerin nach Hause bestellen, die geeignete Pflege- und Make-up-Produkte empfiehlt.

Schminken

Wenn eine Frau immer geschminkt war, fühlt sie sich ohne Styling vielleicht unwohl. Sicherlich wird sie Präferenzen bezüglich Art, Stil und Auftrag des Make-ups haben. Sie sollten versuchen, solche Vorlieben zu berücksichtigen, obwohl sie vermutlich angepasst werden müssen. Manches Make-up erfordert viel Geschick, z. B. Wimperntusche aufzutragen. Gelingt es nicht mehr, sie richtig zu verwenden, kann dies nicht nur unattraktiv

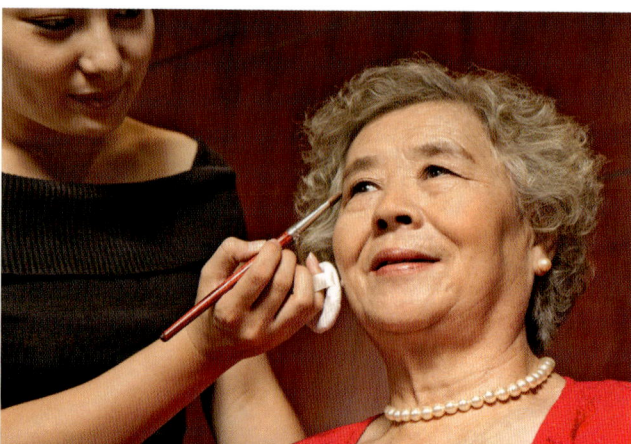

Schminken
Beim Schminken sollte die Frau selbst das Produkt auswählen und bestimmen, wie es aufgetragen wird.

aussehen, es kann auch zu Augenverletzungen kommen. Deshalb sollten Sie versuchen, sie zu überzeugen, möglichst ganz darauf zu verzichten oder aber das Handling Ihnen zu übertragen.

Hat jemand eine schwache Hand, können zum leichteren Halten die Griffe der Make-up-Applikatoren mit Schaumstoff umhüllt werden. Sie könnten auch spezielle Pinsel oder Schwämmchen kaufen, die besonders gut zu greifen sind.

Sieht die Betroffene schlecht, fällt es ihr möglicherweise schwer, das Make-up richtig und gleichmäßig aufzutragen. Manche Frauen können nicht mehr gut zwischen Farben unterscheiden; das Ergebnis kann dann zu stark wirken. Schlechtes Sehen kann durch gute Beleuchtung und einen Vergrößerungsspiegel ausgeglichen werden. Trägt die Person eine Lesebrille, kann diese auch zum Auftragen von Lippenstift benutzt werden.

Rasieren

Elektrische Rasierer sind generell einfacher zu benutzen als Nassrasierer, auch das Risiko für Verletzungen ist geringer. Rasiert sich der Betroffene selbst, kann eine Ladeschale benutzt werden, damit der Rasierer immer aufgeladen ist. Viele elektrische Rasierer haben heute ergonomische Griffe, so dass sie leicht zu halten sind. Die Rasur wird erleichtert, wenn am Rasierer eine Greifhilfe angebracht wird, die um die Hand reicht. Diese Halterungen können in Spezialläden für Rehabedarf erworben werden oder man stellt sie selbst her, indem ein dickes Gummiband am Rasierer angebracht wird.

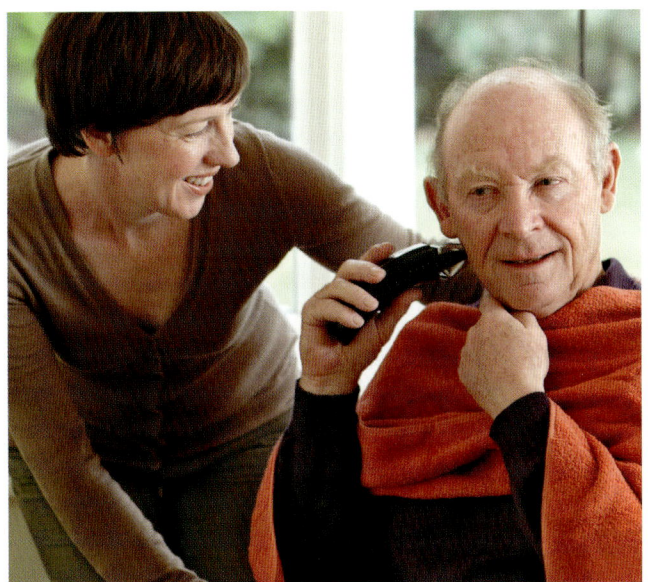

Benutzen eines Elektrorasierers
Mit einem Elektrorasierer kann sich der Pflegebedürftige selbst rasieren, wenn dies mit einem Nassrasierer nicht mehr sicher wäre.

Das Rasieren geht elektrisch schneller und sauberer als das Nassrasieren. Wenn der Pflegebedürftige jedoch die Nassrasur vorzieht, diese aber selbst nicht mehr sicher bewältigt, müssen Sie sie übernehmen. Versuchen Sie zunächst, ihn zu überzeugen, doch zur Elektrorasur überzugehen. Der Übergang kann auch nach und nach erfolgen, indem Sie z. B. anfangs zwischen Elektro- und Nassrasur abwechseln und mit der Zeit immer seltener nass rasieren.

Die Beleuchtung muss beim Rasieren in jedem Fall ausreichend sein und der Pflegebedürftige sollte möglichst dabei sitzen. Ein Rasierspiegel (ggf. mit Vergrößerungsglas) ist wichtig, wenn er sich selbst rasiert. Auch für Sie ist er nützlich, weil der Betroffene dann beobachten kann, was Sie gerade tun. So wird die Pflege meist für beide Teile angenehmer und der Pflegebedürftige wird besser mit einbezogen.

HAND- UND FUSSPFLEGE

Die Hand- und Fußpflege wird oft vernachlässigt, ist aber genauso wichtig wie alle anderen Aspekte der Pflege. Hände und Füße sollten regelmäßig gewaschen, eingecremt und die Nägel geschnitten werden. Geben Sie mehrmals täglich die Möglichkeit zum Händewaschen. Haben Sie Bedenken bei der Fuß- und Nagelpflege, können Sie einen Fußpfleger kontaktieren. Einige bieten auch Hausbesuche an.

Nägel schneiden

Die Nägel werden mit dem Alter härter. Nach dem Duschen oder Baden bzw. nach einem Hand- oder Fußbad sind sie leichter zu schneiden. Für die Fingernägel sind Nagelknipser mit einem Vergrößerungsglas für Menschen mit Sehproblemen hilfreich. Nagelknipser mit Saugnapf können auf einer glatten Unterfläche befestigt und mit nur einer Hand benutzt werden. Es gibt auch Nagelbürsten mit Saugnapf.

Kann sich jemand nicht gut die Fußnägel schneiden, sind Nagelscheren mit langem Griff nützlich. Diese sollten jedoch wegen der Verletzungsgefahr nur von Personen mit guter Sehkraft und intakter Feinmotorik benutzt werden. Fußnägel

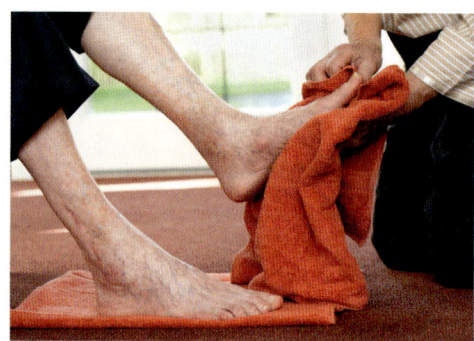

Waschen und Trocknen der Füße
Füße müssen sorgfältig gewaschen und getrocknet werden, besonders in den Zehenzwischenräumen, um das Risiko für Pilzinfektionen zu reduzieren.

sollten immer gerade geschnitten werden, damit sie nicht einwachsen. Dazu sind Nagelknipser oft besser geeignet als Scheren. Der Nagelrand wird gefeilt.

Pflege der Füße

Fußpflege ist immer wichtig. Besonders gilt dies bei Diabetes oder Durchblutungsstörungen, um potenziell ernste Komplikationen zu vermeiden. Sie als Pflegender sollten die Füße des Pflegebedürftigen jede Woche kontrollieren und bei Problemen sofort aktiv werden (Tabelle S. 127). Die Füße sollten täglich gewaschen und sorgfältig abgetrocknet werden (besonders zwischen den Zehen). Wäscht der Betroffene seine Füße selbst, sind Fußwaschhilfen mit langem Griff nützlich (S. 121). Fußcreme beugt trockener Haut vor. Die Schuhe müssen gut passen und dürfen nicht drücken, Socken sollten täglich gewechselt werden. Als Bettwärmer sind Gel- oder Körnerkissen besser geeignet als Wärmflaschen. Wird eine elektrische Heizdecke benutzt, müssen Sie darauf achten, sie auszustellen, bevor der Betroffene ins Bett geht.

BRÜCHIGE NÄGEL

Brüchige Nägel entstehen oft im Alter oder wenn man zu häufig Kontakt mit Wasser oder Reinigungsmittel hat. Manchmal sind sie jedoch auch Symptom einer Krankheit. Bei Problemen können Sie Folgendes versuchen:

- Tragen Sie bei Tätigkeiten im Wasser Handschuhe, z. B. beim Spülen.
- Benutzen Sie häufig Feuchtigkeitscreme.
- Verwenden Sie einen Nagelhärter.
- Hilft dies alles nichts oder treten noch andere Symptome auf, kontaktieren Sie einen Arzt.

HÄUFIGE FUSSPROBLEME

PROBLEM	MÖGLICHE URSACHE	MASSNAHMEN
Hühneraugen und Hornhaut	Druck, oft durch schlecht sitzende Schuhe	▪ Fußbad zum Aufweichen der Haut und vorsichtiges Abreiben des Hühnerauges oder der Hornhaut, z. B. mit einem Bimsstein. Bei Diabetikern den Arzt befragen, bevor verdickte Haut entfernt wird. ▪ Selbstklebendes Schutzpflaster auf den Bereich aufbringen. ▪ Sicherstellen, dass die Schuhe gut passen. ▪ Helfen diese Maßnahmen nicht, einen Fußpfleger konsultieren.
Ballenzeh (Hallux valgus; Abknickung der Großzehe im Grundgelenk)	Gelenkverformung durch Belastung, begünstigt durch enge, spitze Schuhe	▪ Auf gut passende Schuhe achten, um den Druck auf das Gelenk zu lindern. ▪ Ist der Ballenzeh schmerzhaft oder auffällig, einen Arzt konsultieren.
Entzündete, schuppende, juckende Haut zwischen den Zehen	Pilzinfektion	▪ Füße waschen und trocknen und ein Antimykotikum auftragen; Anwendungshinweise beachten! ▪ Bleiben die Symptome länger als zwei Wochen bestehen oder sind Nägel betroffen, den Arzt konsultieren. ▪ Bei Rötung und Schwellung sofort einen Arzt konsultieren.
Rissige Fersen	Ansammlung harter, trockener Haut an den Fersen	▪ Fußbad zum Aufweichen der Haut und schonendes Entfernen der harten Haut, z. B. mit einem Bimsstein. Fußcreme auftragen. Bei Diabetikern den Arzt befragen, bevor verdickte Haut entfernt wird.
Rötung und Schwellung um die Nägel	Eingewachsener Fußnagel	▪ Füße regelmäßig baden, ggf. entzündungshemmende Badezusätze wie Kamille verwenden. Anschließend gut abtrocknen. ▪ Haut sehr vorsichtig mit einem Wattestäbchen vom eingewachsenen Nagel wegschieben. ▪ Desinfizierende Salbe aus der Apotheke auftragen. ▪ Schuhe mit viel Raum für die Zehen tragen. ▪ Bessert sich der Nagel nicht, sind die Schmerzen stark oder nässt oder eitert die Stelle, einen Arzt konsultieren.
Schmerzhafte, blasse oder bläuliche Füße	Durchblutungsprobleme	▪ Sofort einen Arzt konsultieren.
Schmerzhafte Zehengelenke	Arthritis oder Gicht	▪ Arzt konsultieren.

MUND- UND ZAHNPFLEGE

Eine gute Mundhygiene hilft, Karies, Zahnfleischproblemen und Mundgeruch vorzubeugen. Dies ist besonders bei älteren Menschen wichtig, da mit dem Alter weniger Speichel produziert wird, der die Zähne sauber hält. Auch das Zahnfleisch schwindet. Anzeichen für Probleme bei der Pflege sind Atemgeruch, fleckige Zähne, Essensreste zwischen den Zähnen und gerötetes Zahnfleisch. Als Pflegende sollten Sie prüfen, ob der Pflegebedürftige eine gute Mundpflege durchführt, und auf regelmäßige Zahnarztbesuche achten. Bei Bedarf müssen Sie helfend eingreifen.

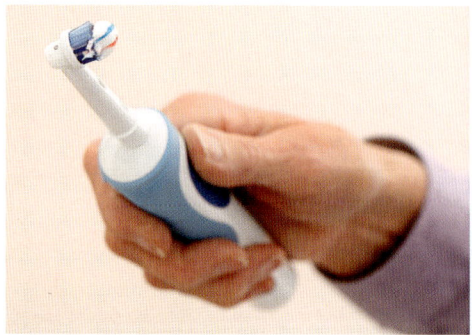

Benutzen einer elektrischen Zahnbürste
Elektrische Zahnbürsten sind wegen ihres langen Griffs und der geringen Anstrengung beim Putzen leichter zu benutzen als manuelle Bürsten.

Routinepflege

Die Zähne sollten mindestens zweimal täglich 3 Minuten lang mit fluoridierter Zahnpasta geputzt werden, am besten nach dem Frühstück und direkt vorm Zubettgehen. Zähneputzen direkt nach dem Genuss saurer Speisen und Getränke sollte vermieden werden, weil das die Zähne schädigen kann. Elektrische Zahnbürsten reinigen effizienter als manuelle und sind wegen ihres kompakteren Griffs leichter zu halten.

Die Zähne müssen von allen Seiten geputzt werden. Beim manuellen Putzen geschieht dies am besten mit kleinen, kreisenden Bewegungen. Auch die Zunge kann sanft mit gereinigt werden.

Die Zähne sollten täglich mit Zahnseide gereinigt werden. Wenn normale Zahnseide zu kompliziert ist, können auch Zahnseidenhalter oder Interdentalbürstchen verwendet werden. Der Zahnarzt berät Sie, was am besten geeignet ist.

Nach dem Putzen und Benutzen von Zahnseide muss der Mund ausgespült werden. Wird Mundwasser verwendet, sollte es keinen Alkohol enthalten, denn er trocknet Mund und Lippen aus.

■ **Zahnprothesen** Künstliche Zähne müssen ebenso sorgfältig gereinigt werden wie eigene. Sie werden herausgenommen (erst oben, dann unten) und mit einer speziellen Prothesen-Zahnpasta gründlich gebürstet und gespült. Den Mund ausspülen lassen, dann die Prothese wieder einsetzen (erst unten, dann oben). Prothesen müssen regelmäßig vom Zahnarzt auf guten Sitz überprüft werden, um Probleme zu vermeiden.

Hilfe bei der Zahnpflege

Zwei der häufigsten Gründe, warum beim Zähneputzen Hilfe nötig wird, sind eingeschränkte Feinmotorik und Demenz.

TIPPS FÜR EINE GUTE MUNDPFLEGE

Folgende Empfehlungen helfen dabei, Mund und Zähne gesund zu halten.

- Putzen Sie die Zähne zweimal täglich, benutzen Sie einmal täglich Zahnseide.

- Rauchen Sie nicht – Rauchen belastet die Zähne, verursacht Mundgeruch, schädigt das Zahnfleisch und kann Krebs auslösen.

- Ernähren Sie sich (zahn-)gesund.

HÄUFIGE MUNDPROBLEME

PROBLEM	MÖGLICHE URSACHE	MASSNAHMEN
Mundtrockenheit	Sie kann Nebenwirkung einiger Medikamente oder Symptom einer Krankheit sein, z. B. beim Sjögren-Syndrom (Immunstörung).	■ Keinen Alkohol trinken und nicht rauchen. ■ Zuckerfreie Bonbons oder Kaugummis helfen, die Speicheltätigkeit anzuregen. ■ Bei längerer Dauer oder weiteren Symptomen einen Arzt konsultieren.
Lippenbläschen	Bläschen um die Lippen sind meist Folge einer Infektion mit dem Herpes-simplex-Virus. Ist man infiziert, verbleibt das Virus lebenslang im Körper, oft mit langen inaktiven Zeiten. Bei einer Reaktivierung (z. B. durch Stress, Fieber, hormonelle Veränderungen oder Sonnenlicht) kommt es zu den juckenden, nässenden Bläschen. Die Bläschen sind sehr ansteckend, bis sie komplett abgeheilt sind.	■ Sorgen Sie dafür, dass nicht an den Bläschen gekratzt wird. Hände nach jeder Berührung waschen. ■ Engen Kontakt zu anderen meiden, bis die Bläschen abgeheilt sind. ■ Herpescreme auftragen, sobald die Bläschen sich ankündigen (Juckreiz und Spannungsgefühl). ■ Arzt konsultieren, wenn die Bläschen nicht innerhalb von drei Wochen abheilen.
Aphthen	Sie treten typischerweise an der Mundschleimhaut, am Zahnfleisch, aber auch an den Mandeln und der Zunge auf. Die Ursachen sind vielfältig und noch nicht völlig geklärt. Aphthen sind nicht ansteckend.	■ Schmerzstillende Präparate (Spray, Gel, Creme, Mundwasser). ■ Zur Schonung weiche Zahnbürste benutzen und weiche Kost essen. ■ Arzt konsultieren, wenn die Aphthen sehr wehtun oder nicht abheilen.

■ Eingeschränkte Feinmotorik oder Kraft

Hat jemand wenig Kraft in den Händen, kann selbst das Festhalten einer Zahnbürste schwierig sein. Leichter wird es, wenn ein Griffverstärker verwendet wird. Alternativ kann auch ein Stück Moosgummischlauch oder einfach ein zweiter Zahnbürstengriff mit Klebeband angebracht werden.

Gibt es Probleme beim Ausdrücken der Zahnpasta aus der Tube, kann ein Pumpenspender helfen, in den die Zahnpasta umgefüllt wird. Es gibt auch Pressen für Zahnpastatuben. Einige Modelle können mit einer Hand bedient werden, z. B. solche mit Saugnäpfen am Boden.

■ **Demenz** Ist der Pflegebedürftige verwirrt oder leidet er unter Demenz, vernachlässigt er vielleicht seine Zähne oder hat gar vergessen, wie man Zähne putzt. Geben Sie nötigenfalls kurze, einfache Anleitungen und reichen Sie die Zahnbürste mit Zahnpasta an. Sie könnten auch vormachen, wie man richtig putzt, damit der Betreffende versteht, was er tun soll. Vielleicht müssen Sie aber auch helfen, damit sorgfältig geputzt wird. Verschluckt Ihr Schützling oft Pasta, probieren Sie es mit Kinderzahncreme, sie ist unschädlich.

Tubenpresse
Es gibt verschiedene Tubenausdrückhilfen. Diese hier kann mit einer Hand benutzt werden.

129

KLEIDUNG UND ANKLEIDEN

Den meisten Menschen ist die Wahl ihrer Kleidung wichtig, denn was wir tragen, ist Ausdruck unserer Persönlichkeit und auch unserer Stimmung. Sich an- und auszukleiden ist eine ganz private Sache. Dennoch müssen Sie als Pflegende den Pflegebedürftigen manchmal daran erinnern oder praktische Hilfe anbieten. Dabei ist es besonders wichtig, Vorlieben und Würde des Betroffenen zu respektieren.

Ausreichend Zeit zum Anziehen

Drängen Sie den Pflegebedürftigen nicht und planen Sie viel Zeit zum Anziehen ein. Sind Sie in Eile, werden Sie wahrscheinlich mehr Handgriffe als nötig übernehmen, um den Prozess zu beschleunigen. Mit der Zeit verliert der Betroffene dadurch an Selbstständigkeit, was die Pflegebelastung für Sie erhöht. Wenn Sie an einem bestimmten Tag in Zeitdruck sind, legen Sie am Abend vorher alles zurecht. Helfen Sie aber nur bei speziellen schwierigen Aufgaben, z. B. dem Öffnen von Knöpfen.

Auswahl der Kleidung

Die Kleiderauswahl ist eine sehr individuelle Angelegenheit, deshalb sollte der Pflegebedürftige so intensiv wie möglich einbezogen werden. Versuchen Sie, gemeinsam einzukaufen, oder schauen Sie zusammen in Kataloge oder ins Internet.

Wenn Sie selbst Kleidungsstücke auswählen müssen, achten Sie darauf, dass sie in Art, Stil und Farben den Vorlieben der Person entsprechen. Sie sollten auch spezielle Probleme berücksichtigen, die das An- und Auskleiden erschweren können, z. B. eingeschränkte Beweglichkeit, Probleme der Feinmotorik oder eine Sehschwäche. Auch wenn jemand im Rollstuhl sitzt oder bettlägerig ist, eignet sich nicht jede Kleidung. Mag ein Pflegebedürftiger ein bestimmtes Kleidungsstück besonders

TIPPS ZUR AUSWAHL DER GEEIGNETEN KLEIDUNG

Hat jemand Probleme beim An- und Auskleiden, können Ihnen diese Tipps bei der Kleiderauswahl helfen:

- Wählen Sie die Kleidung nicht zu eng. Kaufen Sie eventuell eine Nummer größer als bisher. Zu schmale Ärmel z. B. können einengen und sind schwer auszuziehen.
- Vorn zu öffnende Oberteile sind meist einfacher zu handhaben für Menschen, die ihre Hände nicht über den Kopf heben können.
- Für Frauen sind Hosen und Röcke, die vorn oder seitlich zu öffnen sind, besser geeignet als solche, die hinten schließen.
- Wählen Sie Kleidung mit großen Knöpfen, vermeiden Sie Druckknöpfe. Hat eine Lieblingsjacke nur kleine Knöpfe, kann sie vielleicht auch wie ein Pullover über den Kopf gezogen werden.
- Für Männer sind Boxershorts leichter anzuziehen als eng sitzende Unterhosen.

- Nachtwäsche aus Flanell und aufgerauter Baumwolle kann an der Bettwäsche »hängen bleiben«, was das Drehen im Bett erschwert. Wählen Sie glattere Materialien, die atmungsaktiv sind.
- Manche Hersteller fertigen hinten zu öffnende Kleidung, besonders für Menschen im Rollstuhl.
- Viele BHs sind schwer allein anzuziehen. Ein hinten verschließbarer BH kann zuerst vorn geschlossen und dann nach hinten gedreht werden. Es gibt auch Modelle, die vorn zu öffnen sind, Überzieh-BHs oder Bustiers. BHs mit Magnet- oder Klettverschluss sind leichter anzuziehen.
- Slipper sowie Schuhe mit Gummizug oder Klettverschluss sind leichter an- und auszuziehen als Schnürschuhe. Slipper sollten jedoch nicht immer getragen werden, da sie beim Gehen keinen optimalen Halt geben.

und ist es leicht anzuziehen, könnte man es mehrfach kaufen, vielleicht auch in verschiedenen Farben. Kleider zu waschen und zu bügeln kann für einen Pflegebedürftigen schwierig sein. Daher sollte die Kleidung leicht zu pflegen und bügelfrei sein und möglichst schnell trocknen.

Bei der Auswahl der täglichen Kleidung ist es oft sinnvoll, mehrere Schichten zu kombinieren: Besonders ältere Menschen frieren leicht und es wird ihnen schnell zu warm, wenn die Temperaturen steigen.

■ **Kleidung umarbeiten** Wenn für den Betroffenen die eigene Kleidung schwierig an- oder auszuziehen ist, kann sie oft geändert werden, so dass keine Neuanschaffungen nötig sind. Beispielsweise kann ein Reiß- durch einen Klettverschluss ersetzt werden. Dabei kann auch ein Schneider helfen.

Hilfe beim Anziehen

Hilft man einem Pflegebedürftigen beim Ankleiden, sollte er so viel wie möglich selbst tun. Respektieren Sie seine Kleiderwahl, auch wenn sie Ihnen vielleicht eigenartig erscheint. Ist sie jedoch für das Wetter völlig ungeeignet, sollten Sie das Problem taktvoll ansprechen und eine passendere Kleidung empfehlen.

DEMENZKRANKEN HELFEN

Bei Demenzkranken ist die Beschränkung der Kleiderauswahl und das Hinlegen in einer eindeutigen, systematischen Reihenfolge oft hilfreich.

■ Bewahren Sie häufig benutzte Kleidung, z. B. Unterwäsche, in einer leicht zugänglichen Schublade auf.

■ Kleben Sie Beschriftungen oder Bilder auf, die den Inhalt beschreiben.

■ Legen Sie selten benutzte Kleidung im Schrank nach hinten oder in einen anderen Raum.

Sie sollten versuchen, den täglichen Gewohnheiten des Pflegebedürftigen zu folgen. Es kann jedoch geschehen, dass dies aus Sicherheitsgründen nicht möglich ist. Hat der Betreffende z. B. Probleme mit dem Gleichgewicht, sollte er sich auf einem Stuhl sitzend anziehen, nicht im Bett. Ist er verwirrt oder demenzkrank, müssen Sie ihm vielleicht helfen, um die richtige Reihenfolge einzuhalten, oder das Anziehen selbst, z. B. eines Jackenärmels, muss angeleitet werden.

Hilfsmittel für die Selbstständigkeit

Verschiedene Hilfsmittel können das selbstständige Anziehen erleichtern. Es

BEIM ANZIEHEN HELFEN

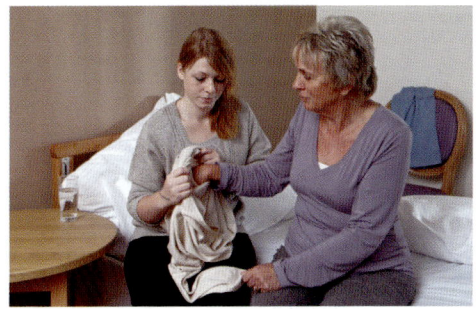

1 Die Pflegebedürftige muss sicher auf dem Bett sitzen, bei Gleichgewichtsstörungen auf dem Stuhl. Helfen Sie ihr mit dem schwächeren Arm zuerst in das Kleidungsstück.

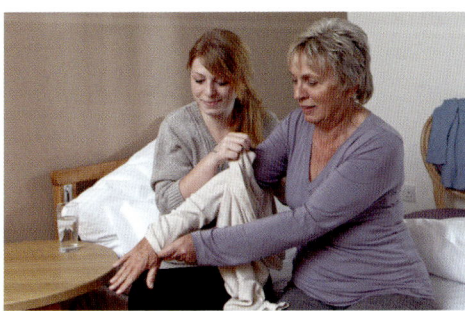

2 Helfen Sie beim weiteren Anziehen, zuletzt kommt der stärkere Arm an die Reihe. Beim Ausziehen beginnt man mit dem stärkeren und endet mit dem schwächeren Arm.

» KLEIDUNG UND ANKLEIDEN

gibt viele verschiedene nützliche Spezial-
geräte. Ihre Anwendung muss geübt werden und es ist ratsam, sich vor dem Kauf
zeigen zu lassen, wie man sie benutzt.

Beim Anziehen des Oberkörpers ist es
oft ein Problem, die Kleidung über den
Kopf zu ziehen, die Arme zu heben, die
Kleidung im Rücken herunterzuziehen
oder die Kleidungsstücke zu richten. Am
schwierigsten ist es für viele Betroffene,
an die Füße zu gelangen, um Socken und
Schuhe anzuziehen oder Hosen hochzuziehen. Wenn man nicht richtig zufassen
kann, ist das Schließen von Reißverschlüs-
sen und Knöpfen ein Problem – egal, wo
sie sich befinden. Einige nützliche Hilfsmittel werden im Folgenden beschrieben.

■ **Knöpf- und Reißverschlusshilfe** Die
meisten Knopfhaken bestehen aus einem
gebogenen Draht an einem langen Griff.
Reißverschlusshilfen haben einen kleinen Metallhaken zum Einhängen in die
Reißverschlusslasche. Man kann auch
die bestehenden Schiebergriffe an Reiß-
verschlüssen durch Ringe oder Verlänge-
rungsschlaufen ergänzen, um das Greifen
und Ziehen zu erleichtern.

■ **Anziehhilfe** Diese ist besonders nützlich, wenn die Schulterbeweglichkeit ein-

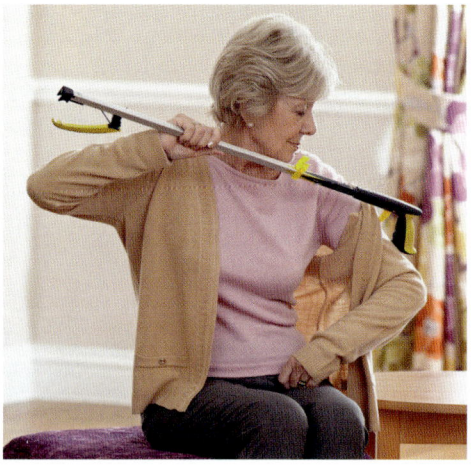

Benutzen einer Greifzange
Eine Greifzange kann statt eines Greifstocks beim
Anziehen helfen. Mit der Zange kann ein Teil des
Kleidungsstücks gegriffen werden, sie lässt sich
aber auch wie hier als Haken einsetzen.

geschränkt ist. Die meisten haben auf der
einen Seite einen Gummigriff, am anderen
Ende einen geformten Doppelhaken.
Mit dem Haken können Kleidungsstücke über den Kopf gezogen werden. Das
andere Ende dient dazu, die Kleidung von
der Schulter zu schieben. Es gibt auch
Modelle, die mit einem Schuhanzieher
kombiniert sind.

■ **Greifzange** Obwohl nicht speziell zum
Ankleiden entworfen, kann eine sogenannte »helfende Hand« auch zum Anziehen benutzt werden. Greifzangen bestehen
aus einem langen Stab mit einem Zangen-
greifer an einer Seite und einem Griff zum
Öffnen des Greifers an der anderen. Manche haben einen Magneten am einen Ende,

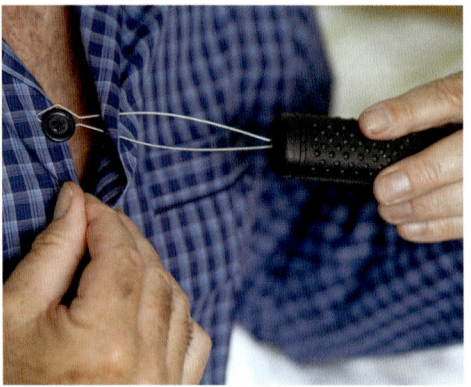

Benutzen eines Knopfhakens
Schieben Sie den Draht durch das Knopfloch und
über den Knopf. Ziehen Sie dann mit drehender
Bewegung am Griff, um den Knopf durch das
Loch zu holen.

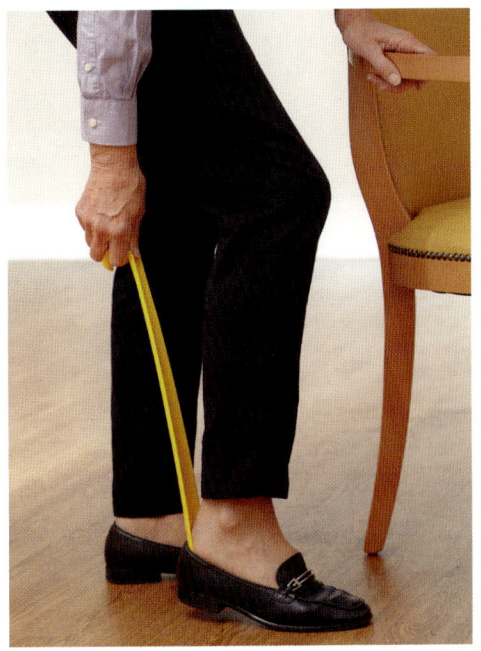

Benutzen eines langen Schuhlöffels
Das Ende des Schuhlöffels in die Ferse des Schuhs stecken, dann leicht den Fuß hineinschieben und gleichzeitig den Schuhlöffel herausziehen.

um Metallgegenstände besser zu erfassen, andere können arretiert werden oder sind faltbar. Greifzangen sind für Personen mit eingeschränkter Reichweite und verminderter Muskelkraft sehr hilfreich.

- **Strumpfanziehhilfe** Dieses Hilfsmittel gibt es in verschiedenen Formen; meist besteht es aus einer Plastikschale mit einem Band rechts und links (siehe unten). Spezielle Modelle erleichtern das Anziehen von Kompressionsstrümpfen und Strumpfhosen.

- **Langer Schuhlöffel** Schuhlöffel können verschieden lang sein und haben teilweise einen Haken an einem Ende, den man als Greifhilfe benutzen kann.

- **Weitere Hilfsmittel** Es gibt noch viele weitere praktische Dinge, z. B. Klammern am Band, mit denen man Hosen und Röcke leicht hochziehen kann.

BENUTZEN EINES STRUMPFANZIEHERS

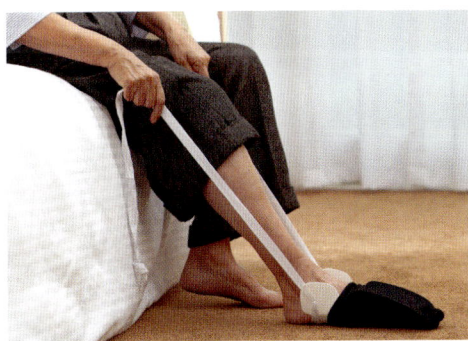

1 Ziehen Sie die Socke über die Schale. Der obere Rand muss sich auf jeder Seite in der Seitenkerbe befinden. Dann den Fuß einführen, die Bänder greifen und langsam ziehen.

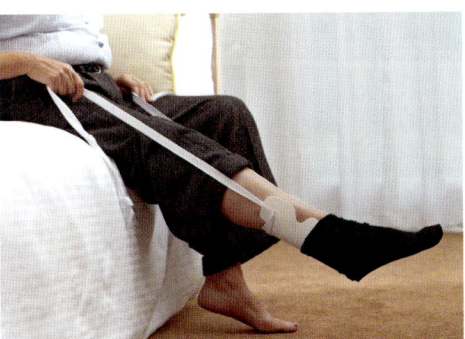

2 Ziehen Sie so lange, bis die Socke richtig über dem Fuß sitzt. Weiter an den Bändern ziehen, bis die Schale wieder frei ist und entfernt werden kann. Bücken ist nicht notwendig.

133

TOILETTENGANG

Zur Toilette zu gehen ist normalerweise eine äußerst intime Angelegenheit. Es kann sowohl dem Pflegebedürftigen als auch dem Pflegenden peinlich sein, wenn dabei Hilfe erforderlich wird. Viele Hilfsmittel erleichtern den Toilettengang und ermöglichen es dem Betroffenen, mit minimaler oder sogar ohne Unterstützung zurechtzukommen. Wird jedoch Hilfe nötig, sollten Sie für so viel Privatsphäre wie möglich sorgen und immer die Würde des Betroffenen wahren.

Zugang zur Toilette

Bei Problemen der Mobilität oder der Alltagskompetenz sollte der Toilettengang überwacht werden. Vielleicht müssen Sie beim Aufstehen, Türe öffnen oder beim Richten der Kleidung helfen. Sie als Pflegender kennen die Fähigkeiten des Betroffenen und wissen, ob er selbst zurechtkommt und wann Hilfe nötig ist.

Achten Sie darauf, dass keine Hindernisse im Weg sind, entfernen Sie Kleinmö-

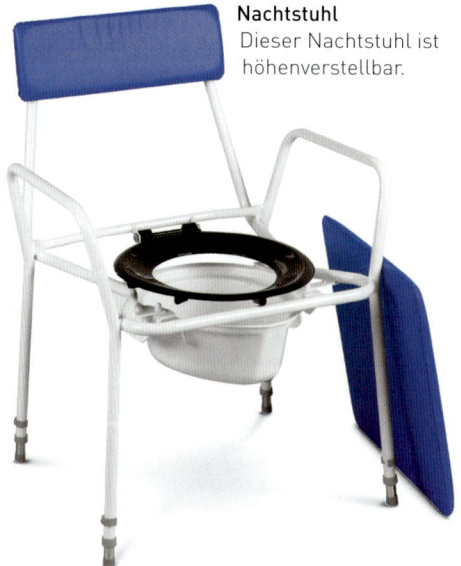

Nachtstuhl
Dieser Nachtstuhl ist höhenverstellbar.

bel oder Läufer, damit der Durchgang mit Gehgestell oder Rollstuhl einfacher wird. Schwellen können ein Risiko darstellen und sollten möglichst entfernt werden. Der Weg zur Toilette muss, v. a. nachts, gut beleuchtet und die Lichtschalter leicht zu bedienen sein. Lichter mit Bewegungsmeldern sind hilfreich. Alternativ können große Lichtschalter oder Zugschalter mit Schnüren angebracht werden. Die Toilettentür sollte nicht abgeschlossen werden, damit Sie im Notfall Zugang haben, oder bringen Sie ein von außen zu öffnendes Schloss an.

Um den Toilettengang für einen demenzkranken und/oder verwirrten Menschen zu vereinfachen, kann ein Zeichen oder Bild an der Tür angebracht werden. Lassen Sie die Tür angelehnt, wenn niemand das WC nutzt, sonst könnte man denken, es sei besetzt.

Befindet sich auf der Etage, auf der man lebt oder schläft, keine Toilette, kann ein Treppenlifter oder sogar eine zweite Toilette auf dem Stockwerk installiert werden (S. 33, 41). Andere Optionen sind ein Nachtstuhl oder eine chemische Toilette.

Beim Toilettengang helfen

Ältere oder demenzkranke Menschen müssen vielleicht an den Toilettengang erinnert werden. In solchen Fällen sollten feste Zeiten eingehalten werden, z. B. alle 2 Stunden oder immer vor den Mahlzeiten. Die Erinnerung kann verbal oder durch Hinführen erfolgen. Beim Toilettengang braucht der Betroffene vielleicht Hilfe mit der Kleidung oder beim Reinigen. Die Reinigung sollte

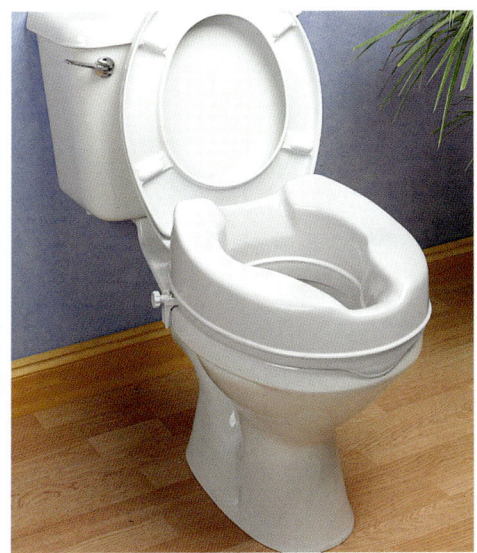

Erhöhter Toilettensitz
Die meisten erhöhten Sitze passen auf jede normale Toilette. Einige Modelle sind in verschiedenen Höhen erhältlich oder höhenverstellbar.

gründlich erfolgen – immer von vorn nach hinten –, um angemessenen Infektionsschutz zu gewährleisten. Feuchttücher sind besser geeignet als normales Toilettenpapier. Denken Sie daran, beim Helfen Einmalhandschuhe zu tragen.

Leichte Probleme der Hygiene, wenn jemand z. B. nicht gut nach hinten greifen kann, lassen sich mit einem Afterreiniger beheben. Er besteht aus einem Haltearm mit einem Reinigungskopf am Ende, an dem das Papier befestigt werden kann. Einige Modelle sind so konstruiert, dass das schmutzige Papier gar nicht angefasst werden muss. Nach der Benutzung sollten die Toilettenhilfen sorgfältig gereinigt und desinfiziert werden. Die Anschaffung mehrerer Geräte kann hilfreich sein, damit immer eines sauber und griffbereit ist. Auch ein Bidet ist hilfreich; Bideteinsätze können vorübergehend an der Toilette befestigt werden. Toiletten gibt es auch kombiniert mit Bidet, teilweise als Dusch-Toilette (S. 41).

Toilettenausstattung
Zahlreiche Hilfsmittel können bei Schwierigkeiten mit dem Toilettengang eingesetzt werden, z. B. Toilettensitzerhöhungen, Stützvorrichtungen, Toilettenrahmen und Nachtstühle. Für Menschen, die bettlägerig sind, gibt es Urinflaschen und Bettpfannen.

■ **Toilettenauflagen** Erhöhte Toilettensitze sind hilfreich bei Problemen mit dem Hinsetzen und Aufstehen. Es gibt verschiedene Modelle, die meist leicht an der Toilette anzubringen sind. Einige Modelle sind höhenverstellbar, andere haben Armlehnen zur Unterstützung.

■ **Stützvorrichtungen** Stützhandgriffe werden an der Wand oder am Boden direkt neben der Toilette installiert (S. 40–41). Sie müssen eine Sicherheitsbefestigung haben, da sie das Gewicht einer Person tragen müssen. Die Alternative ist ein Toilettenrahmen, der meist freistehend und höhenverstellbar ist. Manche Modelle können auch seitlich angepasst werden, andere können zum Duschstuhl umfunktioniert werden.

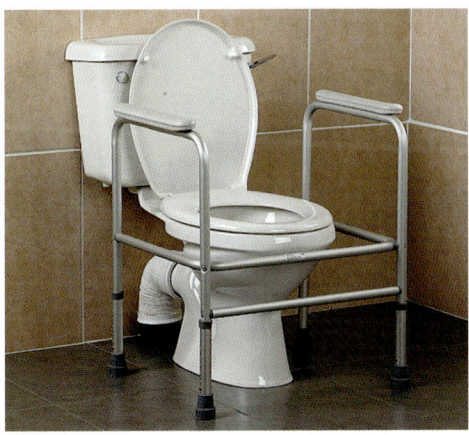

Toilettenrahmen
Rahmen, die um eine Toilette passen, sind zur Unterstützung hilfreich; viele sind höhenverstellbar oder in der Breite anzupassen.

» TOILETTENGANG

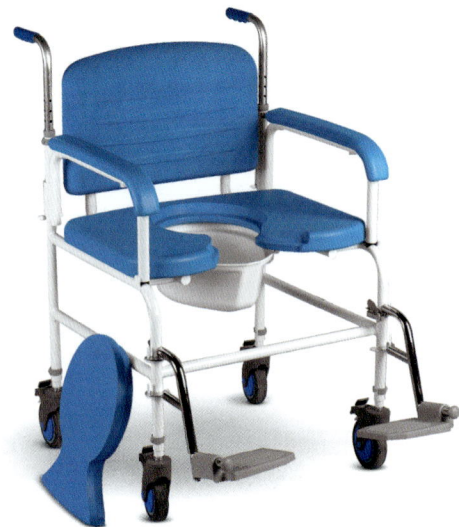

Mobiler Nachtstuhl
Fahrbare Nachtstühle haben zusätzlich Rollen und Bremsen. Als Extras gibt es Fußstützen, verstellbare oder abnehmbare Armstützen.

■ **Feststehende Nachtstühle** Der Standardnachtstuhl ist ein Metallrohrstuhl mit Armlehne und abnehmbarer Sitzfläche. Darunter befindet sich ein Toiletteneimer, der zum Ausleeren leicht entfernt werden kann. Feststehende Nachtstühle sind in vielfältigen Ausstattungen erhältlich, z. B. auch als Korb- oder Holzstuhl. Viele feststehende Nachtstühle sind höhenverstellbar, einige haben abnehmbare Armlehnen für den Zugang von der Seite.

■ **Mobile Nachtstühle** Nachtstühle mit Rollen sind flexibler als feststehende. Das ist besonders praktisch, wenn Ihr Schützling häufiger den Raum wechseln und dabei den Nachtstuhl bei sich haben möchte. Nachtstühle auf Rollen stehen nicht ganz so fest wie solche ohne Rollen. Achten Sie darauf, dass die Bremsen beim Hinsetzen festgestellt sind. Manche

Modelle haben Fußstützen und abnehmbare Armlehnen.

■ **Sondermodelle** Einige Nachtstuhl-Modelle können auch über die Toilette geschoben und als flexible Toilettenrahmen verwendet werden, andere sind wasserfest und damit auch als Duschstuhl einsetzbar. Zusammenklappbare Nachtstühle können gut transportiert und auf Reisen eingesetzt werden.

■ **Urinflaschen** Meistens denkt man, Urinflaschen sind nur für Männer geeignet, es gibt sie jedoch auch mit anatomisch geformter Öffnung für Frauen oder für beide Geschlechter verwendbar. Die Standardurinflasche kann im Bett, sitzend oder stehend benutzt werden und ist auch für Rollstuhlfahrer hilfreich. Die meisten haben als Auslaufschutz einen Deckel und einen Halter zum Befestigen am Bett. Manche Modelle haben einen Extra-Ablassstopfen zum Ausleeren. Kompakte Reiseurinflaschen sind nützlich, wenn man nicht zu Hause ist und es keine behinderten- bzw. seniorengerechte Toilette gibt.

■ **Bettpfannen** Diese können zur Urin- und Stuhlausscheidung liegend im Bett benutzt werden. Manche Modelle haben einen Griff zum Positionieren oder einen Deckel. Etwas eingelegtes Toilettenpapier macht die Entsorgung des Inhalts einfacher.

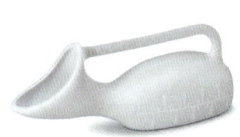

Urinflasche für Frauen
Eine typische Urinflasche für Frauen hat eine anatomisch geformte Öffnung.

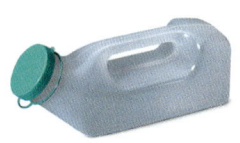

Urinflasche für Männer
Dieses Modell für Männer hat einen Deckel als Auslaufschutz.

UMGANG MIT INKONTINENZ

Inkontinenz kann beträchtliche Auswirkungen auf die Lebensqualität eines Menschen haben. Auch für die Pflegeperson ist sie eine Herausforderung. Sowohl bei einer Urin- als auch einer Stuhlinkontinenz stehen jedoch viele praktische Hilfsmittel zur Verfügung, die bei der Bewältigung helfen können. Fragen Sie Ihren Arzt, denn oft gibt es durchaus Behandlungsmöglichkeiten.

Harninkontinenz

Es gibt verschiedene Typen von Harninkontinenz. Die bekanntesten sind die Belastungs- und die Dranginkontinenz. Bei der Belastungsinkontinenz führt z. B. Husten, Niesen oder körperliche Anstrengung zum unwillkürlichen Urinabgang. Bei der Dranginkontinenz besteht ein starker Drang, Urin zu lassen, gefolgt von einem willentlich nicht kontrollierbaren Harnabgang. Bei der absoluten Harninkontinenz kommt es zum ständigen Harnabgang, auch im Liegen. Sie ist relativ selten und tritt z. B. nach schweren Schädigungen des Nervensystems auf.

Umgang mit Harninkontinenz

Bei einer Inkontinenz gibt es zahlreiche Möglichkeiten, Schwierigkeiten zu lindern, sowohl für Sie selbst als auch für den Menschen, den Sie pflegen. In manchen Fällen helfen einfache Verhaltensweisen, um das Problem effektiv zu beheben oder zumindest zu verringern. In anderen Fällen können Inkontinenzhilfen nützlich sein.

■ **Förderung der Kontinenz** Häufig ist es möglich, Inkontinenz zu minimieren, indem die Routinen und Verhaltensweisen des Betroffenen angepasst werden.

Raten Sie dem Pflegebedürftigen, am Abend weniger zu trinken und Getränke zu vermeiden, die die Urinausscheidung fördern, z. B. Tee, Kaffee und Alkohol. Insgesamt muss aber ausreichend getrunken werden (S. 53). Wurden Diuretika verordnet, sollte die letzte Dosis so weit vor der Schlafenszeit gegeben werden, dass der Betroffene nicht gerade nachts vermehrt zum Wasserlassen aufstehen muss. Fragen Sie immer den Arzt, bevor Sie an der Verordnung etwas ändern.

BECKENBODENÜBUNGEN

Der Beckenboden ist der muskulöse Verschluss des Beckenausgangs, der vom Schambein bis zur Wurzel der Wirbelsäule verläuft, die Bauchorgane stützt und auch zur Blasenkontrolle wichtig ist. Folgende Übungen helfen, diese Muskeln zu stärken.

■ Beckenbodenübungen können im Sitzen, Stehen oder Liegen durchgeführt werden. Am Anfang sind sie vielleicht am einfachsten im Sitzen.

■ Der Betroffene sollte zuerst seine Beckenbodenmuskeln erspüren: Sie können gut wahrgenommen werden, wenn man mitten im Urinlassen den Strahl anhält.

■ Der Betroffene sollte die Muskeln dann anspannen und 10 Sekunden angespannt halten; zehnmal wiederholen.

■ Alternativ können die Muskeln angespannt und so lange wie möglich angehalten und dann langsam gelöst werden; sechsmal wiederholen.

■ Der Betroffene sollte während der Übungen nicht den Atem anhalten und auch nicht die Bauch-, Gesäß- oder Oberschenkelmuskeln anspannen.

■ Anfangs sollte die Übung drei- bis viermal täglich durchgeführt werden. Bessert sich die Inkontinenz (was einige Wochen dauern kann), kann auf zweimal pro Tag reduziert werden.

■ Die Übung sollte weitergeführt werden, auch wenn sich die Inkontinenz gebessert hat; ansonsten kann das Problem erneut auftreten.

»UMGANG MIT INKONTINENZ

Fordern Sie den Pflegebedürftigen auf, vor dem Zubettgehen die Blase vollständig zu entleeren. Manchmal hilft es, wenn jemand ein paar Minuten nach einem Toilettengang kurz darauf nochmal geht.

Stellen Sie einen Nachtstuhl oder eine Urinflasche neben das Bett, damit der Betroffene nicht bis zum Bad gehen muss. Der Schlafplatz sollte gut beleuchtet sein, damit man beim Aufstehen genug sieht.

Ermuntern Sie zu regelmäßigen Beckenbodenübungen (S. 137). Sie sind für Männer und Frauen geeignet, insbesondere zur Verbesserung einer Belastungsinkontinenz.

■ **Inkontinenzhilfsmittel** Wenn Methoden zur Förderung der Kontinenz nicht ausreichend helfen, verbessern Inkontinenzhilfen die Lebensqualität eines Betroffenen beträchtlich, indem er z. B. dadurch wieder unbesorgt ausgehen kann. Auch Ihr Leben als Pflegeperson wird dadurch leichter.

Inkontinenzeinlagen gibt es für Männer und Frauen in verschiedenen Größen und mit unterschiedlicher Saugstärke. Sie leiten die Feuchtigkeit wie bei einer Windel vom Körper weg. Die meisten Einlagen werden in der normalen Unterwäsche getragen. Es gibt auch spezielle Inkontinenzhosen (Pants, Windeln) – im Allgemeinen sind Einlagen bei leichter Inkontinenz geeignet, Hosen eher für stärkere Formen. Diese Produkte werden meist entsorgt, wenn sie beschmutzt sind, es gibt jedoch auch waschbare Einlagen und Hosen, die gekocht und wiederverwendet werden können. Einige Frauen tragen vielleicht auch Binden. Diese sind jedoch nicht empfehlenswert, weil sie nicht für eine Inkontinenz konzipiert sind und zu feucht bleiben.

Abgesehen von Inkontinenzhilfsmitteln gibt es verschiedene Produkte zum Schutz von Betten und Stühlen. Sie helfen auch,

INKONTINENZHILFSMITTEL

Welches Inkontinenzhilfsmittel am besten geeignet ist, hängt teilweise von den Präferenzen des Betroffenen ab und teilweise von der Ausprägung und der Form der Inkontinenz. Einige Beispiele werden hier gezeigt.

■ **Harninkontinenzeinlagen für Frauen**
Diese sind in unterschiedlicher Saugstärke erhältlich und können innen in die normale Unterwäsche oder in spezielle Stretchslips eingelegt werden.

■ **Harninkontinenzeinlagen für Männer**
Ähneln den weiblichen Einlagen, sind aber anatomisch für Männer geformt.

■ **Harninkontinenzhosen** Sie sind sehr saugfähig und auch bei starker Inkontinenz verwendbar.

■ **Stuhlinkontinenzhosen** Ähnlich wie eine Windel geformt, sind sie bei Stuhlinkontinenz geeignet. Sie können auch bei starker Harninkontinenz benutzt werden.

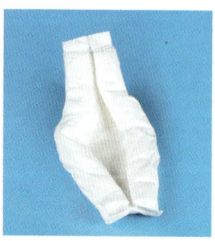

MÄNNLICHE HARN-INKONTINENZEINLAGE

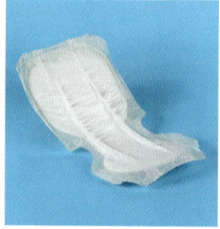

WEIBLICHE HARN-INKONTINENZEINLAGE

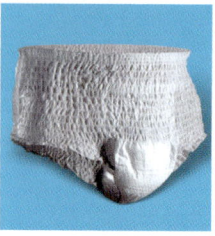

HARNINKONTINENZ-HOSE

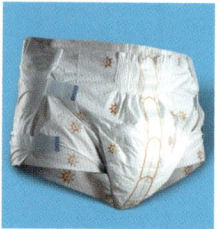

STUHLINKONTINENZ-HOSE

Druckgeschwüren (S. 102) und Hautinfektionen vorzubeugen.

Bettauflagen mit einer wasserdichten Seite sind in verschiedenen Größen erhältlich. Sie sind entweder für den Einmal-Gebrauch gedacht oder können gewaschen werden; manche werden fest eingezogen, damit sie nachts nicht verrutschen. Ein waschbarer wasserdichter Matratzenbezug kann für zusätzlichen Schutz sorgen. Einige Auflagen sind mit einer antimykotischen und antibakteriellen Schicht speziell für Inkontinenz entwickelt worden. Es gibt auch wasserdichte Bezüge für Bettdecken und Kissen. Aufgrund ihrer Beschichtung beeinträchtigen all diese Auflagen das Bettklima und können die Entstehung von Druckgeschwüren fördern. Verwenden Sie daher nur so viel, wie wirklich nötig ist.

Zum Schutz von Sitzgelegenheiten stehen wasserdichte Stuhl- und Kissenbezüge zur Verfügung. Sie sind entweder waschbar oder aus Einmalmaterial gefertigt.

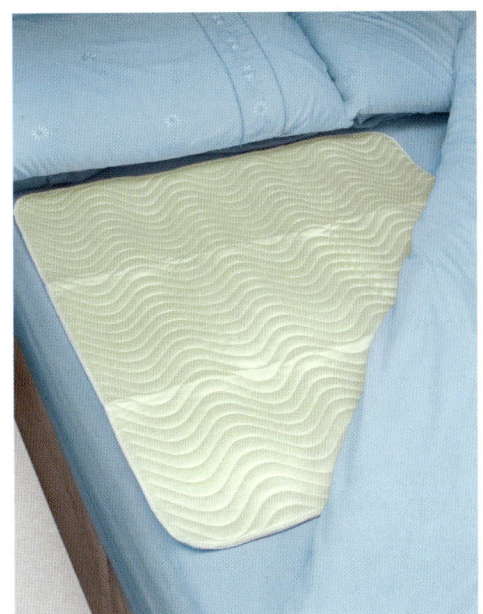

Bettauflage
Auflagen zum Schutz des Bettes haben unter der oberen Schicht eine wasserdichte Rückseite. Es gibt sie als Einmal-Auflagen oder waschbar und wiederverwendbar.

Stuhlinkontinenz

Viele Menschen leiden unter einem vorübergehenden Verlust der Stuhlkontinenz, wenn sie starken Durchfall haben (S. 170). Eine starke, lang andauernde Verstopfung kann eine weitere Ursache sein, wenn das Rektum mit Stuhlmasse überfüllt ist und Flüssigkeit und kleine Kotstücke um die Masse herum austreten. Es gibt noch viele andere mögliche Ursachen für Stuhlinkontinenz. Deshalb sollten Sie den Arzt befragen, wenn das Problem bei Ihrem Schützling dauerhaft oder wiederholt auftritt.

Umgang mit Stuhlinkontinenz

Ist die Inkontinenz durch Verstopfung oder Durchfall verursacht, kann sie möglicherweise über die Ernährung reguliert werden. Im Allgemeinen ist ballaststoffreiche Kost bei einer Inkontinenz durch Verstopfung geeignet; ballaststoffarme Kost hingegen bei durchfallbedingter Inkontinenz. Fragen Sie den Arzt nach speziellen Empfehlungen.

In einigen Fällen kann die Kontinenz durch Beckenbodenübungen oder Darmtraining verbessert werden (S. 137), zu dem auch regelmäßige Toilettenzeiten und bestimmte Stimulationsmethoden für die Darmausscheidung gehören.

Viele Hilfsmittel für eine Harninkontinenz sind auch bei Stuhlinkontinenz geeignet, z.B. Einlagen, Pants, Bett- und Sitzauflagen. Bei Stuhlinkontinenz ist Einwegmaterial zu bevorzugen. Vielleicht ist ein Analtampon hilfreich, der nach dem Stuhlgang in den After eingeführt wird. Bei Feuchtigkeit dehnt er sich aus und verhindert so das Austreten von Kot. Wenn Zweifel bezüglich der geeigneten Hilfsmittel bestehen, sollten Sie einen Arzt oder Kontinenzberater fragen.

BLASENKATHETERPFLEGE

Ein Blasenkatheter ist ein flexibler steriler Schlauch, der zum Ableiten von Urin in einen Beutel in die Blase eingeführt wird. Es gibt zwei Arten von Beuteln: Beinbeutel für tagsüber und größere Beutel bei Bettlägerigkeit bzw. für nachts. Im Folgenden werden einige Grundlagen bei der Pflege erläutert. Da die Versorgung sehr individuell ist, beachten Sie in jedem Fall die Hinweise Ihres Arztes und Pflegeteams. Sie sind maßgeblich, auch wenn sie von unseren Informationen abweichen.

Routinepflege

Bei der Pflege eines Menschen mit Blasenkatheter muss besonders auf Hygiene geachtet werden, um Infektionen zu verhindern (siehe Kasten rechts). Der Betroffene sollte täglich mindestens 1,5–2 Liter trinken.

Katheter und Beinbeutel müssen fest am Körper des Betroffenen angebracht werden. Der Beinbeutel wird entleert, bevor er richtig voll ist, damit er nicht platzt. Der Beinbeutel wird wöchentlich gewechselt, es sei denn, er ist beschädigt oder verschmutzt.

Der Nachtbeutel wird seitlich des Bettes unter Blasenniveau befestigt, darf aber

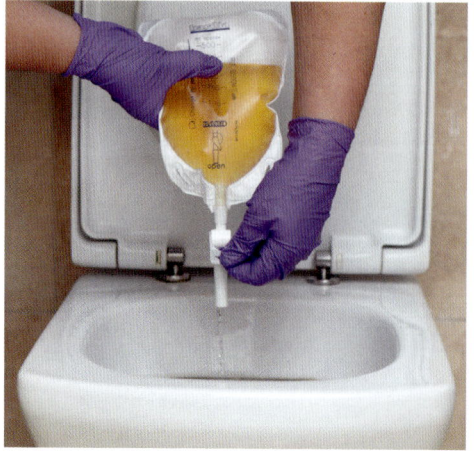

INFEKTIONEN VORBEUGEN

Bei liegendem Katheter können leicht Bakterien eindringen, die im schlimmsten Fall eine lebensbedrohliche Infektion auslösen können. Als Pflegender sollten Sie zur Reduzierung des Infektionsrisikos auf Folgendes achten:

- Waschen und desinfizieren Sie die Hände vor und nach dem Umgang mit dem Katheter oder Urinbeutel.
- Ziehen Sie jedes Mal beim Umgang mit Katheter oder Beutel neue Einmalhandschuhe an.
- Sorgen Sie dafür, dass der Bereich der Katheatereintrittsstelle täglich, nach jedem Stuhlgang und bei Verschmutzungen gereinigt wird.
- Berühren Sie beim Wechseln eines Urinbeutels nicht die Katheterspitze, die in den Beutel ragt.

nicht auf dem Boden liegen. Die Wechselintervalle sind identisch.

Beim Leeren eines Bein- oder Nachtbeutels darf der Ausgießer nicht die Toilettenschüssel oder andere Gegenstände berühren. Nach dem Entleeren wird der Auslauf mit einem alkoholgetränkten Tuch gereinigt und wieder sicher verschlossen.

Gründe für einen Arztbesuch

Unterrichten Sie bei folgenden Symptomen sofort den Arzt: Fieber, Erbrechen, ungewöhnliche Verwirrtheit/Müdigkeit, Schmerzen im unteren Rücken oder Unterbauch, Blut im Urin oder unangenehmer Uringeruch. Wurde der Katheter versehentlich gezogen oder treten Probleme auf, kontaktieren Sie Ihren Arzt oder das Pflegeteam.

Leeren eines Urinbeutels

Urinbeutel werden in eine saubere Toilette entleert. Beim Entleeren sollten Sie stets ein neues Paar sterile Handschuhe tragen.

STOMAPFLEGE

Ein Stoma ist ein künstlicher Darmausgang in der Bauchdecke, aus dem Verdauungsreste in einen Beutel auf der Hautoberfläche abgeführt werden. Ein Stoma wird vorübergehend oder dauerhaft angelegt. Ein Kolostoma ist eine Ausleitung vom Dickdarm (Kolon) aus, um den After zu entlasten. Ein Ileosostoma ist eine Ausleitung aus dem Dünndarm (Ileum), um den Dickdarm zu entlasten. Ein Stoma kann auch zur Harnableitung dienen, z. B. wenn die Harnblase entfernt werden musste. Diese Form wird hier nicht weiter erläutert.

Nach der Operation wird Ihnen ein Stomatherapeut erläutern, wie das Stoma gepflegt wird und was Sie beachten müssen. Er berät Sie auch über Aspekte des täglichen Lebens, z. B. die Ernährung. Die folgenden Informationen erläutern nur die Hauptaspekte der Stomapflege nach einer Kolo- oder Ileostomie.

Routinepflege

Die Haut um das Stoma muss sehr sauber gehalten werden. Dieser Bereich sollte bei jedem Beutelwechsel sanft mit Wasser und einer milden Waschlotion gereinigt und mit sauberen, weichen Trockentüchern gut abgetrocknet werden. Verwenden Sie keine scharfen Seifen oder Desinfektionsmittel, da sie die Haut reizen können. Die Wischrichtung ist stets von außen zum Stoma hin, um eine Keimverschleppung zu verhindern. Wischen oder tupfen Sie nur vorsichtig, da die Haut um das Stoma sehr empfindlich ist und leicht zu bluten beginnt. Eine kleine Blutung im äußeren Bereich des Stomas ist jedoch nicht weiter besorgniserregend und hört meist schnell wieder auf. Tragen Sie zum Schluss etwas Hautpflegemittel auf und lassen Sie es trocknen, bevor Sie den neuen Beutel anbringen.

■ **Wechsel des Stomabeutels** Es gibt verschiedene Stomabeutel und unterschiedliche Einflussfaktoren darauf, wie und wann sie gewechselt werden sollten. Die Richtlinien unten gelten für die meisten Beuteltypen. Ihr Stomatherapeut wird Sie jedoch individuell über alle Fragen des Beutelwechsels instruieren.

Vor dem Wechsel des Beutels sollten alle Utensilien griffbereit liegen. Achten Sie auf die Privatsphäre Ihres Schützlings. Entfernen Sie vorsichtig die Basisplatte (der Teil, der auf der Haut aufsitzt). Vielleicht wird medizinischer Pflasterentferner benötigt, um die Haut nicht zu reizen. Waschen und trocknen Sie den Bereich um das Stoma herum wie oben beschrieben. Ist die Haut trocken, wird der neue Beutel mit etwas Luft gefüllt und faltenfrei von unten nach oben um das Stoma herum mit der Klebeplatte angeklebt.

Gründe für einen Arztbesuch

Meist verursacht ein Stoma nach der Eingewöhnung nur wenige Probleme. Sie sollten jedoch den Stomatherapeuten benachrichtigen, wenn sich die Haut um das Stoma entzündet oder dauernd blutet, wenn Blut aus dem Stoma kommt oder sich ein Teil des Darms nach außen wölbt.

WECHSEL DES STOMABEUTELS

Beim Wechsel des Stomabeutels sollten alle Utensilien griffbereit liegen. Sie brauchen:

- einen neuen Stomabeutel,
- einen Plastikbeutel für den benutzten Stomabeutel,
- medizinischen Pflasterentferner,
- warmes Wasser und milde Waschlotion,
- Trockentücher oder saubere, weiche Papiertücher,
- Hautpflegemittel und eventuelle Zusatzmaterialen bei empfindlicher Haut.

8

ALLTAGS-VERSORGUNG

GRUNDLAGEN

Unabhängig davon, ob Sie gerade begonnen haben, einen Menschen zu pflegen, oder bereits Erfahrung damit haben, gibt Ihnen dieses Kapitel praktische Ratschläge und Anleitungen zu verschiedenen Pflegetätigkeiten. Möchten Sie einen Pflegedienst mit einbeziehen (S. 22–23), wenden Sie sich zunächst an den Hausarzt.

In Deutschland wird zwischen Grundpflege (z. B. Körperhygiene) und Behandlungspflege (z. B. Spülen einer Wunde) unterschieden. Es gibt in den Bundesländern unterschiedliche gesetzliche Regelungen, wer Behandlungspflege durchführen darf. Ihr Arzt oder Pflegeteam wird Ihnen sagen, welche Tätigkeiten Sie durchführen können und welche Maßnahmen professionelle Pflegekräfte vornehmen müssen.

SCHÜTZEN SIE SICH VOR INFEKTIONEN

Schützen Sie nicht nur den Pflegebedürftigen, sondern auch sich selbst vor Infektionen. Die folgenden Maßnahmen können helfen.

- Waschen und trocknen Sie sorgfältig Ihre Hände, bevor Sie pflegerische Tätigkeiten ausführen.

- Bedecken Sie Schnitte oder offene Verletzungen mit einem wasserdichten Verband.

- Vermeiden Sie Nadelstichverletzungen, indem Sie vorsichtig mit scharfen Gegenständen umgehen und diese nach Benutzung in spezielle Behälter entsorgen.

- Tragen Sie Einmalhandschuhe und -schürzen beim Umgang mit Körperflüssigkeiten. Nutzen Sie Einmalwaschlappen und -tücher.

- Waschen Sie verschmutzte Bettwäsche bei mindestens 60 °C.

- Entsorgen Sie verschmutzte Verbände oder Auflagen doppelt in Plastikbeutel eingewickelt.

- Sind Augen oder Mund in Kontakt mit Körperflüssigkeiten gekommen, spülen Sie sie mit viel sauberem Wasser aus.

Gute Pflege

Grundlage jeder guten Pflege ist eine gute Kommunikation – sowohl mit Ihrem Schützling als auch mit dem Pflegeteam. Jeder pflegebedürftige Mensch, egal ob gehbehindert oder schwer demenzkrank, hat einen Anspruch darauf, mit Respekt und Würde behandelt zu werden. Wenn irgend möglich, muss der Pflegebedürftige in jede Entscheidung mit einbezogen werden. Genauso wichtig ist es, eng mit dem Pflegeteam zusammenzuarbeiten und die Anweisungen der Fachleute zu befolgen. So ist sichergestellt, dass der Betroffene die bestmögliche Pflege bekommt und mögliche Gesundheitsrisiken erkannt und richtig behandelt werden. Zwei weitere Eckpfeiler einer guten Pflegepraxis sind optimale Hygiene und Organisation.

Hygiene

Konsequente Hygienemaßnahmen sind wichtig, damit sich Krankheitserreger nicht ausbreiten. Dies kann direkt von Mensch zu Mensch oder indirekt durch Berührung kontaminierter Oberflächen geschehen. Beides kann durch entsprechende Verhaltensweisen verhindert werden.

Eine der wichtigsten Maßnahmen ist es, regelmäßig die Hände zu reinigen. Normalerweise reicht es aus, mit der richtigen Technik die Hände mit Seife unter laufendem Wasser zu waschen (siehe rechte Seite). Zusätzlich kann Desinfektionsmittel benutzt werden, das ebenfalls auf ganz bestimmte Weise verwendet werden muss – wie, wird jeweils auf den Packungen beschrieben. Krankheitserreger werden leichter von feuchten Händen aus übertragen; trocknen Sie deshalb Ihre Hände immer gut ab. Waschen Sie Ihre Hände vor und nach jeder pflegerischen Aktivität sowie vor und nach anderen Tätigkeiten,

DIE RICHTIGE TECHNIK BEIM HÄNDEWASCHEN

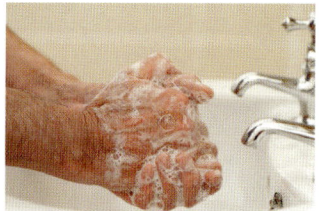

1 Befeuchten Sie Ihre Hände mit Wasser, seifen Sie sie ganz ein und reiben Sie die Handinnenflächen aneinander.

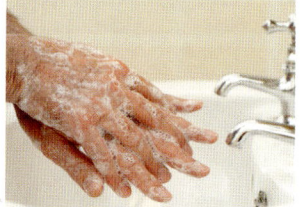

2 Reinigen Sie die Handrücken mit der Innenfläche der anderen Hand. Schieben Sie die Finger ineinander.

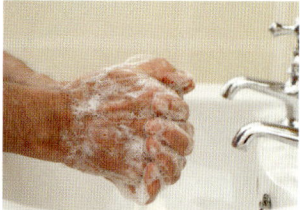

3 Legen Sie eine Faust in die andere Hand, reiben Sie die Hände aneinander. Dann die Hände wechseln.

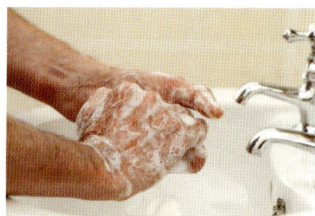

4 Greifen Sie mit den Fingern ineinander, reiben Sie die Fingerrückseiten mit der Innenfläche der anderen Hand.

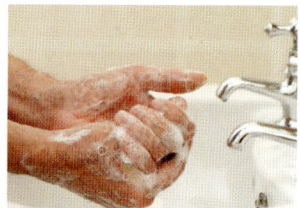

5 Umgreifen Sie den Daumen und waschen Sie ihn mit drehenden Bewegungen. Dann die Seite wechseln.

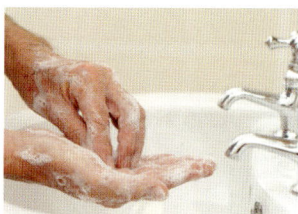

6 Reiben Sie die Fingerspitzen kreisend auf der Innenfläche der anderen Hand. Hände abspülen und trocknen.

z.B. dem Vorbereiten des Essens. Geben Sie auch Ihrem Schützling die Gelegenheit, sich mehrmals täglich die Hände zu waschen. Sehr hilfreich und manchmal unverzichtbar sind Einmalhandschuhe. Sie bestehen meist aus Latex, es gibt auch Varianten für Latexallergiker. Besteht das Risiko des Kontakts mit Körperflüssigkeiten, sollten Sie eine Einmalschürze tragen. Entsorgen Sie Handschuhe und Schürze nach den Empfehlungen Ihres Pflegeteams.

Scharfe Gegenstände müssen sofort nach Gebrauch in einem geeigneten Abwurfbehälter beseitigt werden. Werfen Sie diesen nicht in den normalen Haushaltsmüll, sondern entsorgen Sie ihn nach den entsprechenden Empfehlungen.

Oberflächen und Hilfsmittel müssen regelmäßig und sorgfältig mit Einmallappen gesäubert werden. Wenn die Lappen wiederverwendet werden, müssen sie nach Benutzung bei mindestens 60 °C gewaschen werden. Verschmutzte Kleidung oder Bettwäsche sollte ebenfalls sofort bei 60 °C oder heißer gewaschen werden.

Organisation

Eine gute Organisation hilft Ihnen, Ihre Aufgaben effizienter und stressfreier zu bewältigen. Kombinieren Sie z.B. pflegerische Maßnahmen mit anderen Tätigkeiten wie Bettlakenwechsel. Legen Sie spezielle Zeiten für bestimmte Aufgaben fest, damit sie z.B. nicht mit Besuchszeiten kollidieren.

Sorgen Sie bei der Ausführung pflegerischer Tätigkeiten für eine zweckmäßige Umgebung. Der Raum muss für den Betroffenen angenehm temperiert sein und genügend Privatsphäre bieten. Alle Hilfsmittel und Medikamente sollten griffbereit liegen und auf ihre Funktionstüchtigkeit überprüft worden sein.

NÜTZLICHE HILFSMITTEL

Für Sie als Pflegende zu Hause ist ein Verbandkasten nützlich – zum einen, damit Sie pflegerische Aufgaben effektiv ausführen können, zum anderen, falls Erste Hilfe nötig wird. Vielleicht benötigt der Mensch, den Sie pflegen, darüber hinaus noch Spezialartikel. Fragen Sie den behandelnden Arzt oder eine Pflegekraft um Rat.

Verbandkasten für zu Hause

Einen Verbandkasten bzw. Erste-Hilfe-Koffer können Sie selbst zusammenstellen oder ein fertiges Set kaufen und eventuelle notwendige weitere Gegenstände ergänzen. Ein Verbandkasten nach DIN 13164 (ÖNORM V 5101) enthält:

- Anleitung zur Ersten Hilfe bei Unfällen (siehe Kapitel 9, S. 172–189)
- Inhaltsverzeichnis
- 1 Zuschneide-Heftpflaster 5 m x 2,5 cm
- 8 Wundschnellverbände 10 cm x 6 cm
- 6 sterile Kompressen 10 cm x 10 cm
- 4 steril verpackte Verbandpäckchen (verschiedene Größen)

- 3 sterile Verbandtücher (verschiedene Größen)
- 1 sterile Rettungsdecke
- 5 sterile Fixier- oder Mullbinden (verschiedene Größen)
- 2 Dreiecktücher
- 1 Verbandkastenschere
- 4 Einmalhandschuhe

Ergänzt werden kann diese Grundausstattung durch Materialien wie:

- Sterile Augenkompressen
- Kälte-Sofortkompressen
- Fingerkuppenverbände
- Pflasterstrips (verschiedene Größen)
- Folienbeutel 30 cm x 40 cm
- Vliesstofftücher
- Fieberthermometer (mehr Informationen auf S. 148)
- Pinzette

Verbandkasten
Ein gebrauchsfertiger Verbandkasten enthält die meisten benötigten Gegenstände und kann individuell ergänzt werden.

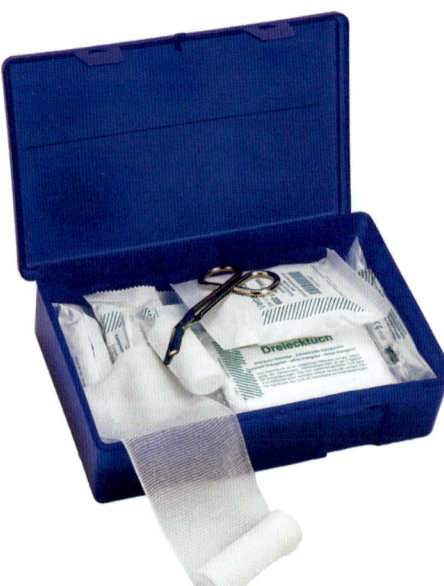

- Mundspatel
- Sterile Mundtupfer
- Wunddesinfektionsmittel
- Lederfingerling
- Eispacks für den Kühlschrank
- Wärmflasche

Als Medikamente sollten Sie in Absprache mit dem Arzt z. B. zu Hause haben:

- Schmerzmittel (Paracetamol und/oder Ibuprofen)
- Antiseptische Creme oder Gel
- Antiallergikum zum Einnehmen

Achten Sie auf das Verfallsdatum der Medikamente und geben Sie nie mehr als die empfohlene Dosis. Überprüfen Sie mit dem Arzt des Pflegebedürftigen, ob der Betroffene bestimmte rezeptfreie Medikamente besser nicht einnehmen sollte. Dazu können auch alternative Heilmittel gehören.

Weitere Hilfsmittel

Weitere Dinge, die für Sie hilfreich sein könnten, sind Einmalschürzen, klinische Abfallbeutel, Inkontinenzeinlagen, Bettschutzbezüge, Behälter zum Abwurf von scharfen Gegenständen, flüssige Desinfektionsmittel, Reinigungstücher, antibakterielles Handgel, Wattetupfer zur Mundpflege, Brechschalen und zusätzliche Handtücher. Vielleicht benötigen Sie auch Hilfsmittel für die Medikamentenverabreichung, z. B. Messlöffel und -becher oder Spritzen. Eine Tablettenbox ist nützlich, wenn der Pflegebedürftige mehrere verschiedene Medikamente am Tag einnehmen muss.

Hilfreich sind in vielen Fällen Spezialhilfsmittel wie Blutdruckmessgeräte (S. 149) oder bei Diabetes Geräte zur Blutzuckermessung (S. 151). Arzt und Pflegeteam können Sie über Arten und Anwendung solcher Geräte informieren. Auch Sanitätsfachgeschäfte beraten Sie gern.

Sichere Aufbewahrung

Ihr Verbandkasten sollte an einem kühlen, trockenen Ort außer Reichweite von Kindern aufbewahrt werden, aber schnell zugänglich sein. Medikamente müssen in einem separaten abschließbaren Medikamentenschrank gelagert werden.

SPEZIALVERBÄNDE

Es gibt viele verschiedene Spezialverbände. Die hier gezeigten Verbände können Ihnen bei der Pflege Ihres Angehörigen nützlich sein.

- Saugkompressen bei starker Flüssigkeitsabsonderung aus Wunden. Sie sind wundfreundlich, verkleben nicht und werden mit einer Bandage, Fixierpflastern oder einem transparenten Filmverband fixiert.

- Mull- oder Vlieskompressen zum Abdecken trockener Wunden oder anderer Spezialverbände wie Schlitzkompressen.

- Selbsthaftende transparente Verbände zur Versorgung von Wunden sowie zur Katheter- und Drainagefixierung.

- Schlauchverbände zum Fixieren bestehender Verbände und zum Hautschutz.

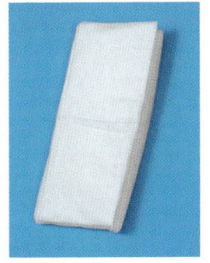

SAUGKOMPRESSE

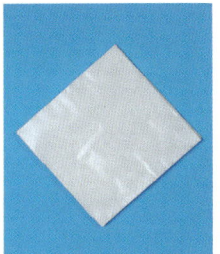

MULLKOMPRESSE

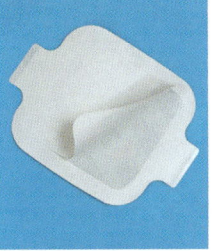

TRANSPARENTER WUNDVERBAND

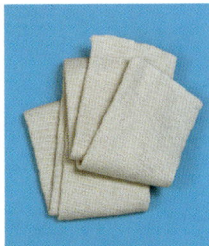

SCHLAUCH-VERBAND

ÜBERWACHUNG DES GESUNDHEITSZUSTANDES

Ein wichtiger Aspekt der Pflege zu Hause ist es, ein Bewusstsein für den Gesundheitszustand des Pflegebedürftigen zu entwickeln, so dass Sie Veränderungen erkennen und bei Bedarf entsprechende Maßnahmen ergreifen können. Vielleicht werden Sie auch vom Arzt oder dem Pflegeteam gebeten, die Vitalparameter zu überwachen. Dazu gehören Atmung, Körpertemperatur, Blutdruck, Puls und bei Diabetikern Blutzucker. Bei all diesen Messungen muss der Betreffende ruhig und ausgeruht sein und sollte sich nicht gerade angestrengt haben.

Atmung prüfen

Die meisten Menschen verändern unbewusst ihre Atemfrequenz, wenn sie wissen, dass sie gemessen wird. Für eine genaue Messung sollte der Betreffende also nicht wissen, dass die Atemfrequenz gezählt wird. Man kann sie z. B. direkt nach dem Pulsmessen zählen (S. 150–151): Behalten Sie Ihre Finger auf der Hand und zählen Sie statt dem Puls die Anzahl der Atemzüge beim Heben und Senken der Brust. Sind diese Brustbewegungen schwer zu sehen, legen Sie die Hand leicht auf den Magen und fühlen Sie das Heben und Senken des Bauches. Die Atemfrequenz wird in Atemzügen pro Minute gezählt, deshalb sollten Sie eine ganze Minute durchzählen, um eine akkurate Messung zu erhalten.

Achten Sie nicht nur auf die Anzahl der Atemzüge, sondern auch auf Veränderungen der Atemqualität, z. B., ob der Pflegebedürftige schwer atmet. Weil jeder Mensch anders ist, sollten Sie mit dem zuständigen Therapeuten besprechen, was für den Pflegebedürftigen normal ist und worauf Sie achten müssen. Ändert sich die

Qualität der Atmung, informieren Sie das Pflegeteam, weil das auf eine Erkrankung der Atemwege hinweisen kann.

Körpertemperatur prüfen

Die Körpertemperatur kann auf verschiedene Weise gemessen werden. Am häufigsten erfolgt die Messung oral (im Mund), oder aber im Ohr, in der Achselhöhle, rektal (im After) oder auf der Stirn. Besprechen Sie mit dem Arzt oder Pflegeteam, welche Methode für Ihre speziellen Bedürfnisse am besten geeignet ist. Sie beraten Sie auch über die Art des Thermometers. Quecksilberthermometer sollten wegen der giftigen Dämpfe, die bei Beschädigung austreten, möglichst nicht mehr verwendet werden. Reinigen Sie Ihr Thermometer vor der Benutzung (siehe Kasten S. 149), falls Sie keine Einmalthermometer verwenden.

■ **Im Mund** Legen Sie das Thermometer 1–3 Minuten unter die Zunge des Pfle-

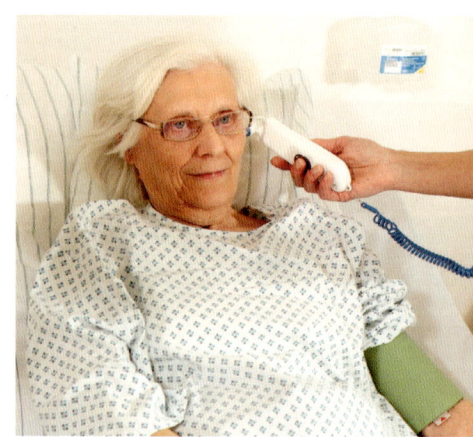

Ohrthermometer benutzen
Das Ohrthermometer wird vorsichtig in den äußeren Gehörgang eingeführt. Nach dem Piepston kann der Messwert abgelesen werden.

gebedürftigen (die genaue Zeit kann je nach Modell variieren) und achten Sie darauf, dass der Mund geschlossen bleibt. Ziehen Sie es dann heraus und notieren Sie den Wert. Hat der Betroffene gerade etwas Warmes oder Kaltes gegessen oder getrunken, warten Sie vor der Messung 10 Minuten.

■ **Im Ohr** Stecken Sie das Ohrthermometer ins Ohr des Betroffenen, bis es richtig sitzt. Warten Sie, bis es piepst – das dauert nur wenige Sekunden –, entfernen Sie es und vermerken Sie den Messwert. Die im Ohr gemessene Temperatur entspricht in etwa dem oralen Wert.

■ **In der Achselhöhle** Stecken Sie das Thermometer tief in die trockene Achselhöhle. Der Arm muss dabei an den Körper gedrückt bleiben, damit die Haut direkten Kontakt mit dem Thermometer hat. Lassen Sie es so lange wie in der Anleitung empfohlen stecken, entfernen Sie es dann und lesen Sie den Wert ab. Die Achseltemperatur ist 0,5 °C niedriger als der orale Wert.

■ **Im After** Bitten Sie den Betroffenen, sich auf die Seite zu legen. Feuchten Sie das schmale, silbrige Ende des Thermo-

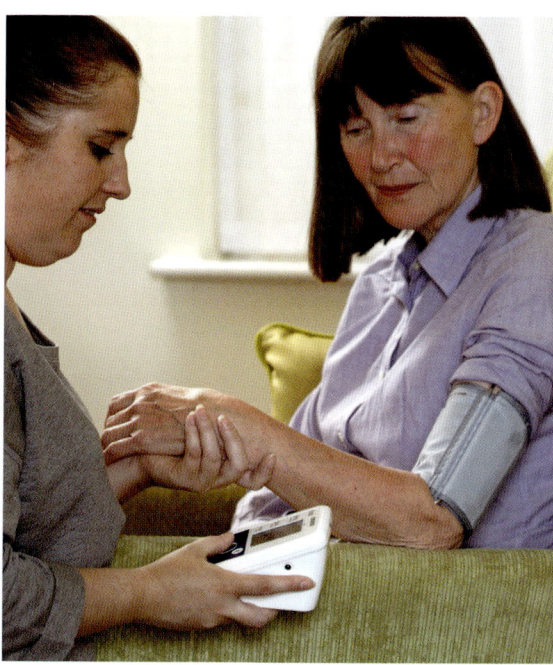

Blutdruck messen
Befestigen Sie die Manschette am Oberarm und drücken Sie auf den Startknopf. Die Manschette wird automatisch aufgeblasen, die Luft wieder abgelassen und der Messwert angezeigt.

meters an oder cremen es ein und führen es vorsichtig in den After ein. Für die Dauer der Messung muss die Gebrauchsanweisung beachtet werden. Die rektale Temperatur liegt 0,5 °C höher als der orale Wert.

■ **Auf der Stirn** Legen Sie den Thermometerstreifen auf die Stirn des Betreffenden und belassen Sie es so lange wie empfohlen dort. Stirnthermometer geben nur ungefähre Orientierungswerte an.

Blutdruck prüfen

Der Blutdruck ist durch viele Faktoren beeinflussbar, z. B. durch Nervosität. Achten Sie beim Blutdruckmessen darauf, dass der Betroffene ausgeruht und ruhig ist. Für vergleichbare Messergebnisse sollten Sie immer am gleichen Arm und immer etwa zur gleichen Uhrzeit messen.

THERMOMETER REINIGEN

Abgesehen von Einmalthermometern sollten alle Thermometer vor und nach der Benutzung gereinigt werden.

■ Waschen Sie das Thermometer in handwarmem Seifenwasser, spülen Sie es mit kaltem, klarem Wasser ab und trocknen Sie es mit einem sauberen Tuch sorgfältig.

■ Alternativ kann es auch mit einem alkoholgetränkten Tuch gereinigt, mit kaltem Wasser abgespült und dann sorgfältig abgetrocknet werden.

■ Wird das Thermometer nicht gebraucht, sollte es an einem kühlen, trockenen Ort außer Reichweite von Kindern aufbewahrt werden.

» ÜBERWACHUNG DES GESUNDHEITSZUSTANDES

Der Blutdruck wird meist mit einem digitalen Messgerät gemessen. Man unterscheidet Geräte mit Handgelenk- und mit Oberarmmanschette. Meist werden Oberarm-Mess-geräte empfohlen, weil ihre Messwerte im Allgemeinen genauer sind. Die Empfehlungen im folgenden Text gelten für die Oberarmmanschette.

■ **Blutdruck messen** Ist der Pflegebedürftige Ihrer Meinung nach entspannt und ausgeruht, schieben Sie seinen Ärmel nach oben. Der Arm muss leicht erhöht liegen, so dass sich die Blutdruckmanschette auf Herzniveau befindet; zur Unterstützung des Arms können Sie ein Kissen unterlegen. Befestigen Sie die luftleere Manschette 2–3 cm oberhalb der Ellenbeuge. Drücken Sie auf den Startknopf am Gerät. Die Manschette wird automatisch aufgeblasen, dann wird die Luft abgelassen und der Messwert erscheint auf der Anzeige des Gerätes. Zwei Zahlen werden angezeigt: Der höhere wird systolischer Blutdruck genannt und entspricht dem Druck, wenn das Herz sich zusammenzieht und Blut in den Körperkreislauf pumpt. Der niedrige Wert heißt diastolischer Druck und gibt den Wert in der Entspannungsphase zwischen den Herzkontraktionen an. Viele Blutdruckmonitore zeigen auch die Pulsfrequenz an, also die Anzahl der Herzschläge pro Minute.

Sie sollten den Blutdruck des Pflegebedürftigen so messen, wie Ihr Pflegeteam es individuell empfiehlt, und die Werte jeweils sorgfältig notieren.

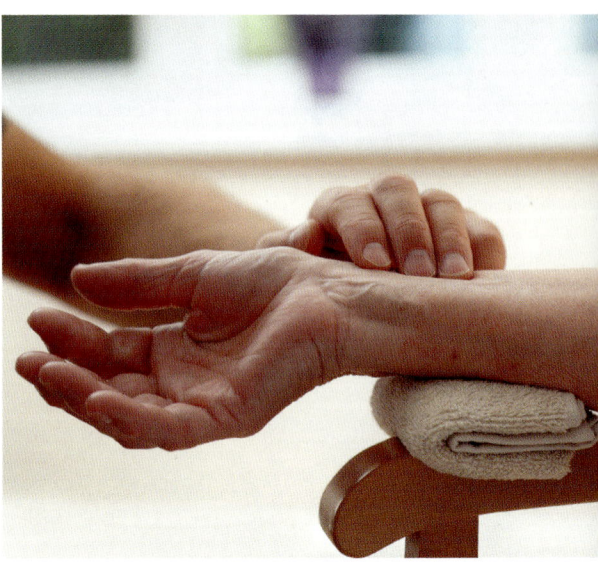

Puls messen am Handgelenk
Legen Sie die drei mittleren Finger auf den entspannt liegenden Arm, 3–5 cm unterhalb des Daumens, und zählen Sie den Puls eine Minute lang.

Puls prüfen

Der Puls ist die rhythmische Ausdehnung und Kontraktion einer Arterie, wenn das Blut vom Herzen hindurchgepumpt wird. Er kann an vielen Körperstellen getastet werden, an denen Arterien dicht unter der Haut verlaufen und gegen einen Muskel oder Knochen gedrückt werden können, z. B. am Handgelenk oder am Hals.

■ **Puls messen** Wenn Sie den Puls des Pflegebedürftigen messen, sollte dieser entspannt und ausgeruht sein. Benutzen Sie nicht Ihren Daumen, weil er selbst einen deutlichen Eigenpuls hat und es schwierig sein kann, zwischen dem eigenen und dem Puls des Pflegebedürftigen zu unterscheiden. Messen Sie stattdessen mit Ihren mittleren drei Fingern.

Der sogenannte Radialispuls am Handgelenk ist am einfachsten zu fühlen. Legen Sie Ihre drei mittleren Finger innen auf das Handgelenk, 3–5 cm unterhalb des Daumens. Drücken Sie leicht, bis Sie die rhythmischen Schläge des Pulses spüren. Wenn Sie gar nichts fühlen können, drücken Sie ein bisschen fester oder legen Sie die Finger auf eine andere Position.

Wenn Sie den Puls am Handgelenk nicht finden, können Sie versuchen, den Karotispuls am Hals zu suchen. Fühlen Sie leicht mit Zeige- und Mittelfinger seitlich am Hals in dem weichen, etwas vertieften Bereich direkt neben der Luftröhre. Üben Sie nicht zu viel Druck aus, da dies zu Schwindel und Benommenheit führen kann.

Haben Sie den Puls gefunden, nehmen Sie eine Uhr mit Sekundenzeiger und zählen Sie, wie oft der Puls in 15 Sekunden schlägt. Diese Zahl multiplizieren Sie mit vier, so dass sie auf die Pulsschläge pro Minute (60 Sekunden) kommen. Prüfen Sie dabei, ob der Puls regelmäßig ist. Notieren Sie wie bei den anderen Messungen die Werte.

Blutzucker prüfen

Wenn der Pflegebedürftige Diabetiker ist, werden Sie vielleicht vom Arzt gebeten, regelmäßig den Blutzucker-(Glukose-)spiegel zu messen. Ihr Arzt wird Ihnen

HYPOGLYKÄMIE BEI DIABETIKERN

Zur Hypoglykämie (»Unterzuckerung«) kommt es, wenn die Blutzuckerwerte so niedrig sind, dass die Gehirnfunktion beeinträchtigt ist. Ab wann es dazu kommt, kann individuell etwas unterschiedlich sein. Die Situation kann lebensbedrohlich werden, handeln Sie daher schnell, wenn Symptome wie Schwächegefühl, Herzrasen oder Schweißausbrüche auftreten!

- Messen Sie den Blutzuckerspiegel; ist er zu niedrig, liegt eine Unterzuckerung vor.
- Geben Sie kein Insulin oder orale Antidiabetika, auch wenn sie fällig wären.
- Legen oder setzen Sie den Betroffenen hin und geben Sie etwas Zuckerhaltiges zu essen oder zu trinken, z. B. zuckerhaltige Getränke, Süßigkeiten oder Traubenzucker.
- Bessern sich die Symptome, messen Sie den Blutzucker nach 15 Minuten nochmals. Hat sich der Wert normalisiert, geben Sie langwirkende Kohlenhydrate, z. B. ein Stück Brot oder eine kleine Mahlzeit.
- Bleiben die Symptome bestehen, verschlimmern sie sich oder wird der Betroffene bewusstlos, alarmieren Sie den Rettungsdienst.

erklären, wie oft die Messung durchgeführt werden muss. Sie sollten jedoch den Blutzuckerspiegel häufiger überprüfen, wenn es dem Betroffenen nicht gut geht. Zusätzliche Messungen sind außerdem nötig, wenn sich Symptome eines zu niedrigen

BLUTZUCKERMESSGERÄT BENUTZEN

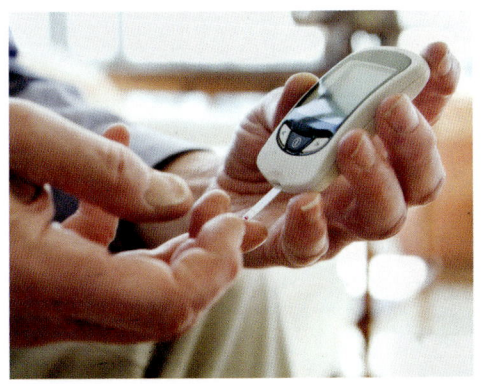

1 Bevor Sie Blut abnehmen, sollte der Pflegebedürftige seine Hände mit warmem Wasser waschen und abtrocknen. Drücken Sie vorsichtig eine seiner Fingerkuppen. Stechen Sie dann mit einer sterilen Lanzette hinein, um einen kleinen Bluttropfen zu erhalten. Weniger weh tut es seitlich und nicht in der Mitte der Fingerkuppe; wechseln Sie die Finger jeweils ab.

2 Geben Sie den Bluttropfen auf den Teststreifen und führen Sie diesen in das Gerät ein. Es misst den Blutzuckerspiegel automatisch und zeigt den Messwert an. Notieren Sie das Ergebnis und entfernen Sie Blutreste mit einem sterilen Tupfer vom Finger.

» ÜBERWACHUNG DES GESUNDHEITSZUSTANDES

(Hypoglykämie) oder zu hohen Blutzuckerspiegels (Hyperglykämie) zeigen.

Zu den Symptomen einer Hypoglykämie gehören Schwindel, Schwächegefühl, Herzrasen, Verwirrtheit, nasskalte Haut, Schweißausbrüche und Zittern. Eine Hypoglykämie ist potenziell lebensbedrohlich und muss sofort behandelt werden (Kasten S. 151). Sind Sie sich nicht sicher, ob der Betroffene unterzuckert ist, zögern Sie nicht, den Rettungsdienst anzufordern.

Eine Hyperglykämie äußert sich durch einen schnellen Puls, trockene Haut, tiefe, langsame Atmung, Müdigkeit, vermehrte Urinausscheidung und starken Durst. Zeigt der Pflegebedürftige eines dieser Symptome und ist sein Blutzucker höher als normal, nehmen Sie sofort medizinische Hilfe in Anspruch.

■ **Blutzucker messen** Der Blutzuckerspiegel wird meist mit einem speziellen Blutzuckermessgerät gemessen. Es gibt verschiedene Modelle. Sie funktionieren alle durch die Analyse der Blutzuckermenge in einer Blutprobe, die auf einen Teststreifen aufgebracht wird. Die Blutprobe wird mithilfe einer Lanzette abgenommen. Die Abbildung auf S. 151 zeigt, wie ein typisches Messgerät funktioniert; Sie sollten aber bei Ihrem eigenen Gerät die Anweisungen des jeweiligen Herstellers befolgen. Fragen Sie, bevor Sie ein Blutzuckermessgerät kaufen, das Pflegeteam, welches Gerät für die von Ihnen betreute Person am besten geeignet ist.

Hautzustand prüfen

Wenn man jemanden zu Hause pflegt, ist es besonders wichtig, seine Haut zu kontrollieren. Sie sollten auf Ausschläge und wunde Stellen (wie Druckgeschwüre) und Hautverletzungen achten.

Den Betroffenen zu fragen, ob er selbst Hautprobleme festgestellt hat, ist ein guter erster Schritt. Dies ist jedoch nicht immer machbar (z. B. bei Demenz) bzw. ausreichend (z. B. wenn Veränderungen in selbst nicht einsehbaren Regionen wie dem Rücken auftreten). Überprüfen Sie deshalb regelmäßig die Haut Ihres Schützlings. Oft kann dies bei Routinetätigkeiten wie beim Waschen erfolgen. Sorgen Sie dafür, dass die Umgebung angenehm und niemand sonst anwesend ist, da eine solche Untersuchung sehr intim ist.

Ist ein Ausschlag von Symptomen wie Kurzatmigkeit, Gesichtsschwellung oder Brustenge

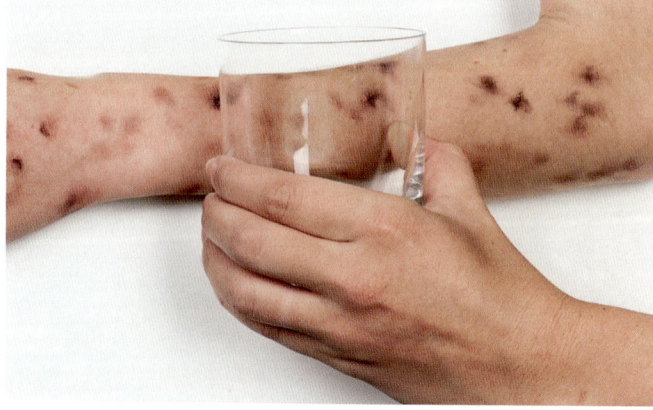

Septischer Hautausschlag
Bei Meningitis kann es zu einem spezifischen Ausschlag kommen, der auf Druck, z. B. mit einem Glas, nicht verschwindet.

begleitet, könnte eine schwere allergische Reaktion die Ursache sein. Eine solche Situation ist potenziell lebensbedrohlich und erfordert Ihr sofortiges Handeln: Rufen Sie den Rettungsdienst (S. 187)!

Eine andere Art von Ausschlag kann bei Meningitis auftreten. Es kommt zu kleinen roten bis violetten Flecken, die wie kleine Blutergüsse aussehen. Dieser Ausschlag kann am ganzen Körper auftreten; die Flecken verschwinden nicht, wenn man daraufdrückt, z. B. mit einem Glas. Entwickelt der Betroffene solche Flecken, rufen Sie den Rettungsdienst!

Es gibt viele weitere Symptome, die Sie dem Arzt oder Pflegeteam gegenüber erwähnen sollten, wenn Sie sie bemerken und es keine unmittelbare Erklärung dafür gibt (z. B. Hitze). Dazu gehören Juckreiz, Gelbfärbung, Rötungen, Quaddeln, der Verlust der Hautelastizität oder Veränderungen von Leberflecken. Vergessen Sie die Beobachtung der Schleimhäute nicht.

Psyche und Denkvermögen prüfen

Genauso wichtig wie die Sicherung des körperlichen Wohlbefindens ist es, den mentalen Zustand des Pflegebedürftigen im Auge zu behalten. Dies kann als Teil der Alltagsroutine ganz formlos erfolgen. Vielleicht stellen Sie fest, dass Ihr Schützling unglücklich oder in sich gekehrt wirkt bzw. das Interesse an Dingen verloren hat, die ihm früher Freude bereiteten. Oder Sie bemerken Gedächtnisprobleme bzw. Schwierigkeiten dabei, Routineaufgaben auszuführen oder einer Unterhaltung zu folgen. Wenn Ihnen solche Veränderungen auffallen und Sie sich Sorgen machen, kontaktieren Sie den Arzt des Betroffenen.

In manchen Fällen kann es zu starker Unruhe, Verwirrung oder sogar zu Bewusstseinsstörungen kommen. Holen Sie, wenn solche Anzeichen auftreten, unverzüglich ärztlichen Rat ein.

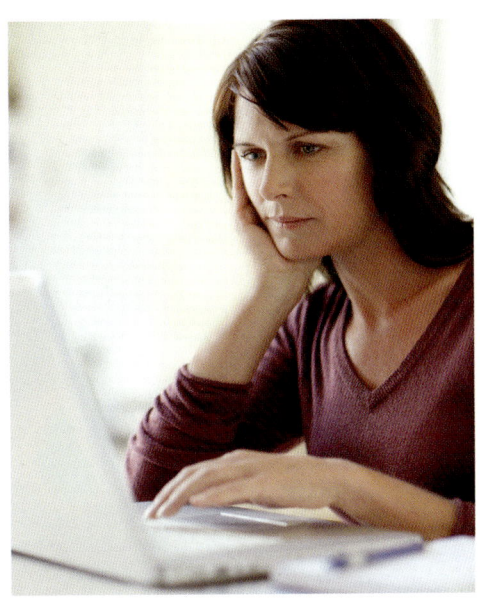

Wichtige Aufzeichnungen
Achten Sie darauf, dass Ihre Aufzeichnungen gut strukturiert sind, damit man ggf. auch einige Monate später noch etwas damit anfangen kann.

Bericht führen

Bei Ihrem anstrengenden Alltag als Pflegeperson erscheint es Ihnen vielleicht als überflüssige Bürokratie, genaue Aufzeichnungen über den gesundheitlichen Zustand Ihres Schützlings zu machen. Diese liefern dem medizinischen Fachpersonal jedoch sehr wertvolle Informationen und erlauben es, den Zustand des Betroffenen richtig einzuschätzen und bei Bedarf die Behandlung anzupassen.

Neben den in diesem Abschnitt dargestellten Werten sollten Sie auch Details zur Medikamentengabe und zu möglichen Allergien schriftlich festhalten. Notiert werden sollten auch persönliche Präferenzen, z. B. zu Essen, Badezeiten oder Freizeitbeschäftigungen. Dies hilft, die gewohnte Routine aufrechtzuerhalten, wenn jemand anderes einmal die Pflege für Sie übernehmen muss.

NOTFALLSYMPTOME

Der Gesundheitszustand eines Menschen kann sich jederzeit verschlechtern. Sie müssen Notfallsymptome erkennen können, damit Sie sofort die richtigen Erstmaßnahmen ergreifen können. Die Liste in der Tabelle unten zeigt einige der wichtigsten Symptome und die Sofortmaßnahmen, die jeweils zu ergreifen sind. Treten andere Symptome oder eine Verschlechterung des Allgemeinzustandes auf und sind Sie sich unsicher, was zu tun ist, zögern Sie nicht, einen Arzt zu konsultieren.

NOTFALLSYMPTOME UND MASSNAHMEN

SYMPTOME	MASSNAHMEN
Atemprobleme und Luftnot	■ Bei Fremdkörpereinatmung siehe S. 178. ■ Für Atemprobleme verordnete Medikamente (sofern vorhanden) verabreichen und ärztlichen Rat einholen; wirken die Medikamente nicht, Rettungsdienst alarmieren. ■ In allen anderen Fällen Rettungsdienst alarmieren.
Unerklärliche Brustschmerzen	■ Betreffenden beruhigen und mit erhöhtem Oberkörper lagern. ■ Für Brustschmerzen verordnete Medikamente verabreichen (sofern vorhanden) und ärztlichen Rat einholen; wirken die Medikamente nicht, Rettungsdienst alarmieren. ■ Bei Atemstillstand siehe S. 176.
Schwäche/Lähmung an Arm, Bein oder Gesicht, Sprachstörungen	■ Betreffenden beruhigen und flach liegend oder sitzend lagern, dabei für Frischluftzufuhr sorgen. ■ Schnellstmöglich Rettungsdienst alarmieren.
Bewusstseinsstörung	■ Bei Bewusstlosigkeit siehe S. 175. ■ Bei eingeschränktem Bewusstsein und bekannter Diabetes siehe Kasten auf S. 151. ■ Bei eingeschränktem Bewusstsein ggf. nach Verordnung Sauerstoff verabreichen und Rettungsdienst alarmieren. ■ In allen anderen Fällen Rettungsdienst alarmieren.
Plötzliche Schwellung im Gesicht, verbunden mit Atemproblemen und juckendem Ausschlag	■ Bei Verdacht auf eine starke allergische Reaktion (Anaphylaxie) siehe S. 187. ■ In allen anderen Fällen Rettungsdienst alarmieren und Betroffenen beruhigen, bis der Arzt eintrifft.
Bluterbrechen	■ Rettungsdienst alarmieren. ■ Brechschale reichen, beim Erbrechen aufrecht oder vornüber gebeugt sitzen lassen. Eine Probe für Untersuchungen aufheben. ■ Feuchtes Tuch zum Abwischen des Gesichts geben; keine Flüssigkeiten zum Trinken geben; Eiswürfel zum Entfernen des unangenehmen Geschmacks im Mund anbieten.

MEDIKAMENTE VERABREICHEN

Die sichere Gabe von Medikamenten ist ein wichtiger Teil Ihrer Aufgaben als Pflegender. Es ist hilfreich für Sie, wenn Sie wissen, warum, wie und wann ein bestimmtes Medikament gegeben werden muss, welche Neben- und Wechselwirkungen auftreten können und ob Ernährungsempfehlungen dazu vorliegen. Sie sollten nur solche Medikamente verabreichen, die der zuständige Arzt verordnet oder genehmigt hat. Das gilt auch für frei verkäufliche Mittel und Naturheilmittel.

Arznei- und Verabreichungsformen

Medikamente gibt es in vielen verschiedenen Arzneiformen. Am häufigsten werden Tabletten, Kapseln, Tropfen, Säfte, Lutschtabletten, Augen- und Ohrentropfen, Emulsionen, Gele, Salben, Puder, Pflaster, Vaginal- und Rektalzäpfchen sowie Infusions- bzw. Injektionsflüssigkeiten verwendet.

Medikamente können über verschiedene Methoden und Wege verabreicht werden, z. B. oral (über den Mund), perkutan (über die Haut), per Inhalation, über Augen, Ohren oder Nase, über das Rektum oder die Vagina sowie per Injektion oder Infusion.

Medikamente verabreichen

Die »goldenen Regeln« der Medikamentenverabreichung lauten: Stellen Sie sicher, dass Sie das richtige Medikament der richtigen Person in der richtigen Dosis zur richtigen Zeit über den richtigen Weg verabreichen. Lesen Sie dazu die Packungsbeilage. Erklären Sie dem Pflegebedürftigen vor Verabreichung eines Medikamentes, was Sie ihm geben.

Orale Gabe

Sehr viele Medikamente werden einfach geschluckt. Bieten Sie dazu mindestens 150 ml Wasser zum Herunterspülen an.

Vermeiden Sie bei der Verabreichung von Arzneimitteln direkten Hautkontakt mit der Arznei. Kommt Flüssigkeit auf Ihre Haut, spülen Sie sie mit viel Wasser ab. Bemerken Sie ungewöhnliche Symptome, suchen Sie den Arzt auf.

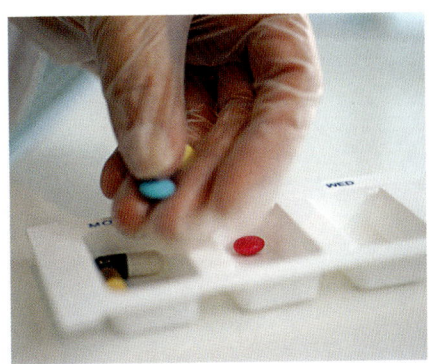

Medikamente verabreichen
Manche Arzneistoffe werden auch über die Haut aufgenommen, tragen Sie deshalb beim Umgang mit Arzneien Handschuhe.

Bereitet das Schlucken von Tabletten Probleme, kann der Arzt das Medikament oft auch in anderer Form verordnen. Zerkleinern Sie Tabletten zum leichteren Herunterschlucken nicht ohne den Arzt zu fragen, da manche Präparate im Ganzen geschluckt werden müssen. Einige Tabletten müssen in den Mund genommen, dürfen aber nicht geschluckt werden, sondern sollen im Mund zergehen. Erklären Sie dies dem Betroffenen vorher.

Handelt es sich um eine flüssige Medikation, schütteln Sie die Flasche und geben Sie die erforderliche Dosis in einen Messbecher oder auf einen Messlöffel. Manchmal ist es einfacher, das Medikament aus einer Spritze ohne Nadel zu nehmen. In diesem Fall führen Sie die Spritze hinten in die Wangentasche des Betroffenen und verabreichen Sie die Arznei tropfenweise.

» MEDIKAMENTE VERABREICHEN

Gabe per Inhalation

Inhalationsmedikamente werden vor allem bei Atemwegserkrankungen verschrieben, z. B. bei Asthma. Als Inhalationssysteme dienen Dosieraerosole, Pulverinhalatoren oder elektrische Zerstäuber.

Es ist wichtig, dass Sie den jeweils verordneten Inhalator korrekt bedienen können. Lassen Sie sich, egal welches System benutzt werden soll, den Umgang mit dem Gerät von einem Fachmann erläutern. Sehr wichtig ist auch die sorgfältige und regelmäßige Reinigung, die in der Gebrauchsanweisung beschrieben ist. Mehr Informationen finden Sie im Abschnitt »Maßnahmen bei Atemstörungen« (S. 166–167).

Perkutane Gabe

Medikamente zur äußerlichen Anwendung gibt es in vielen Formen, z. B. als Cremes, Salben, Gele, Emulsionen und Sprays. Direkt auf die Haut aufgebracht, dienen sie vor allem zur Behandlung von sehr trockener Haut, Hautinfektionen und -entzündungen. Auch einige Schmerzmedikamente gibt es zur äußerlichen Anwendung.

Sorgen Sie dafür, bevor Sie Medikamente auf die Haut auftragen, dass Sie

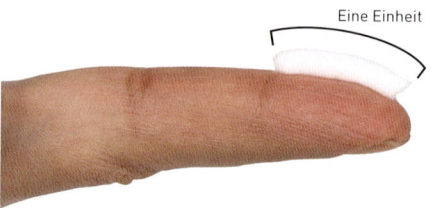

Eine Einheit

Fingerspitzeneinheit
Mit dieser Einheit können Sie leichter berechnen, wie viel Salbe Sie brauchen, um einen bestimmten Hautbereich zu bedecken. Eine Einheit bedeckt das erste Fingergelenk des Zeigefingers und reicht in der Regel für einen Bereich so groß wie zwei Handflächen.

mit dem Pflegebedürftigen allein im Zimmer sind und er sich wohl fühlt. Waschen und trocknen Sie Ihre Hände, ziehen Sie Einmalhandschuhe an und säubern und trocknen sie den betroffenen Hautbereich. Wenden Sie dann das Medikament nach Anweisung des Arztes oder eines Pflegenden oder entsprechend der Packungsbeilage an. Manche Präparate müssen vorher geschüttelt werden. Bedecken Sie den Bereich nicht mit einem Verband, außer wenn der Arzt es angeordnet hat. Entsorgen Sie die Einmalhandschuhe und waschen und trocknen Sie Ihre Hände.

Gabe über Augen, Ohren oder Nase

Mit Medikamenten, die direkt in Auge, Ohr oder Nase eingebracht werden, können unter anderem Augenentzündungen (z. B. bakterielle Konjunktivitis), Augenjucken, Infektionen des äußeren Ohrkanals, Schleimhautschwellungen bei Erkältungen oder Heuschnupfen behandelt werden.

■ **Medikamente zur Anwendung im Auge**
Waschen und trocknen Sie Ihre Hände vor dem Verabreichen von Augentropfen oder -salbe. Der Betroffene soll sitzen oder sich zurücklehnen und den Kopf in den Nacken lehnen. Ziehen Sie mit dem Zeigefinger vorsichtig sein Unterlid nach unten. Fordern Sie ihn auf, nach oben zu schauen, und verabreichen Sie die verordnete Anzahl von Tropfen oder legen Sie einen dünnen Salbenstrang auf die Innenseite des Unterlids. Der Applikator darf dabei nicht das Auge berühren. Lassen Sie das Augenlid wieder los und bitten Sie den Betroffenen, die Augen einige Sekunden geschlossen zu halten, ohne sie zuzukneifen. Einige Medikamente sorgen für verschwommenes Sehen. Achten Sie darauf, dass der Betroffene nicht aufsteht, bevor er wieder klar sehen kann.

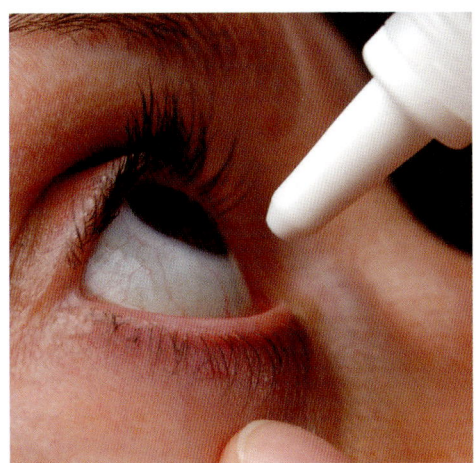

Augentropfen verabreichen
Bei zurückgebeugtem Kopf ziehen Sie das Unterlid des Betroffenen vorsichtig nach unten. Geben Sie die Arznei in den unteren Bindehautsack.

■ **Medikamente zur Anwendung im Ohr**
Ohrentropfen sind am einfachsten in Seitenlage zu verabreichen. Wärmen Sie vor der Verabreichung die Tropfenflasche in der Hand an. Geben Sie dann die verordnete Anzahl an Tropfen in den Ohrkanal. Die Pipettenspitze darf dabei das Ohr nicht berühren. Der Betroffene sollte einige Minuten auf der Seite liegen bleiben, damit sicher ist, dass die Tropfen nicht wieder aus dem Ohr laufen.

■ **Medikamente zur nasalen Anwendung**
Diese Medikamente gibt es in zwei Formen – Tropfen und Sprays – die unterschiedlich verabreicht werden.

Zum Tropfen beugt der Pflegebedürftige seinen Kopf leicht nach hinten. Tropfen Sie die verordnete Tropfenzahl in jedes Nasenloch. Anschließend wird der Kopf wieder nach vorn gebeugt und vorsichtig von einer auf die andere Seite gedreht, damit sich das Medikament gleichmäßig verteilt und nicht so schnell in den Rachen abfließt.

Zur Verabreichung von Spray muss der Kopf leicht nach vorn gebeugt werden. Ein Nasenloch wird mit leichtem Druck auf den Nasenflügel zugehalten. Führen Sie das Spray in das andere Nasenloch und bitten Sie den Betroffenen, durch die Nase einzuatmen. Gleichzeitig sprühen Sie das Spray in sein Nasenloch. Wiederholen Sie den Vorgang mit dem anderen Nasenloch. Danach wird der Kopf nach hinten gebeugt, damit das Medikament bis ganz nach oben gelangt.

Gabe von Rektal- und Vaginalzäpfchen

Rektal- und Vaginalzäpfchen (Suppositorien) sind länglich-kegelförmige Arzneiformen, die entweder über den After in den Enddarm oder in die Scheide eingeführt werden. Sie schmelzen bei Körpertemperatur und setzen dadurch ein Medikament frei. Vor der Verabreichung muss für eine ausreichende Intimsphäre gesorgt und der Betroffene muss genau informiert werden. Das Einführen eines Zäpfchens wird erleichtert, wenn Sie es mit etwas warmem Wasser befeuchten oder es leicht erwärmen.

■ **Vaginalzäpfchen** Waschen und trocknen Sie vor Verabreichung eines Vaginalzäpfchens Ihre Hände, ziehen Sie Einmalhandschuhe an und packen Sie das Vaginalzäpfchen aus. Bitten Sie die Betroffene, sich auf den Rücken zu legen und die Beine zu öffnen oder sich auf die Seite zu drehen und die Beine anzuziehen. Führen Sie das Zäpfchen mit dem schmalen Ende voran so weit wie möglich mit dem Finger oder einem Applikator ein. Ziehen Sie den Finger zurück bzw. drücken Sie auf den Applikator, um das Zäpfchen in der Vagina freizugeben, und entfernen Sie den Applikator. Entsorgen Sie dann die Handschuhe (und den Applikator, falls Sie einen benutzt haben) und waschen Sie Ihre Hände.

■ **Rektalzäpfchen** Bitten Sie den Betroffenen vor der Verabreichung eines Zäpfchens, Darm und Blase zu entleeren. Waschen und trocknen Sie vor der Verabreichung Ihre Hände, ziehen Sie Ein-

» MEDIKAMENTE VERABREICHEN

malhandschuhe an und packen Sie das Zäpfchen aus. Bitten Sie den Betroffenen, sich auf die Seite zu legen, die Knie zu beugen und etwas in Richtung Brust zu ziehen. Legen Sie eine Einmalunterlage unter Hüfte und Gesäß, falls das Zäpfchen zu früh wieder ausgeschieden wird oder es zu einem unwillkürlichen Stuhlabgang kommt. Eine sinnvolle Vorsichtsmaßnahme kann auch sein, eine Bettpfanne oder einen Nachtstuhl griffbereit zu haben. Heben Sie die obere Gesäßbacke vorsichtig an, so dass Sie den Anus sehen können. Führen Sie das Zäpfchen vorsichtig mit dem Finger etwa 2,5 cm tief in den Enddarm ein, hinter den Schließmuskel. Bitten Sie den Betroffenen, auf der Seite liegen zu bleiben und eventuell die Gesäßhälften zusammenzudrücken, damit das Zäpfchen einbehalten werden kann. Entsorgen Sie die Handschuhe und waschen Sie Ihre Hände.

Injektionen und Infusionen

Injektions- und Infusionslösungen bestehen aus Flüssigkeiten (z. B. Kochsalzlösung), in denen ein Arzneistoff gelöst ist. Meist werden sie in Ampullen oder Injektionsflaschen aufbewahrt, aber es gibt auch Fertigspritzen und sogenannte Injektionspens. Manche Lösungen müssen vor Verwendung geschüttelt werden.

Injektionen und Infusionen können auf verschiedene Weise verabreicht werden. Im Pflegebereich sind subkutane (unter die Haut) und intramuskuläre (in den Muskel) Injektion weitverbreitet; Infusionen erfolgen meist intravenös. Bei der intravenösen Verabreichung wird das Medikament direkt in eine Vene appliziert. Wer wann welche Medikamente auf welche Art verabreichen darf, ist in Deutschland gesetzlich genau festgelegt.

■ Subkutane und intramuskuläre Gabe

Eine subkutane Injektion erfolgt in das Fettgewebe unter der Haut, meist in die Rückseite des Oberarms, in die Mitte oder Außenseite von Oberschenkel, Bauch oder Gesäß. Wichtig ist dabei, die Stellen abzuwechseln, da es sonst zu Gewebeschädigungen kommen kann. Eine intramuskuläre Infektion erfolgt in einen Muskel, und zwar in Oberarm, Bein oder Gesäß. Die Grundtechnik ist für beide Formen gleich, wobei jeweils Injektionsnadel und Spritze verwendet werden.

Vor einer Injektion muss der Betreffende entspannt sein. Erklären Sie genau, was Sie tun werden. Sie benötigen das Medikament, Injektionsnadel und Spritze, Alkoholtupfer, Mulltupfer, ggf. Pflaster, Einmalhandschuhe und eine spezielle Entsorgungsbox. Reinigen Sie die Injektionsstelle mit einem Alkoholtupfer, lassen Sie den Alkohol kurz trocknen und verabreichen Sie dann die Injektion nach den Instruktionen, die Sie erhalten haben. Tupfen Sie die Stelle mit einem Mulltupfer ab (nicht reiben) und kleben Sie ggf. ein Pflaster darauf. Stecken Sie die Nadel nicht zurück in die Hülle, sondern entsorgen Sie sie direkt in die Abwurfbox. Werfen Sie auch

---

NADELSTICHVERLETZUNGEN

Wenn Sie die im Text genannten Maßnahmen bei Injektionen befolgen, sind Nadelstichverletzungen sehr unwahrscheinlich. Stechen Sie sich dennoch versehentlich mit einer Nadel, befolgen Sie diese Anweisungen:

- Fördern Sie das Bluten der Wunde, indem Sie sie unter warmes Wasser halten. Waschen Sie die Wunde mit Seife und spülen sie kalt wieder ab.

- Verwenden Sie ein Wunddesinfektionsmittel, dabei ggf. den Stichkanal spreizen.

- Suchen Sie sofort einen Arzt auf.

UMGANG MIT DEM VERWEILKATHETER

Ein Verweilkatheter muss sorgfältig und aseptisch behandelt werden.

- Vor jedem Umgang mit dem Katheter waschen, trocknen und desinfizieren Sie Ihre Hände und ziehen Sie sterile Einmalhandschuhe an.

- Kontrollieren Sie täglich, ob Infektionszeichen wie Schwellung, Rötung oder Schmerzen an der Einstichstelle auftreten oder ob der Verband nass, verschmutzt oder lose ist.

- Der Verbandwechsel wird je nach Bedarf mehrmals wöchentlich vom Pflegedienst erledigt. Er ist eine verordnungsfähige Leistung der Krankenkassen. Bitten Sie ggf. um einen Transparentverband, so dass Sie die Einstichstelle besser beobachten können.

- Erkennen Sie Infektionszeichen oder vermuten Sie eine Verstopfung des Katheters, kontaktieren Sie sofort den Arzt oder Pflegenden.

die Handschuhe weg und waschen und trocknen Sie Ihre Hände.

- **Intravenöse Gabe** Bei der intravenösen Injektion bzw. Infusion wird das Medikament direkt in eine Vene verabreicht, in der Regel über eine Hohlnadel (Kanüle) oder einen Venenkatheter (Venenverweilkanüle). Intravenöse Zugänge sind eine ärztliche Maßnahme, die dieser aber unter bestimmten Umständen an geschultes

Fachpersonal delegieren kann. Für die Langzeitverabreichung von Medikamenten kann der Katheter auch zu Hause liegen bleiben und verwendet werden. Zur Verabreichung des Medikaments wird ein Arzt oder Pflegepersonal zu Ihnen nach Hause kommen. Ein Verweilkatheter muss sorgfältig gepflegt und keimfrei gehalten werden (siehe Kasten oben). Duschen oder Baden sind nur nach genauen Anweisungen des Pflegeteams erlaubt. Achten Sie darauf, dass der Katheter nicht aus Versehen herausgezogen wird.

Organisation der Medikamente

Nimmt der Pflegebedürftige mehrere Medikamente ein, müssen Sie darauf achten, dass das richtige Medikament zur richtigen Zeit genommen wird. Vielleicht ist es für Sie hilfreich, eine Medikamentenliste mit der jeweiligen Dosierung, Verabreichungszeit und anderen Informationen zu erstellen, z. B. wenn das Medikament zum Essen eingenommen werden muss.

Entsorgen der Medikamente

Am besten werden Medikamente in der Originalpackung über die Apotheke entsorgt. Werfen Sie niemals Arzneien ins Waschbecken oder die Toilette. Über sonstige Entsorgungsrichtlinien, die in Ihrem Fall wichtig sind, informiert Sie Ihr Pflegeteam.

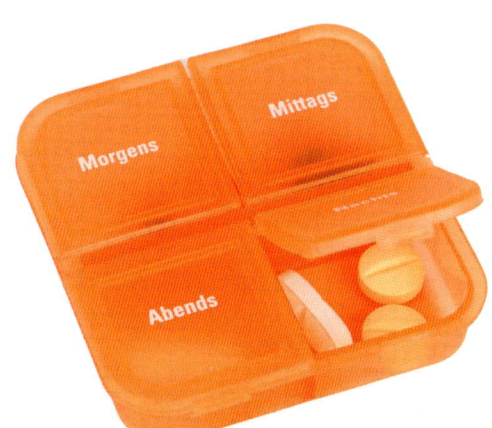

Medikamentenbox
Eine Medikamentenbox hat mehrere Fächer für verschiedene Tageszeiten und vereinfacht so die Verabreichung der richtigen Arznei zum richtigen Zeitpunkt.

WUNDPFLEGE

Ist eine Wunde zu versorgen, z. B. ein Geschwür oder eine Schnittwunde, müssen Sie sich darum kümmern, dass sie sich nicht infiziert und gut heilt. Die Wunde muss regelmäßig inspiziert werden, möglichst beim Verbandwechsel. Die folgenden Informationen betreffen die Versorgung einer Wunde, nachdem sie durch einen Arzt behandelt wurde. Erläuterungen zur Ersten Hilfe bei Wunden finden Sie auf S. 180.

Verbandwechsel

Es gibt verschiedene Arten von Wundverbänden. Der Arzt oder die Pflegekraft wird für jede Wunde den geeignetsten Verband auswählen. Spezialverbände werden vom medizinischen Fachpersonal gewechselt. Bei einem normalen Verband können Sie jedoch vom Pflegeteam gezeigt bekommen, wie er zu wechseln ist. Auch kleine Wunden können Sie selbst reinigen.

Die hier beschriebenen Techniken sind für die meisten allgemeinen Verbände und für kleine Wunden geeignet. Befolgen Sie immer die Anweisungen des medizinischen Fachpersonals, wenn deren Angaben von den Hinweisen in diesem Buch abweichen. Sorgen Sie vor jedem Verbandwechsel für eine ausreichende Privatsphäre und eine bequeme Lagerung des Betroffenen.

■ **Entfernen des alten Verbandes**
Waschen Sie sorgfältig Ihre Hände, trocknen Sie sie ab und ziehen Sie sterile Einmalhandschuhe an. Öffnen Sie einen neuen sterilen Verband nach Anleitung. Entfernen Sie den alten Verband, indem Sie alle Pflaster auf der Haut vorsichtig ablösen; zerren Sie dabei nicht an der Haut. Entfernen Sie den alten Verband mit einer sterilen Pinzette. Klebt der Verband an der Wunde, lösen Sie ihn vorsichtig mit sterilem Wasser ab. Sichten Sie den Verband und werfen ihn sofort in den Abfall.

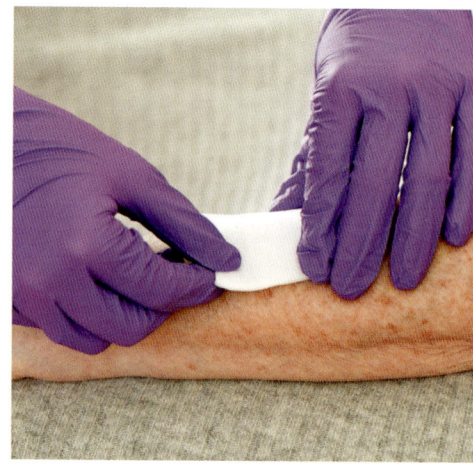

Wundverband bei kleinen Wunden
Bedecken Sie eine kleine Wunde nach dem Säubern und Trocknen mit einer nichthaftenden Kompresse und fixieren Sie diese sorgfältig.

■ **Prüfen der Wunde** Sichten Sie, nachdem Sie den Verband entfernt haben, wie die Wunde heilt und ob Infektionszeichen aufgetreten sind. Bei manchen Wunden ist es normal, wenn noch kurze Zeit eine klare Flüssigkeit abgesondert wird. Tritt jedoch viel grünliche oder gelbliche Flüssigkeit aus, könnte die Wunde infiziert sein. Andere Infektionszeichen sind Rötung, Schwellung, Schmerzen um die Wundstelle und evtl. ein unangenehmer Geruch.

■ **Säubern der Wunde** Wenn die Wunde nach der Überprüfung gereinigt werden muss, geben Sie das vom Pflegeteam empfohlene Wundreinigungsmittel in ein steriles Schälchen. Ziehen Sie ein neues Paar steriler Handschuhe an und reinigen Sie die Wunde vorsichtig nach Anleitung. Säubern Sie die Haut um die Wunde von außen nach innen und achten Sie darauf, das heilende Gewebe nicht zu verletzen. Trocknen Sie die Haut mit sterilen Tupfern.

PFLEGE EMPFINDLICHER HAUT

Befolgen Sie bei empfindlicher Haut folgende Richtlinien, um Irritationen zu vermeiden:

- Benutzen Sie eine Feuchtigkeitscreme.
- Trocknen Sie die Haut durch Abtupfen, nicht durch Rubbeln.
- Sorgen Sie dafür, dass die Kleidung so viel Haut wie möglich bedeckt und locker genug sitzt, um nicht zu reiben.
- Schützen Sie empfindliche Stellen mit einem lockeren Mullverband.
- Seien Sie besonders achtsam beim Entfernen von Verbänden, die mit Pflaster fixiert sind.

■ **Anbringen des neuen Verbandes** Ist die Wunde sauber und trocken, bedecken Sie sie mit einer sterilen, nichthaftenden Kompresse und fixieren Sie diese mit einer Bandage, einem Schlauchverband oder Fixierpflaster.

Entsorgen Sie alle benutzten Materialien in einen klinischen Abfallbeutel und waschen und desinfizieren Sie sorgfältig Ihre Hände. Notieren Sie alle Veränderungen, die Sie an der Wunde bemerkt haben.

■ **Spezialverbände** Bei Spezialverbänden werden Verbandwechsel und Wundreinigung vom Arzt oder Pflegepersonal vorgenommen. Sie sollten jedoch regelmäßig prüfen, ob durch den Verband Blut oder andere Flüssigkeiten austreten. Ist der Verband durchweicht, legen Sie eine Saugkompresse darüber und befestigen Sie sie

mit Fixierpflastern. Kontaktieren Sie dann schnellstmöglich das Pflegeteam.

Infektionen vorbeugen

Infiziert sich eine Wunde, wird oftmals die Heilung beeinträchtigt. Infektionen können sich auch über die Wunde hinaus ausbreiten und weitere Gesundheitsprobleme verursachen.

Gute Hygienegewohnheiten sind ein wesentlicher Schritt zur Vorbeugung von Infektionen – das gilt sowohl für Ihre eigene Hygiene als auch für die Ihres Schützlings. Eine einwandfreie Wundreinigung ist genauso wichtig wie das Sauber- und Trockenhalten des Verbandes (siehe Verbandwechsel S. 160). Achten Sie darauf, dass der Verband beim Baden und Duschen – sofern dies vom Pflegeteam erlaubt wurde – wasserdicht geschützt ist. Wird der Verband nass oder schmutzig, sollte er sofort gewechselt werden. Verhindern Sie, dass der Betreffende an seinem Verband manipuliert.

Andere Maßnahmen zur Infektionsprävention sind gesunde Ernährung für ein starkes Immunsystem und angemessene Bewegung, um die Wunddurchblutung anzuregen. Wichtig ist auch, dass Krankheiten wie Diabetes, die das Immunsystem schwächen, gut unter Kontrolle sind.

Gründe für einen Arztbesuch

Kontaktieren Sie sofort den Arzt, wenn an der Wunde des Betroffenen Anzeichen für eine Infektion auftreten (S. 160), bei Problemen mit einem Spezialverband, bei allgemeinem Unwohlsein oder beim Auftreten zusätzlicher Symptome wie Fieber oder Lymphdrüsenschwellung.

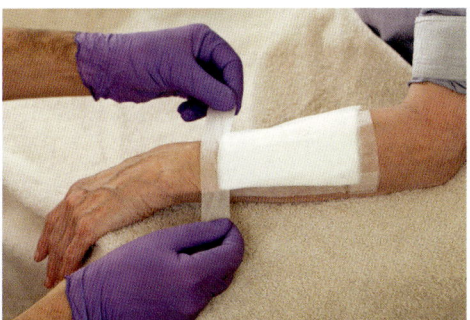

Anbringen eines Zusatzverbandes
Wenn ein Spezialverband mit Wundsekret oder anderen Flüssigkeiten durchtränkt ist, legen Sie eine Saugkompresse darauf und befestigen Sie diese mit Fixierpflastern.

SCHMERZBEHANDLUNG

Schmerz ist nicht nur unangenehm, er kann auch Probleme wie Erschöpfung und Stress verursachen und die Lebensqualität erheblich beeinträchtigen. Man unterscheidet akute Schmerzen, die plötzlich auftreten und nur kurz andauern, von chronischen (langfristigen) Schmerzen. Die folgenden Informationen beziehen sich auf chronischen Schmerz. Leidet die Pflegebedürftige unter akuten Schmerzen, sollten Sie ihren Arzt kontaktieren. Bei chronischen Schmerzen sorgen Sie dafür, dass eine Schmerzeinschätzung durch einen Spezialisten erfolgt. Dieser wird mit der Betroffenen und Ihnen einen Schmerzbehandlungsplan entwickeln. Dazu gehören oft Medikamente, aber auch andere Therapiemethoden, z. B. Entspannungstechniken oder Physiotherapie.

Schmerzmedikamente

Medikamente, die der Schmerzlinderung dienen, werden Analgetika genannt; die häufigsten Arten sind in der Tabelle unten aufgeführt. Auch andere Medikamente werden manchmal zur Schmerzlinderung eingesetzt, etwa Kortikosteroide gegen Entzündungen, bestimmte Antidepressiva und krampflösende Mittel bei einigen Formen von Nervenschmerzen.

Analgetika werden meist als Tabletten verabreicht, es gibt sie aber auch als Injektion, Spritzenpumpe (Dosierpumpe), Zäpfchen oder Hautpflaster. Ein Schmerzspezialist sollte dem Pflegebedürftigen die für ihn am besten geeignete Medikation und Verabreichungsweise empfehlen. Befolgen Sie seine Anweisungen genau, damit die beste Therapie gesichert ist. Da die Wirkung von Analgetika auch wieder nachlässt, müssen sie stets zum richtigen Zeitpunkt in der richtigen Dosis gegeben werden.

Verabreichen Sie keine anderen als die verordneten Medikamente (inklusive Naturheilmittel), ohne vorher den Arzt zu befragen, um Neben- und Wechselwirkungen sowie Überdosierungen zu vermeiden.

HÄUFIGE ARTEN VON SCHMERZMEDIKAMENTEN

ARTEN	ANWENDUNG	HÄUFIGE NEBENWIRKUNGEN
Opioide (z. B. Codein, Morphin, Fentanyl, Tramadol)	Bei mäßigen bis starken Schmerzen; Achtung: Suchtgefahr.	■ Müdigkeit ■ Verstopfung ■ Übelkeit, Erbrechen ■ Schwindel
Nichtsteroidale entzündungshemmende Medikamente (z. B. Acetylsalicylsäure, Ibuprofen)	Bei leichten bis mäßigen Schmerzen, zur Reduzierung von Entzündungen, ASS wirkt auch fiebersenkend.	■ Sodbrennen, Verdauungsstörungen, Magenreizung ■ Übelkeit, Erbrechen
Andere Schmerzmittel (z. B. Paracetamol)	Bei leichten bis mäßigen Schmerzen, Paracetamol wirkt auch fiebersenkend.	■ Übelkeit, Erbrechen ■ Andere Nebenwirkungen hängen vom jeweiligen Wirkstoff ab.

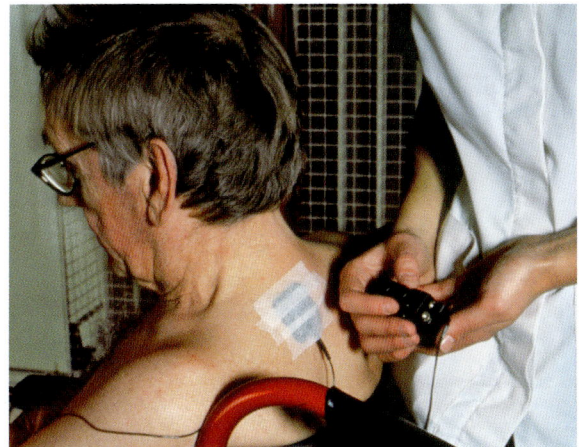

Elektrotherapie
Mithilfe genau berechneter Stromimpulse können Schmerzen gelindert werden, in diesem Fall bei Halbseitenlähmung nach einem Schlaganfall.

Andere Methoden der Schmerzlinderung

Bringt die Medikation selbst nicht den gewünschten Erfolg, können ergänzende Methoden ausprobiert werden. Schon einfache Entspannungstechniken sind häufig

hilfreich. Bewegungsübungen können in einigen Fällen ebenfalls nützlich sein, besonders bei Muskel- und Gelenkschmerzen. Ein Physiotherapeut kann Ihnen die besten Übungen für den Pflegebedürftigen zeigen.

Ein Schmerzspezialist schlägt möglicherweise zusätzlich zu den Schmerzmitteln eine transkutane elektrische Nervenstimulation (TENS) vor. Dieses Gerät sendet über Klebeelektroden leichte elektrische Impulse durch die Haut. Dadurch wird die Übermittlung von Schmerzsignalen zum Gehirn reduziert oder verhindert. Eine TENS-Behandlung dauert meist mindestens 30 Minuten, sie kann mehrmals täglich wiederholt werden. Bevor Sie Elektrotherapiegeräte einsetzen, befragen Sie immer den Arzt, ob die Methode in Ihrem Fall geeignet ist.

Weitere mögliche Techniken sind Akupunktur, Meditation und Selbsthypnose. Über die Effektivität dieser Methoden gibt es keine eindeutigen Statistiken, viele Menschen empfinden Sie jedoch als hilfreich.

Manchmal können invasivere Behandlungsformen eine Option sein, z. B. die Injektion eines Anästhetikums (»Nervenblockade«) oder sogar Strahlentherapie, Chemotherapie oder eine Operation. Ihr Arzt kann Sie und Ihren Schützling beraten, ob er diese Behandlungen in Ihrem Fall für geeignet erachtet.

Gründe für den Arztbesuch

Konsultieren Sie den Arzt oder Schmerzspezialisten, wenn sich der Schmerz verschlimmert und/oder mit den bisherigen Medikamenten und Methoden nicht mehr ausreichend kontrolliert werden kann. Bei starken und unerwarteten Nebenwirkungen einer Schmerzmedikation sollten Sie ebenfalls unverzüglich den Arzt aufsuchen bzw. informieren.

MASSNAHMEN BEI WÄRMEREGULATIONSSTÖRUNGEN

Der Körper kann nur richtig funktionieren, wenn die Körperkerntemperatur bei etwa 36–37,5 °C liegt. Deshalb sollte die Temperatur des Menschen, den Sie pflegen, überwacht werden. Sie müssen die Anzeichen einer zu hohen und zu niedrigen Temperatur erkennen können, um die jeweils richtigen Maßnahmen zu ergreifen.

Umgang mit Fieber

Fieber – allgemein als eine Körpertemperatur über 38 °C definiert – ist grundsätzlich eine gesunde Abwehrreaktion des Körpers. Es kann viele verschiedene Symptome verursachen, z. B. Schwitzen, Frösteln, Kopf- oder Muskelschmerzen, allgemeine Schwäche und Appetitlosigkeit. Der Körper kann auch dehydrieren, d. h. zu viel Flüssikeit verlieren (Exsikkose).

■ **Maßnahmen** Sorgen Sie dafür, dass der Betroffene es sich bequem macht, am

> **WICHTIG!**
>
> Paracetamol und Ibuprofen wirken fiebersenkend. Bevor Sie dem Pflegebedürftigen diese Mittel geben, müssen Sie:
>
> ■ mit dem Arzt klären, ob eine medikamentöse Fiebersenkung wirklich nötig ist und ob es mögliche Wechselwirkungen mit anderen Medikamenten geben kann,
>
> ■ überprüfen, ob der Betreffende andere Medikamente nimmt, die Paracetamol oder Ibuprofen enthalten (z. B. freiverkäufliche Erkältungs- oder Grippemittel), um eine Überdosierung zu vermeiden.

besten mit einer dünnen Decke. Achten Sie darauf, dass gut gelüftet ist. Die ideale Raumtemperatur liegt bei etwa 18 °C. Bei geringem Fieber sind leichte Bewegung und ein angemessener Aufenthalt an der frischen Luft oft angenehm. Versuchen Sie nicht, die Haut direkt zu kühlen – z. B. durch Abwaschen mit kaltem Wasser – weil dies Frösteln auslösen kann, was wiederum die Körpertemperatur erhöht. Besser geeignet sind Wadenwickel mit Tüchern, die in etwa 25 °C warmem Wasser getränkt werden. Um die feuchten Wickel werden trockene Handtücher gelegt und das Ganze gut 10 Minuten belassen. Der Betroffene muss viel trinken, am besten gesüßte Getränke. Paracetamol oder Ibuprofen können das Fieber senken helfen; beachten Sie aber den Kasten

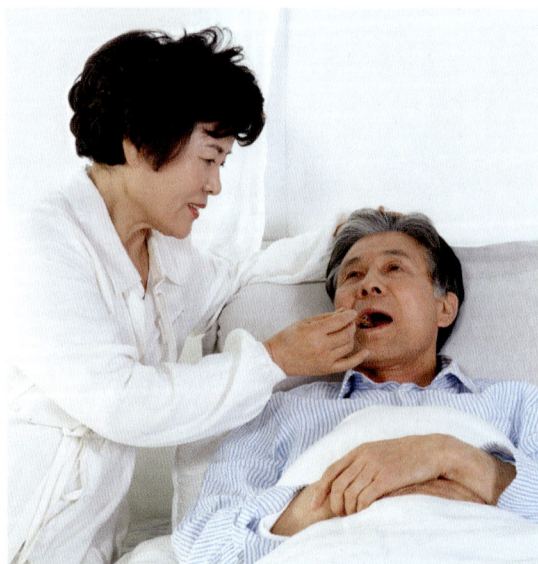

Körpertemperatur messen

Die Temperatur kann leicht im Mund gemessen werden (S. 148–149). Ist sie zu hoch oder zu niedrig, helfen oft schon einfache Maßnahmen bei der Regulation.

oben, bevor Sie eines dieser Medikamente verabreichen.

■ **Gründe für den Arztbesuch** Fieber als solches ist noch keine Ursache zur Sorge und kein Grund, den Arzt zu konsultieren. Suchen Sie jedoch sofort den Arzt auf, wenn sich das Fieber verschlimmert und/oder bereits länger als 48 Stunden andauert oder wenn die Temperatur über 39,4 °C liegt. Ist jemand bei Fieber verwirrt oder unruhig, reagiert er nicht mehr oder hat Krämpfe, Brustschmerzen oder Atemschwierigkeiten, alarmieren Sie den Rettungsdienst. Das Gleiche gilt, wenn das Fieber von starken Kopfschmerzen, Nackensteifigkeit und/oder einem Ausschlag begleitet wird, der bei Druck nicht abnimmt (S. 152) – dies können Anzeichen einer Meningitis sein, die potenziell lebensbedrohlich ist.

Umgang mit zu niedriger Körpertemperatur

Eine zu niedrige Körpertemperatur ist ein besonderes Risiko für immobile, betagte oder kranke Menschen. Deshalb sollten

Sie vermeiden, dass Ihr Schützling friert. Ergreifen Sie sofort Maßnahmen, falls seine Körpertemperatur fällt.

■ **Vorbeugung** Achten Sie darauf, dass das Zimmer des Betroffenen stets warm genug ist. Fragen Sie ihn danach, denn was Ihnen angenehm erscheint, kann ihm vielleicht zu kalt sein, vor allem wenn er sich nicht viel bewegt. Achten Sie darauf, dass keine Zugluft entsteht, dass er warm genug gekleidet ist und genügend Decken vorhanden sind. Für den Bedarfsfall sollten zusätzliche Kleidungsstücke oder Decken in seiner Reichweite sein.

Wenn Sie mit dem Pflegebedürftigen nach draußen gehen wollen, prüfen Sie vorher das Wetter und achten Sie auf angemessene Kleidung. Ist es draußen kalt, sollten Sie zur Sicherheit zusätzliche Kleidung und Decken mitnehmen. Bereiten Sie eine Thermoskanne mit einem heißen Getränk vor, wenn Sie längere Zeit ausgehen.

■ **Maßnahmen** Friert der Betroffene trotz der beschriebenen Vorbeugemaßnahmen immer noch, sollten Sie seine Körpertemperatur messen. Liegt diese unter seinem Normalwert, wärmen Sie ihn sofort auf. Stellen Sie die Heizung höher oder gehen Sie, wenn Sie draußen waren, sofort wieder ins Warme. Helfen Sie dem Betroffenen, mehr Kleidung anzuziehen und wickeln Sie ihn warm in Decken ein oder legen ihn ins Bett. Wärmen Sie auch im Innenraum den Kopf mit einer Mütze. Verabreichen Sie ein heißes Getränk oder einen Teller Suppe.

■ **Gründe für den Arztbesuch** Wenn die Körpertemperatur unter dem individuellen Durchschnittswert liegt und die oben beschriebenen Maßnahmen nicht helfen, wenn die Symptome zunehmen (siehe Kasten oben) oder wenn die Temperatur unter 35,5 °C fällt, rufen Sie den Rettungsdienst. Ggf. müssen Sie Erste-Hilfe-Maßnahmen bei Unterkühlung durchführen (S. 188).

MASSNAHMEN BEI ATEMSTÖRUNGEN

Atemprobleme oder Atemnot können viele Ursachen haben. Eine gewisse Atemnot ist nach körperlicher Anstrengung, insbesondere wenn jemand übergewichtig oder untrainiert ist, durchaus normal. Gleiches gilt natürlich bei Nasenverstopfung als Symptom einer Erkältung oder Grippe. Auch emotionaler Stress und Angst können manchmal zur Luftnot führen. Die folgenden Informationen sollen Ihnen eine Hilfe sein, wenn Ihr Schützling Atemprobleme aufgrund einer verstopften Nase hat oder wenn er wegen Atemschwierigkeiten in ärztlicher Behandlung war und eine entsprechende Therapie erhält. In anderen Fällen lesen Sie direkt auf S. 169 (Gründe für den Arztbesuch) weiter.

Linderung bei Nasenverstopfung

Leichte Beeinträchtigungen aufgrund einer verstopften Nase können mit einer Dampfinhalation behandelt werden. Achten Sie dabei darauf, dass sich niemand verbrüht!

Gießen Sie für ein Gesichtsdampfbad einige Tassen kochendes Wasser in eine große, flache Schüssel und lassen Sie es 2 Minuten abkühlen. Stellen Sie die Schüssel auf eine waagerechte, stabile, rutsch-

feste Oberfläche. (Sie können auch eine Gummimatte unter die Schüssel legen, damit sie nicht wegrutscht.) Helfen Sie dem Betroffenen, sich über die Schüssel zu beugen, und legen Sie ein Handtuch über Kopf und Schüssel. Fordern Sie ihn auf, 10 Minuten lang tief ein- und auszuatmen. Dadurch sollte der Schleim gelöst und die Nase durchgängiger werden.

Ist dies für den Betroffenen zu schwierig oder möchten Sie nicht gern mit Schalen kochenden Wassers umgehen, können Sie einen Dampfinhalator oder Vernebler mit Gesichtsmaske kaufen.

Eine Dampfinhalation kann nur die Schleimhautschwellung selbst lindern, nicht jedoch deren Ursache. Liegt eine Atemweginfektion oder -erkrankung zugrunde, muss zusätzlich die Ursache der Erkrankung behandelt werden. Gehen Sie mit dem Betroffenen zum Arzt, wenn die Verstopfung nicht innerhalb weniger Tage besser wird, sich verschlechtert oder zusätzliche Symptome auftreten.

Medikation

Atemwegsinfektionen werden manchmal mit Antibiotika behandelt. Bei einer Antibiotikabehandlung müssen die Medikamente bis zum Schluss der vorgegebenen Einnahmezeit aufgebraucht werden, selbst wenn sich die Symptome vorher bessern. Sonst kann die Infektion nicht vollständig ausheilen. Achten Sie darauf, dass Antibiotika genau nach Vorschrift eingenommen

Aerosolvernebler
Ein Vernebler produziert Aerosole. So können Wirkstoffe durch eine Gesichtsmaske über Mund und Nase eingeatmet werden.

werden. Antibiotika können gelegentlich Durchfall und Übelkeit auslösen (S. 170–171). Konsultieren Sie in diesem Fall Ihren Arzt.

Bei Atemwegerkrankungen wie Asthma, chronisch obstruktiver Lungenerkrankung (COPD), Lungenemphysem oder Lungenkrebs muss die verordnete Medikation evtl. über einen Inhalator oder einen Vernebler inhaliert werden.

■ **Anwendung eines Inhalators** Es gibt sehr viele unterschiedliche Modelle von Inhalatoren. Im Wesentlichen unterscheidet man Dosieraerosole (Sprays) und Pulverinhalatoren. Damit der Betroffene

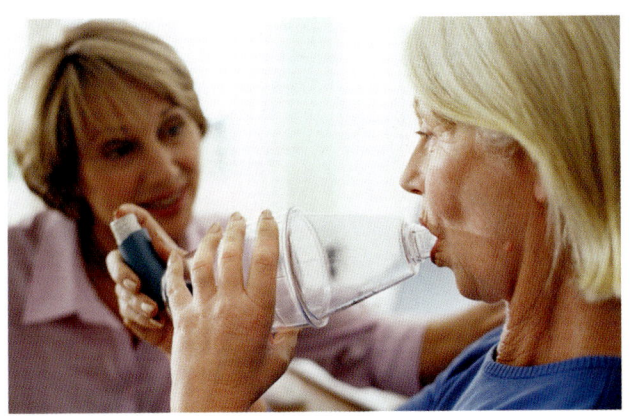

Benutzen eines Inhalators mit Spacer
Ein Spacer passt auf das Mundstück des Dosieraerosols. Durch Druck auf den Inhalator wird das Medikament in den Spacer freigesetzt und dann durch den Mund eingeatmet.

die Medikamente gut aufnimmt, ist die richtige Anwendung entscheidend. Eine Pflegekraft kann Ihnen zeigen, wie der Inhalator korrekt benutzt wird. Fragen Sie unbedingt nach, wenn Sie etwas nicht ganz verstanden haben!

Bei den meisten Dosieraerosolen wird zuerst der Deckel entfernt, dann der Inhalator geschüttelt und die Flasche aufrecht vor den Mund des Betroffenen gehalten. Bitten Sie ihn, tief auszuatmen, lassen

Sie ihn dann das Mundstück mit den Lippen umschließen und fordern Sie ihn auf, tief durch den Mund einzuatmen. Lösen Sie während der Einatmung den Sprühstoß aus, indem Sie den Metallbehälter nach unten drücken. Bitten Sie den Betroffenen, 10 Sekunden die Luft anzuhalten, und wiederholen Sie ggf. den Vorgang.

Viele Menschen finden die Benutzung eines Dosieraerosols schwierig, deshalb wird häufig zusätzlich ein Spacer als Inhalationshilfe verwendet. Dies sind Vorschaltkammern, die am Mundstück des Sprays befestigt werden. Der Betroffene wird gebeten, tief auszuatmen, danach umschließt er das Mundstück des Spacers mit den Lippen. Drücken Sie auf den Inhalator, um das Medikament freizusetzen, und bitten Sie den Betroffenen, anschließend langsam und tief einzuatmen. Danach sollte er 10 Sekunden den Atem anhalten. Wiederholen Sie ggf. den Vorgang. Kommt Ihr Schützling trotz Spacers mit der richtigen Inhalationstechnik nicht zurecht, bitten Sie das Pflegeteam, Alternativen aufzuzeigen.

Reinigen Sie nach Benutzung das Mundstück und ggf. den Spacer in warmem Seifenwasser, spülen Sie beides kalt ab und lassen Sie die Gerätschaften trocknen.

■ **Anwendung eines Verneblers** Ein Vernebler ist ein Gerät, das ein flüssiges Medikament löst und zu Nebel zerstäubt. Das so entstehende Aerosol wird über eine Gesichtsmaske eingeatmet. Es gibt Dampf- und Ultraschallvernebler. Spezielle Atemtechniken sind nicht erforderlich – das Medikament wird einfach bei der normalen Atmung eingeatmet. Nach der Benutzung sollte die Gesichtsmaske gereinigt, abgespült und getrocknet werden.

» MASSNAHMEN BEI ATEMSTÖRUNGEN

Sauerstoffgabe

Bei wiederkehrender Atemnot oder gestörter Sauerstoffaufnahme verordnet der Arzt evtl. ein Sauerstoffinhalationsgerät. Er entscheidet auch, ob die Sauerstoffgabe dauerhaft oder zeitweise erfolgen soll. Sauerstoff ist in komprimierter oder flüssiger Form erhältlich. Flüssigsauerstoffsysteme sind v. a. für mobile Patienten praktisch. Eher für den ortsgebundenen Einsatz sind Sauerstoffkonzentratoren geeignet, die Sauerstoff aus der Luft filtern. Meist erfolgt die Verabreichung über Gesichtsmaske oder Nasenbrille, selten auch über einen speziellen Trachealkatheter – einen kleinen, biegsamen Schlauch, der in die Luftröhre eingeführt wird.

Eine Pflegekraft kann Ihnen zeigen, wie die Sauerstoffausrüstung aufgebaut und verwendet wird. Durch die Sauerstoffgabe kann es zur Mundtrockenheit und Nasenschleimhautreizungen kommen. In diesem Fall kann die Pflegekraft einen Befeuchter empfehlen und Ihnen zeigen, wie dieser an das Sauerstoffsystem angeschlossen wird. Zur Pflege der Nasenschleimhaut kann ein

WICHTIG!
Sauerstoff ist feuergefährlich. Bei der Benutzung müssen Sie daher folgende Vorsichtsmaßnahmen berücksichtigen: ■ Halten Sie den Sauerstoff fern von offenem Feuer und Wärmequellen.   ■ Rauchen ist in der Nähe ist verboten.   ■ Benutzen Sie keine brennbaren Produkte in der Nähe des Sauerstoffs.   ■ Halten Sie einen Feuerlöscher griffbereit und bringen Sie einen Rauchmelder an.   ■ Bewahren Sie die Behälter aufrecht auf.   ■ Ventile und Schrauben dürfen nicht mit Fetten oder Ölen behandelt und nicht zu fest zugeschraubt werden.

Feuchtigkeitsspray, für die Lippen Vaseline verwendet werden. Bieten Sie Mundwasser zum Spülen des Mundes und feuchte Tücher zum Abtupfen des Gesichtes an. Achten Sie auf die Haut der Betroffenen, damit dort, wo sie mit der Maske oder Brille in Berührung kommt, keine Reizungen entstehen. Benutzt die Pflegebedürftige eine Nasenbrille, polstern Sie die Ohren hinten mit einem Mulltuch ab, damit die Haut nicht wund wird.

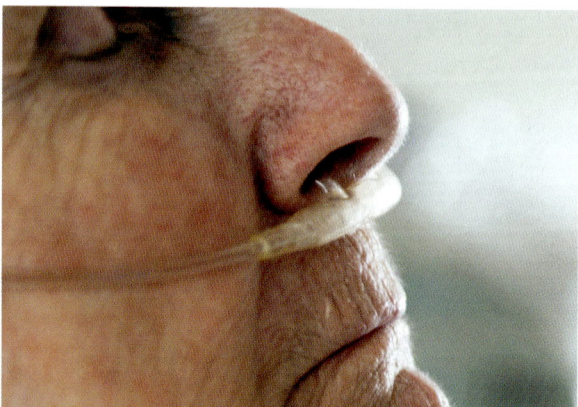

CPAP-Beatmung

Die Beatmung mit sogenanntem kontinuierlichem positivem Atemwegdruck (CPAP) ist ein

Sauerstoff über eine Nasenbrille

Nasenbrillen bestehen aus einem biegsamen Plastikschlauch, der Sauerstoff in die Nase leitet. Die Brille wird hinter den Ohren befestigt und ist mit dem Sauerstoffgerät verbunden.

besonderes Verfahren, bei dem der Patient selbst ein- und ausatmet, aber bei der Atmung durch einen dauerhaften Überdruck unterstützt wird. Eine Pflegekraft wird Ihnen die Benutzung des Gerätes und die für die Bedürfnisse des Betroffenen erforderlichen Einstellungen erklären. Sie dürfen diese Einstellungen nicht verändern! Das CPAP-Gerät erwärmt und befeuchtet die zugeführte Luft. Vor der Benutzung wird der Befeuchter mit abgekochtem und wieder abgekühltem Wasser gefüllt und die Schläuche werden verbunden. Das Gerät sollte so nah beim Betroffenen stehen, dass die Schläuche seine Bewegungen nicht zu stark einschränken.

Die Gesichtsmaske wird mit Gummibändern fixiert. Ziehen Sie die Riemen über den Kopf des Betroffenen, platzieren Sie dann die Maske über Mund und Nase und ziehen Sie die Bänder so eng, dass es noch angenehm ist, aber keine undichten Stellen entstehen. Ziehen Sie nicht zu fest, sonst kommt es zu Reibungs- und Druckstellen. Achten Sie darauf, dass die Maske schnell wieder entfernt werden kann, z. B. wenn der Betroffene erbrechen muss.

Anfangs empfindet der Pflegebedürftige vielleicht Platzangst, wenn er die Maske trägt. Mit zunehmendem Gebrauch verschwindet dieses Gefühl meist. Eventuell irritiert ihn auch der Überdruck; in diesem Fall kann mit einer niedrigen Einstellung begonnen und der Druck allmählich erhöht werden. Leidet der Betroffene trotz des Befeuchters unter Trockenheit in Mund und Nase, kann der Arzt ein Befeuchtungsspray verordnen.

Nach dem Gebrauch sollten Sie Maske, Befeuchter und Schläuche mit warmem Seifenwasser reinigen, klar abspülen und sorgfältig trocknen.

Physiotherapie

In manchen Fällen kann auch Physiotherapie Atemprobleme lindern. Lassen Sie sich vom Arzt beraten, ob er Physiotherapie für den Pflegebedürftigen als sinnvoll erachtet, z. B. Atemübungen oder eine Klopfdrainage. Es gibt viele verschiedene Atemübungen – sie sollten jeweils speziell für den Betroffenen ausgewählt werden. Dazu können auch Entspannungsübungen zur Reduzierung der Atemanstrengung gehören. Mit anderen Übungen lernt man, Frequenz und Tiefe der Atmung durch eine leichte Veränderung der gewohnten Atemmuster zu kontrollieren. Die Klopfdrainage ist sinnvoll, wenn der Betroffene Schwierigkeiten beim Abhusten von Schleim hat. Dazu klopft man in einer bestimmten Technik den Brustkorb ab, um den Schleim zu lösen. Der Physiotherapeut kann Ihnen die richtige Technik für zu Hause zeigen.

Bei Mobilitätsproblemen kann die körperliche Ruhigstellung die Atemprobleme verschlechtern, weil die Fähigkeit zum tiefen Einatmen dadurch verringert wird. In solchen Fällen kann die Physiotherapie helfen, die Mobilität zu verbessern, was wiederum die Atemschwierigkeiten lindert.

Gründe für den Arztbesuch

Bei Atemproblemen aufgrund einer Obstruktion der Luftwege handeln Sie wie auf S. 178 beschrieben. Gehen die Probleme mit einer Schwellung von Gesicht, Mund oder Kehle und juckendem Ausschlag einher, kann eine schwere allergische Reaktion vorliegen (Maßnahmen siehe S. 187).

Suchen Sie schnell ärztlichen Rat, wenn die Atemprobleme untypisch (z. B. nicht wegen körperlicher Anstrengung) oder neu aufgetreten sind. Sie sollten ebenfalls dringend medizinische Hilfe holen, wenn die verordnete Behandlung der Atemprobleme nicht (mehr) wirksam ist, sich ein bestehendes Atemproblem verschlimmert oder zusätzlich weitere Symptome auftreten, z. B. eine Blaufärbung von Lippen oder Fingern, das Abhusten von Blut oder Brustschmerzen.

MASSNAHMEN BEI ERBRECHEN UND DURCHFALL

Die meisten Menschen hatten schon einmal Durchfall oder mussten erbrechen. Das ist – obwohl unangenehm – meist kein Grund zur Besorgnis. Ursachen gibt es viele; meist liegt ein Magen-Darm-Infekt zugrunde. Erbrechen und Durchfall können aber auch durch Medikamente, Angst, bestimmte Erkrankungen oder einfach durch zu viel Essen oder Trinken ausgelöst werden. Unabhängig von der Ursache sollen Ihnen die folgenden Tipps helfen, richtige und hilfreiche Maßnahmen zu ergreifen.

Umgang mit Erbrechen

Helfen Sie dem Pflegebedürftigen in eine Position, in der er das Erbrochene nicht einatmen und daran ersticken kann – entweder aufrecht sitzend, leicht vornübergebeugt oder auf der Seite liegend. Sorgen Sie dafür, dass der Raum kühl und gut gelüftet ist und dass immer eine saubere Brechschale griffbereit ist. Entfernen Sie benutzte Schalen sofort und säubern Sie sie sorgfältig; waschen und trocknen Sie danach Ihre Hände. Bieten Sie dem Betroffenen Mundwasser oder Wasser zum Ausspülen des Mundes und einen Waschlappen zum Abwischen des Gesichtes an. Zum Ausgleich des Flüssigkeitsverlustes (S. 171) geben Sie ihm elektrolytreiche Getränke zu trinken. Hat er sich erholt, sollten Sie ihm zunächst milde, leicht verdauliche Kost anbieten.

Nimmt der Pflegebedürftige Medikamente ein, insbesondere oral, könnte deren Aufnahme durch das Erbrechen beeinträchtigt sein. Befragen Sie deshalb den Arzt, bevor Sie die nächste Dosis verabreichen. In einigen Fällen kann der Arzt eine Anpassung der Medikation verordnen (siehe Kasten rechts).

■ **Gründe für den Arztbesuch** Suchen Sie dringend medizinische Hilfe, wenn der Betroffene beständig erbrechen muss, wenn Blut im Erbrochenen ist, wenn Sie vermuten, es wurde Erbrochenes inhaliert, wenn er die Elektrolytgetränke nicht bei sich behält oder wenn weitere Symptome auftreten.

Umgang mit Durchfall

Durchfall steht oft in Verbindung mit Problemen, die Darmfunktion zu kontrollieren. Leidet die Pflegebedürftige unter Durchfall, müssen Sie dafür sorgen, dass sie schnell und mühelos zur Toilette gelangt. Achten Sie darauf, dass genügend Material für die Hygiene und bei Bedarf Inkontinenzeinlagen vorhanden sind. Wird die Kleidung oder Bettwäsche beschmutzt, sollte sie sofort gewechselt und gewaschen werden. Achten Sie darauf, Ihre Hände gründlich und häufig zu waschen.

Durchfall bewirkt, dass der Körper schnell viel Flüssigkeit verliert. Fordern Sie

---

ANPASSEN DER MEDIKATION

Hat jemand, der Medikamente nehmen muss, Durchfall oder muss erbrechen, kann dadurch die Wirkung der Medikamente reduziert sein. Befragen Sie hierzu Ihren Arzt.

■ Der Arzt kann Sie wegen der Dosierung beraten und evtl. vorschlagen, eine andere Verabreichungsform auszuprobieren, z. B. Zäpfchen statt Tabletten.

■ Sind Erbrechen und/oder Durchfall durch das Medikament selbst verursacht, kann der Arzt eine alternative Medikation verordnen.

■ In einigen Fällen wird der Arzt Medikamente verschreiben, die Durchfall und Erbrechen verhindern.

die Betroffene auf, elektrolythaltige Getränke zu sich zu nehmen, um eine Exsikkose zu verhindern (siehe unten). Wenn der Durchfall nachlässt, bieten Sie ihr weiche, milde Kost an; ballaststoff- oder fettreiche Nahrung sollte gemieden werden.

Häufiger Stuhlgang kann zu wunder Haut im Analbereich führen. Waschen Sie in diesem Fall die betroffene Region mit warmem Wasser, tupfen Sie sie vorsichtig mit einem weichen, sauberen Tuch ab und tragen Sie Salbe zur Schmerzlinderung auf.

Verabreichen Sie keine freiverkäuflichen Medikamente gegen Durchfall, ohne zuerst das Pflegeteam zu befragen, da es zu Wechselwirkungen mit anderen Medikamenten kommen kann. Werden die Beschwerden durch eine Darminfektion verursacht, können Mittel gegen Durchfall sie sogar verlängern. Durchfall kann manchmal zur unzureichenden Aufnahme von Medikamenten führen. Wurden Medikamente verordnet, sollten Sie daher den Arzt um Rat fragen.

■ **Gründe für den Arztbesuch** Suchen Sie sofort ärztlichen Rat, wenn die Patientin die Getränke nicht bei sich behält, wenn der Durchfall blutig ist, länger als 48 Stunden dauert oder zusätzliche Symptome auftreten.

Umgang mit Exsikkose

Der Flüssigkeitsverlust ist ein potenziell ernstes Problem für eine Person, die unter Erbrechen oder Durchfall leidet. Deshalb müssen Sie auf Anzeichen der Exsikkose (»Austrocknung«) achten, damit sie sofort richtig behandelt wird.

Am besten verhindert man, dass jemand dehydriert, indem man ihm häufig und viel elektrolythaltige Getränke anbietet. Diese kann man kaufen oder selbst herstellen.

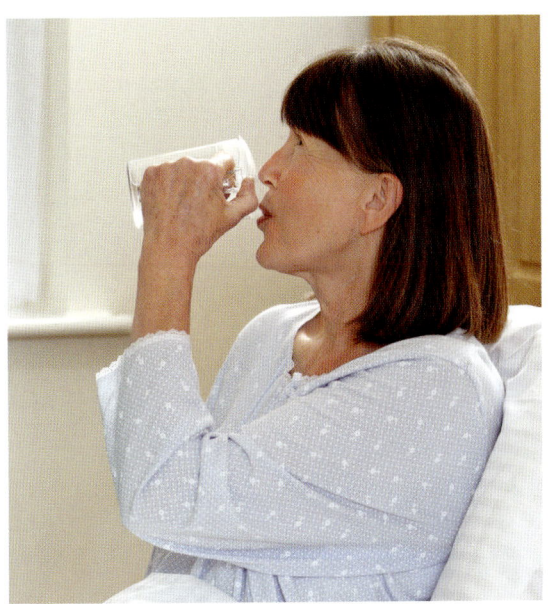

Beim Trinken unterstützen
Manchmal ist es angenehmer, wenn Getränke mit einem speziellen Trinkgefäß oder sogar mit einem Teelöffel angereicht werden.

Frühe Anzeichen einer Exsikkose sind Durst, ein trockener Mund, eine reduzierte Urinausscheidung und dunkler, konzentrierter Urin. Die Haut verliert an Elastizität. Dies können Sie einfach überprüfen, indem Sie bei dem Betroffenen eine Hautfalte des Unterarms vorsichtig zwischen Daumen und Zeigefinger hochziehen. Ist die Flüssigkeitsversorgung in Ordnung, wird sich die Falte gleich wieder glätten, während sie einige Sekunden stehen bleibt, wenn er dehydriert ist. In leichten Fällen genügt eine verstärkte Flüssigkeitszufuhr, um das Problem zu lösen.

■ **Gründe für den Arztbesuch** Sie sollten dringend medizinische Hilfe holen, wenn der Betroffene Anzeichen eines starken Flüssigkeitsverlustes zeigt, z. B. erhöhte Herz- und Atemfrequenz, erniedrigten Blutdruck, Schwindel, Reizbarkeit, Verwirrtheit, Lethargie und in schweren Fällen Bewusstlosigkeit.

9

ERSTE HILFE BEI NOTFÄLLEN

NOTFALLMASSNAHMEN

Bei Verletzungen ist es wichtig, dass Sie ruhig bleiben und überlegt handeln. Achten Sie auf Ihre eigene Sicherheit und gehen Sie nur zu dem Verletzten, wenn dies für Sie keine Gefahr bedeutet. Rufen Sie in allen anderen Fällen den Rettungsdienst, sichern Sie die Notfallstelle und überwachen den Betroffenen von Ihrem Standort aus.

Prioritäten setzen

Ist jemand gestürzt, lassen Sie ihn liegen, sofern er nicht aus einer Gefahrenzone gerettet werden muss. Prüfen Sie seinen Zustand und bewegen Sie ihn nur, wenn klar ist, dass die Verletzungen durch Lageveränderung bzw. Bewegung nicht verschlimmert werden.

Lebensbedrohliche Zustände müssen zuerst behandelt werden. Ist die Person nicht ansprechbar, ist vorrangig die Atmung zu sichern (S. 175), bevor Sie sich um andere Probleme kümmern. Ist der Betroffene ansprechbar und atmet normal, behandeln Sie Blutungen, um einen Schock (S. 181) zu verhindern. Prüfen Sie das Bewusstsein: Ist er richtig wach oder reagiert er nur auf Stimmen oder Schmerz?

Erst im Anschluss folgt die genaue Untersuchung. Sorgen Sie für Wärmeerhalt und ausreichend Intimsphäre. Beachten Sie die Angaben des Verletzten: Vielleicht klagt jemand nach einem Sturz über Schmerzen

HILFE RUFEN

Kleine Verletzungen können Sie zu Hause versorgen. Rufen Sie aber im Zweifelsfall den Hausarzt an. Je nach Zustand werden Sie an die zuständige Stelle weiterverwiesen. Muss der Betroffene zur Untersuchung ins Krankenhaus, kann er gehen und ist sein Zustand stabil, können Sie in Absprache mit dem Arzt mit dem Auto fahren. Wenn jemand schwer krank oder verletzt ist, rufen Sie unter 112 den Rettungsdienst.

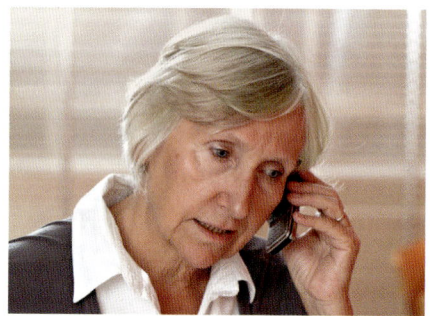

Beim Notruf müssen Sie die fünf Ws beachten
Wo ist der Patient? Was ist passiert? Wie viele Menschen sind betroffen? Welche Symptome sind erkennbar? Warten auf Rückfragen.

im Arm oder Sie haben gesehen, dass der Kopf gestoßen wurde. Prüfen Sie die Verletzungen am ganzen Körper und vergleichen Sie beide Körperseiten. Notieren Sie alle Feststellungen, weil dies für Fachpersonal und Ärzte später hilfreich sein kann.

ERSTE-HILFE-KASTEN

Ein Erste-Hilfe-Kasten sollte in keinem Haushalt fehlen; ein zweiter Kasten für unterwegs kann z. B. im Auto untergebracht werden. Der Erste-Hilfe-Kasten kann fertig gekauft oder selbst zusammengestellt werden (S. 146–147). Die Bestandteile sollten wasserdicht verpackt sein. Bewahren Sie im Kasten auch eine Liste mit allen Medikamenten auf, die der Betroffene nehmen muss.

Nützliche Gegenstände

- Verbände und Bandagen – verschiedene Wundschnellverbände, Pflaster, Kompressen und Dreiecktücher

- Desinfektionstücher, sterile Tupfer zum Reinigen von Wunden und Einmalhandschuhe

- Schere, Sicherheitsnadeln, Pinzette, Kühlpack, Taschenlampe, Notizblock und Stift

BEWUSSTLOSIGKEIT

Wird jemand bewusstlos, muss schnell gehandelt werden. Prüfen Sie die Atmung. Ist sie vorhanden, bringen Sie ihn in die Seitenlage (siehe unten), damit die Atemwege nicht blockiert werden. Alarmieren Sie den Krankenwagen möglichst schnell – beauftragen Sie im Idealfall einen zweiten Helfer. Je schneller professionelle Hilfe da ist, desto besser sind die Chancen für den Betroffenen.

1 Rütteln Sie den Betroffenen vorsichtig an der Schulter. Sprechen Sie ihn laut an, bitten Sie ihn, die Augen zu öffnen. Wenn keine Reaktion erfolgt, ist er bewusstlos.

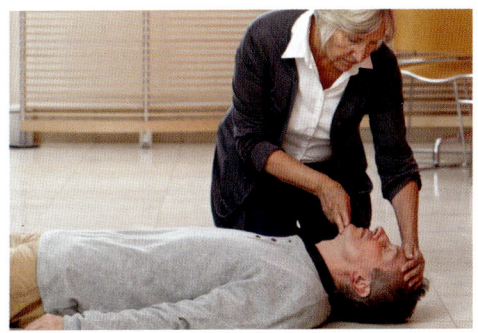

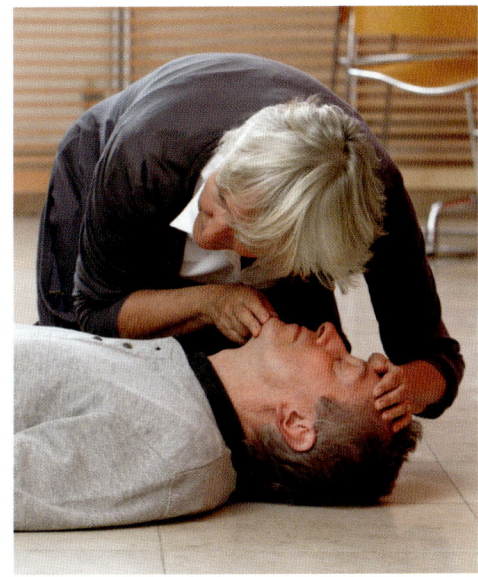

2 Prüfen Sie die Atmung. Legen Sie eine Hand auf die Stirn und überstrecken Sie vorsichtig seinen Kopf: Legen Sie die andere Hand unter das Kinn und heben Sie den Unterkiefer leicht an.

3 In dieser Kopfposition kann die Zunge nicht nach hinten fallen und die Atemwege verlegen. Legen Sie Ihr Ohr so nah wie möglich an Mund und Nase des Betroffenen. Hören und fühlen Sie die Atemzüge und beobachten Sie die Bewegungen des Brustkorbs.

4 Atmet der Betroffene, legen Sie ihn in die Seitenlage (siehe unten) und rufen den Rettungsdienst. Atmet er nicht, rufen Sie den Rettungsdienst und beginnen mit der Herz-Lungen-Wiederbelebung (S. 176–177).

SEITENLAGE

Ist jemand bewusstlos und atmet, legen Sie ihn in diese Position. So wird eine Blockade der Atemwege verhindert. Drehen Sie die Person auf die Seite, das untere Bein gestreckt und das obere angewinkelt, damit sie nicht nach vorn rollt. Beugen Sie dabei den oberen Arm und legen Sie die Hand unter ihr Kinn. Überstrecken Sie den Kopf leicht und öffnen den Mund etwas.

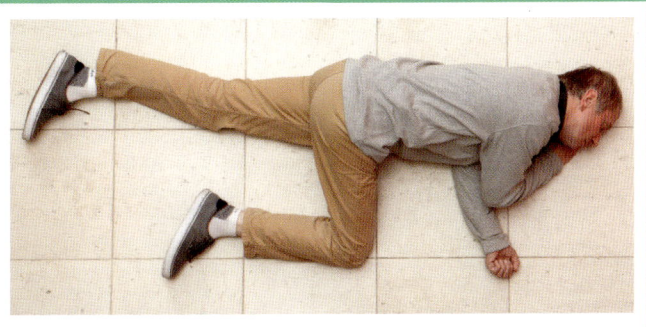

HERZ-KREISLAUF-STILLSTAND

Atmet eine bewusstlose Person nicht, erhalten lebenswichtige Organe (z. B. das Gehirn) nicht genug Sauerstoff; es kann zum Herzstillstand kommen. Die Herz-Lungen-Wiederbelebung – eine Kombination aus Brustkompression und Beatmung – stellt die Sauerstoffversorgung sicher. Beginnen Sie mit dem Druck auf die Brust, um die Blutzirkulation anzuregen, denn der Sauerstoffgehalt im Blut bleibt anfangs auch ohne Atmung noch erhalten. Nach kurzer Zeit sinkt er jedoch ab, daher beginnen Sie nach 30 Kompressionen mit der Beatmung.

> **WICHTIG!**
> - Sind Sie allein, alarmieren Sie zuerst die 112, bevor Sie beginnen.
> - Drücken Sie bei der Kompression nicht auf die Rippen oder den untersten Teil des Brustbeins.
> - Sind Sie bei der Wiederbelebung zu zweit, wechseln Sie alle 1–2 Minuten ab (ohne die Herz-Lungen-Wiederbelebung zu unterbrechen).

AED kann Leben retten

Häufigste Ursachen für einen Herzstillstand sind Kammerflimmern oder andere Herzrhythmusstörungen. Die Abgabe eines kontrollierten Schocks mit einem automatisierten externen Defibrillator (AED) kann diese Störungen korrigieren. An vielen öffentlichen Orten, z. B. in Praxen oder Einkaufszentren, gibt es bereits AEDs. Beginnen Sie mit der Herz-Lungen-Wiederbelebung (siehe unten), während eine andere Person das Gerät holt und vorbereitet. Danach benutzen Sie den AED so schnell wie möglich (siehe rechts).

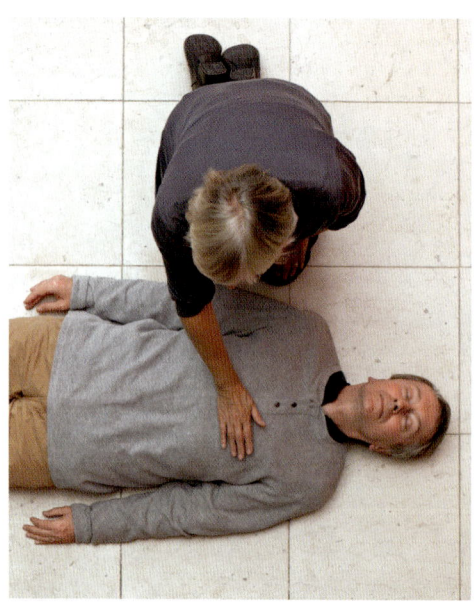

1 Der Betroffene muss in Rückenlage liegen. Knien Sie auf Schulterhöhe dicht neben ihm und legen Sie eine Hand auf das untere Drittel des Brustbeins.

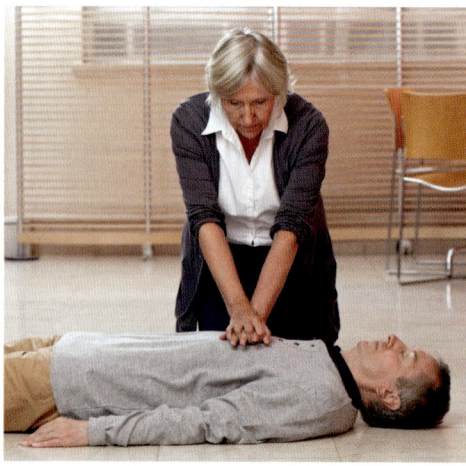

2 Setzen Sie den anderen Handballen auf den ersten. Lehnen Sie sich gerade über die Brust des Betroffenen, strecken Sie die Ellbogen durch und drücken Sie das Brustbein etwa 5 cm tief ein. Entlasten Sie den Brustkorb nach jeder Massage vollständig, ohne den Hautkontakt zu verlieren. Wiederholen Sie dies 30-mal ruhig und gleichmäßig (mit einer Frequenz von etwa 100 Kompressionen pro Minute).

BENUTZUNG EINES AED

AED-Geräte können ohne vorherige Ausbildung benutzt werden. Sie geben visuelle oder verbale Anweisungen, denen Sie nur folgen müssen. Kommt der Betroffene wieder zu Bewusstsein, lassen Sie die Elektroden kleben und warten auf den Rettungsdienst.

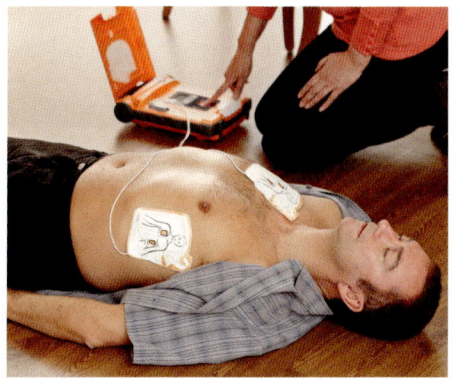

1 Schalten Sie das Gerät ein. Kleben Sie nach Anleitung die Elektroden auf die entkleidete, trockene Brust des Betroffenen.

2 Achten Sie darauf, dass niemand den Betroffenen berührt. Der AED analysiert den Herzrhythmus, gibt weitere Anweisungen und zeigt an, ob ein Schock nötig ist oder nicht.

3 Soll ein Schock verabreicht werden, drücken Sie den Startknopf; der Betroffene wird eine deutliche Muskelreaktion zeigen. Setzen Sie dann Ihre Herz-Lungen-Wiederbelebung 2 Minuten lang fort, danach folgt eine erneute Analyse.

4 Wird kein weiterer Schock verlangt, führen Sie die Wiederbelebung 2 Minuten fort. Anschließend wird der Herzrhythmus erneut analysiert.

Positionierung der Elektroden
Entfernen Sie die Klebefolie und kleben Sie eine Elektrode rechts oben unter das Schlüsselbein, die andere links außen auf den Rippenbogen.

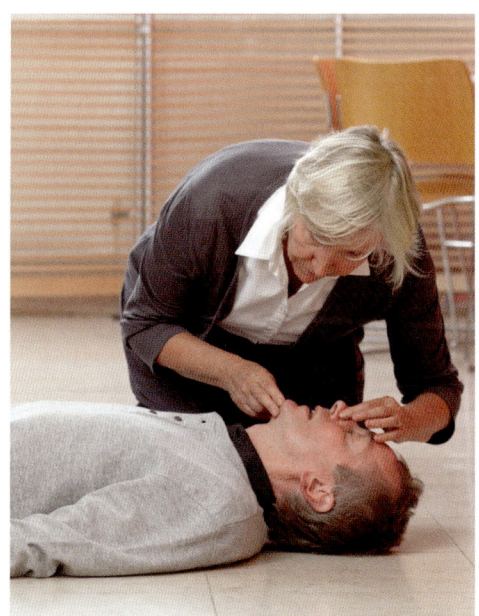

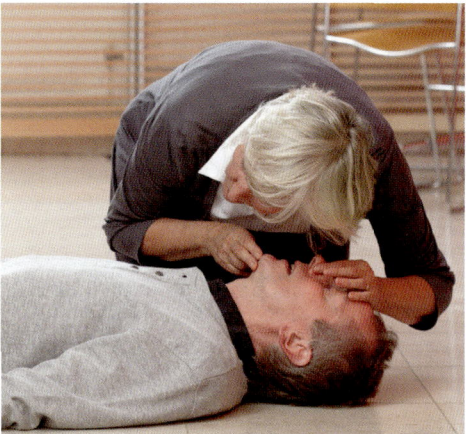

4 Heben Sie Ihren Kopf und beobachten Sie seine Brust bei weiter geschlossener Nase und überstrecktem Kopf. Geben Sie einen zweiten Atemzug. Hebt sich die Brust nicht, ändern Sie die Kopfstellung und versuchen Sie es nochmals (nie mehr als zweimal).

3 Legen Sie bei überstrecktem Kopf eine Hand auf die Stirn und schließen die Nase wie gezeigt. Hand zwei liegt unter dem Kinn (Daumen zwischen Kinn und Lippe). Öffnen Sie seinen Mund etwas. Atmen Sie ein, legen die Lippen auf und blasen Sie langsam, bis sich der Brustkorb hebt.

5 Wiederholen Sie Kompressionen und Atemzüge im Verhältnis 30:2, bis der Rettungsdienst eintrifft, bis der Betroffene wieder zu Bewusstsein kommt (z. B. Husten, Augen öffnen, Sprechen, gezielte Bewegungen) oder Sie abgelöst werden.

EINGEATMETER FREMDKÖRPER

Wenn man »sich verschluckt«, können Nahrungsstücke in den Luftwegen hängen bleiben, die Atemwege verlegen und Atemnot verursachen. Bei leichten Blockaden kann der Fremdkörper herausgehustet werden, in schweren Fällen kann es zum Atemstillstand kommen – dann müssen Sie schnell handeln. Ältere Menschen sind stärker gefährdet, da sie oft Schwierigkeiten beim Kauen oder Schlucken haben.

1 Kann die Betroffene sprechen und atmen, fordern Sie sie auf, zu husten und allen Mundinhalt auszuspucken. Sie können versuchen, sichtbare Fremdkörper selbst zu entfernen.

2 Kann sie nicht sprechen, husten und/oder atmen, klopfen Sie auf ihren Rücken: Knien Sie sich dazu mit aufgestelltem Bein hin und helfen ihr, sich über Ihren Oberschenkel vorzubeugen. Schlagen Sie mit der flachen Hand bis zu fünfmal kräftig zwischen die Schulterblätter. Löst sich die Blockade, fordern Sie sie auf, alles aus dem Mund auszuspucken.

3 Sind die Atemwege immer noch blockiert, versuchen Sie es mit Druck auf den Bauch: Stellen Sie sich hinter sie und helfen ihr, sich nach vorn zu beugen. Umfassen Sie mit beiden Armen den oberen Bereich ihres Bauchs (zwischen unteren Rippenknochen und Bauchnabel). Legen Sie eine Faust auf den Oberbauch und umgreifen Sie sie mit der anderen Hand. Drücken Sie nun kräftig nach hinten oben.

4 Überprüfen Sie den Mund der Betroffenen. Kann sie immer noch nicht husten, sprechen oder atmen, wiederholen Sie die Maßnahmen im Wechsel 5:1.

5 Wird die Betroffene bewusstlos, legen Sie sie vorsichtig auf den Boden und rufen Sie den Rettungsdienst (sofern noch nicht geschehen) oder bitten Sie jemand darum. Führen Sie ggf. Herz-Lungen-Wiederbelebung durch (S.176–177).

WICHTIG!

Rufen Sie den Rettungsdienst, wenn die Betroffene bewusstlos wird. Machen Sie die Luftwege frei und überprüfen Sie die Atmung:

- Atmet die Betroffene, legen Sie sie in die Seitenlage (S. 175).
- Atmet sie nicht, beginnen Sie mit der Herz-Lungen-Wiederbelebung (S. 176–177). Dies kann auch die Blockade lösen.

SYMPTOME UND ANZEICHEN

- Husten und ein pfeifendes Geräusch beim Atmen
- Plötzliche Atemnot
- Bläuliche Verfärbung der Lippen
- Einziehen der Bauchdecke beim Einatmen
- Fragen Sie, ob etwas verschluckt wurde.

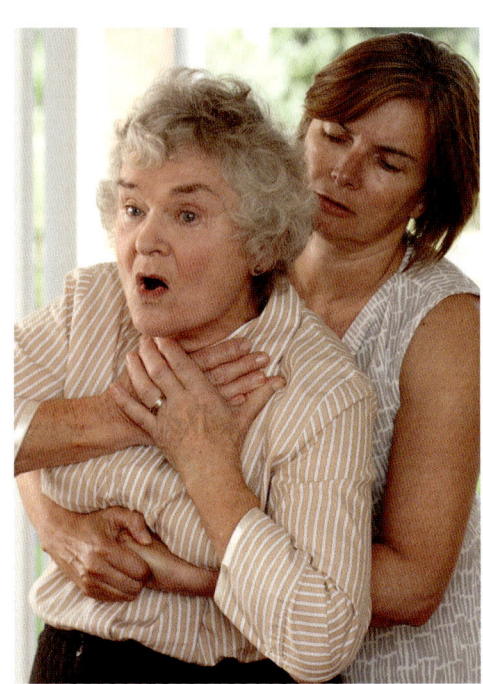

BRUSTSCHMERZEN

Plötzliche, starke Brustschmerzen sind häufig Symptom eines Herzinfarkts. Dieser wird meist durch ein Blutgerinnsel in der Herzkranzarterie verursacht, die den Herzmuskel versorgt. Zu Angina pectoris kommt es bei mangelnder Blutversorgung des Herzens (siehe unten). Die Folgen eines Herzanfalls sind u.a. davon abhängig, wie schnell medizinische Hilfe eintrifft. Angst und Panik gehören zu den wichtigsten Symptomen; versuchen Sie daher, den Patienten zu beruhigen.

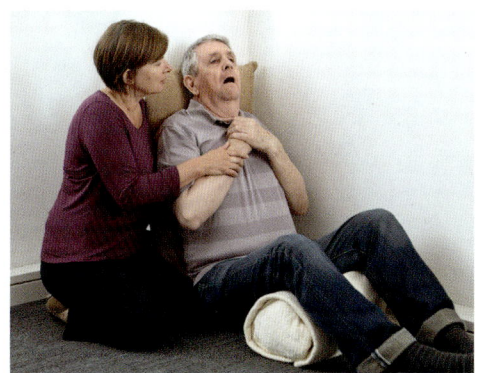

1. Machen Sie es dem Betroffenen in halbsitzender Position so bequem wie möglich. Unterstützen Sie Kopf, Schultern und Rücken und gebeugte Knie. Dies lindert den Schmerz und senkt die Belastung des Herzens.

2. Wurden Medikamente verordnet, z.B. ein Pumpspray oder Tabletten, helfen Sie bei deren Einnahme. Beruhigen Sie die Person.

3. Ein Angina-pectoris-Anfall klingt in der Regel nach wenigen Minuten ab. Ist dies nicht der Fall oder vermuten Sie einen Infarkt, rufen Sie den Rettungsdienst oder bitten Sie jemanden darum. Sagen Sie, dass die Person möglicherweise einen Herzinfarkt hat.

4. Überwachen Sie Bewusstsein, Atmung und Puls, während Sie auf den Rettungsdienst warten. Notieren Sie alle Veränderungen und teilen Sie diese dem Rettungsteam mit.

SYMPTOME UND ANZEICHEN

- Dauerhaftes Engegefühl in der Brust, die Schmerzen strahlen in Kinn, Arme oder Rücken aus.
- Übelkeit wie bei einer Magenverstimmung
- Atemnot und Ringen nach Luft
- Blassgraue Haut, die sich feucht oder kaltschweißig anfühlt, blaue Lippen
- Schwäche und Schwindelgefühl, plötzliches Zusammenbrechen, evtl. Bewusstlosigkeit
- Schneller, schwacher und/oder unregelmäßiger Puls (Herzrasen, Herzklopfen)
- Angst, Panik

ANGINA PECTORIS

Bei dieser Erkrankung sind die Arterien verengt, die den Herzmuskel versorgen; dadurch erhält der Muskel nicht genug Blut, um den Bedarf bei Anstrengung zu decken. Dies führt zu starken Brustschmerzen, so dass der Betroffene sich hinsetzen muss, bis der Schmerz nachlässt. Bei der Diagnose Angina pectoris wird eine Medikation für Notfälle verordnet.

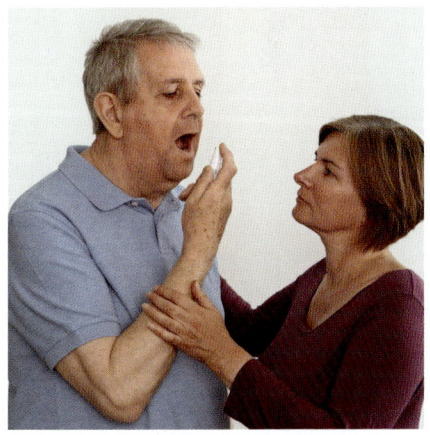

Linderung des Angina-pectoris-Anfalls
Helfen Sie dem Betroffenen, sich hinzusetzen und auszuruhen; geben Sie ihm die verschriebenen Bedarfsmedikamente.

BLUTUNG

Der Blutverlust aus einer Wunde kann dramatisch und beängstigend sein. Die Blutung muss so schnell wie möglich gestillt werden, damit es nicht zu einem Schock kommt (S. 181). Manche ältere Menschen erhalten blut-verdünnende Medikamente (Antikoagulanzien), so dass selbst kleine Wunden stark bluten können. Geben Sie bei einer starken Blutung nichts zu essen oder trinken, da möglicherweise eine Operation erforderlich wird.

WICHTIG!

- Helfen Sie dem Verletzten sich hinzulegen und bekämpfen Sie einen Schock (S. 181).
- Verwenden Sie Einmalhand-schuhe, um das Infektionsrisiko zu reduzieren.
- Beachten Sie auch in drama-tisch wirkenden Fällen die Grundregeln der Ersten Hilfe.

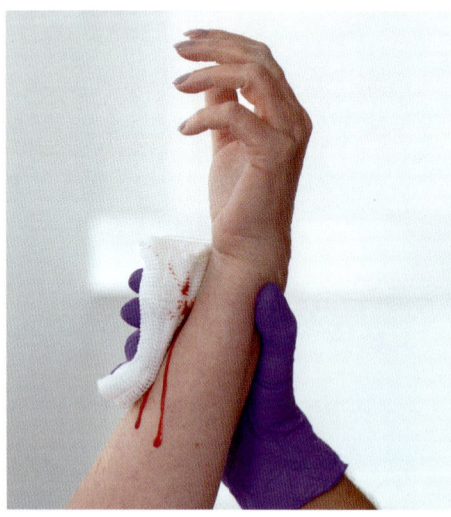

1 Helfen Sie der Person in Rückenlage. Halten Sie die betroffene Extremität hoch und drü-cken die Arterie (an Oberarm oder Leiste) ab.

2 Legen Sie eine sterile Wundkompresse auf die Wunde. Umwickeln Sie die Kompresse unter leichtem Zug mit einem Verband.

3 Wickeln Sie dabei direkt über der Wunde ein zusätzliches Druckpolster ein, z. B. eine noch eingepackte Mullbinde. Der Druck soll nicht zu fest sein, damit die Blutversorgung der übri-gen Extremität nicht beeinträchtigt wird.

4 Helfen Sie dem Betroffenen, die verletzte Stelle hoch zu lagern. Überwachen Sie Atmung und Bewusstsein und rufen Sie die 112.

BLUTUNGEN AN SPEZIELLEN STELLEN

BLUTUNGSSTELLE	MASSNAHMEN
Nasenbluten	Helfen Sie der Person, sich hinzusetzen, den Kopf vorzubeugen und direkt unterhalb des Nasenbeins die Nase zusammenzudrücken (bis zu 10 Minuten). Nicht schlucken oder spucken, Nacken kühlen.
Blutende Krampfader	Helfen Sie der Person in Rückenlage und lagern Sie das verletzte Bein hoch. Ziehen Sie ihr Strumpfhosen oder Strümpfe aus und pressen eine (ggf. mehrere) sterile Kompressen auf die Wunde, bis die Blutung stoppt. Befestigen Sie dann einen Druckverband auf der Wunde.
Kopfwunde	Legen Sie eine Wundauflage auf, die die Wunde gut bedeckt. Befesti-gen Sie die Auflage mit Fixierbinde oder Verband. Bei stärkerer Blu-tung wickeln Sie ein Druckpolster mit ein (siehe oben).
Blutung aus dem Mund	Lassen Sie die Person 10 Minuten lang mit einer sauberen Mullbinde Druck auf die Wunde ausüben, dabei den Kopf vorbeugen.

SCHOCK

Ein Schock ist ein lebensbedrohlicher Zustand und entsteht oft durch einen extremen Verlust an Körperflüssigkeit, z.B. durch eine Blutung. Bei diesem sog. Volumenmangel kann das Kreislaufsystem zusammenbrechen und die Organe nicht mehr ausreichend mit Sauerstoff versorgen. Ein Schock kann durch Angst verschlimmert werden. Beruhigen Sie den Betroffenen und machen Sie es ihm so bequem wie möglich, während Sie auf Hilfe warten.

SYMPTOME UND ANZEICHEN

Die Symptome können sich schrittweise verschlimmern.

- Schneller Puls, der schwächer wird; ist das zirkulierende Blutvolumen um die Hälfte verringert, ist am Handgelenk kein Puls mehr tastbar.
- Graublaue Haut, v.a. sichtbar an den Lippen; bei Druck auf die Fingernägel werden diese nur langsam wieder rosig.
- Kaltschweißige, klebrige Haut, Schwitzen
- Schwäche, Schwindel, Benommenheit bis zur Bewusstlosigkeit
- Übelkeit, starker Durst, Erbrechen
- Flache, beschleunigte Atmung
- Bei abnehmender Sauerstoffversorgung Aggressivität und Unruhe, Gähnen und Nach-Luft-Schnappen

WICHTIG!

- Verwenden Sie bei Verdacht auf einen Schock niemals Wärmflaschen oder Heizdecken zum Wärmen, dies verstärkt den Schock.
- Nutzen Sie eine Rettungsdecke zum Warmhalten.
- Der Betroffene soll nichts essen, trinken oder rauchen, da er vielleicht später im Krankenhaus eine Narkose erhält. Befeuchten Sie bei Durst die Lippen mit Wasser.
- Blutungen aus Körperöffnungen, z.B. Ohr, Mund oder Nase, können Anzeichen einer inneren Blutung sein.

1 Behandeln Sie sichtbare Schockursachen– z.B. mit einem Druckverband bei einer starken Blutung (S. 180) oder mit Kälte bei einer Verbrennung (S. 185).

2 Beruhigen Sie die Betroffene und helfen Sie ihr, sich in Rückenlage möglichst auf eine Decke zu legen. Legen Sie nichts unter den Kopf, aber lagern Sie die Beine so hoch wie möglich, z.B. auf einen Sessel. Legen Sie bei einem Beinbruch nur das unverletzte Bein hoch.

3 Lockern Sie enge Kleidung, besonders an Hals, Brust und Taille, da dies den Blutfluss beeinträchtigen kann. Decken Sie die Betroffene mit einer Decke zu, damit sie warm bleibt.

4 Rufen Sie den Rettungsdienst. Prüfen Sie Bewusstsein, Atmung und Puls, während Sie auf Hilfe warten. Notieren Sie ggf. Veränderungen und teilen sie diese dem Rettungsteam mit.

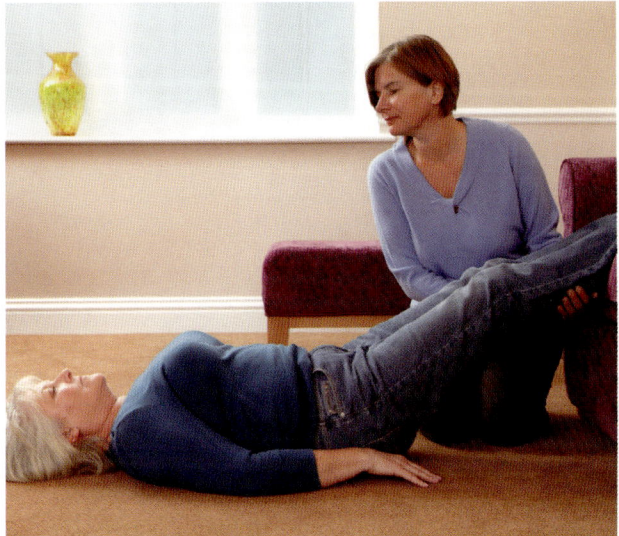

KOPFVERLETZUNG

Ein Schlag auf den Kopf ist potenziell gefährlich – selbst wenn er anscheinend nur leicht ist. Er kann das Gehirn richtiggehend »durchschütteln« und so zu einer vorübergehenden Störung seiner Funktionen führen. Man spricht von einer Gehirnerschütterung, wenn es zu einer kurzzeitigen Bewusstlosigkeit kommt; eine Erinnerungslücke und Erbrechen sind weitere Symptome. Ein Stoß kann auch eine Gehirnschwellung, Blutungen im Gehirn oder zwischen Gehirn und Schädeldecke auslösen. Der so entstehende Überdruck im Hirn kann lebensbedrohlich werden. Symptome treten manchmal erst Stunden oder sogar Tage später auf. Platzwunden bluten oft sehr stark (S. 180), sind aber in der Regel nicht lebensbedrohlich.

SYMPTOME UND ANZEICHEN

- Kurze Bewusstlosigkeit nach dem Schlag auf den Kopf
- Mögliche Erinnerungslücke an Ereignisse vor oder während des Unfalls

Die Verletzung muss schnellstens vom Arzt untersucht werden, wenn folgende Anzeichen auftreten:

- Eingedrückter Schädelbereich
- Wässrige oder blutige Flüssigkeit aus Ohren, Auge oder Nase
- Zunehmende Kopfschmerzen
- Stärker werdende Schläfrigkeit, Verwirrung
- Veränderungen der Atmung
- Unerklärliches Erbrechen
- Lähmungen an den Extremitäten, Sprachprobleme
- Schwindel und/oder Gleichgewichtsverlust, auch Krämpfe (S. 186)
- Ungleiche Pupillengröße, Sehstörungen

WICHTIG!

- Geben Sie dem Betroffenen nichts zu essen oder trinken; fragen Sie den Arzt, wenn er Medikamente einnehmen muss.
- Suchen Sie immer den Arzt auf, wenn Sie sich nach einer Kopfverletzung über den Zustand des Betroffenen nicht sicher sind.

1 Ist die Person bei Bewusstsein, helfen Sie ihr, sich bequem hinzusetzen (ruhig auf dem Boden, da sie dann bei Unwohlsein nicht mehr fallen kann). Ist sie bewusstlos oder zeigt Symptome aus dem Kasten links, rufen Sie die 112.

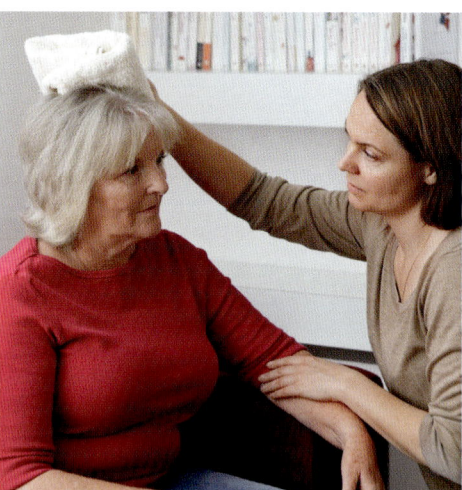

2 Drücken Sie eine kalte Kompresse (z. B. in ein Handtuch eingewickelte Eiswürfel) bis zu 10 Minuten auf die Verletzung.

3 Bleiben Sie bei ihr und fordern Sie sie auf, sich auszuruhen. Rufen Sie den Arzt, wenn sie sich in 30 Minuten nicht vollständig erholt, sich die Symptome verändern oder der Bewusstseinszustand schlechter wird.

4 Wird die Person schläfrig oder verwirrt, helfen Sie ihr, sich mit leicht erhöhtem Oberkörper hinzulegen, und rufen Sie den Rettungsdienst. Achten Sie auf Bewusstseinszustand, Puls und Atmung.

SCHLAGANFALL

Ein Schlaganfall wird meist durch einen Gefäßverschluss im Gehirn oder eine Gehirnblutung verursacht. Der Betroffene muss schnellstmöglich ins Krankenhaus gebracht werden, denn bestimmte Medikamente können das Ausmaß der Schädigung begrenzen und die Genesung unterstützen. Der FAST-Test (siehe unten rechts) hilft Ihnen bei der Einschätzung, ob es sich um einen Schlaganfall handelt. Ist ein Symptom vorhanden, rufen Sie die 112.

WICHTIG!

- Geben Sie dem Betroffenen nichts zu essen oder trinken, da er sich verschlucken könnte.

- Verliert er das Bewusstsein, sichern und überprüfen Sie die Atmung und legen Sie ihn in die Seitenlage (S. 175). Atmet er nicht, beginnen Sie die Herz-Lungen-Wiederbelebung (S. 176).

SYMPTOME UND ANZEICHEN

- Erkennbare Muskelschwäche auf einer Gesichtsseite, hängender Mundwinkel
- Schwäche oder Lähmung an Armen und/ oder Beinen einer Körperseite
- Plötzliche Schwäche- oder Taubheitsgefühle in den Extremitäten
- Probleme beim Sprechen
- Probleme beim Schlucken
- Gleichgewichts- und Koordinationsprobleme
- Plötzliche, sehr starke Kopfschmerzen
- Ungewohnte Verwirrtheit und Verständnisschwierigkeiten
- Ungewohnte Gefühlsbetontheit, vergleichbar mit dem Verhalten im Alkoholrausch
- Wird der Schlaganfall durch ein geplatztes Blutgefäß verursacht, können Anzeichen eines erhöhten Hirndrucks auftreten (S. 182)

TIA (»MINISCHLAG«)

Weist jemand die oben genannten Symptome auf, dauern sie aber nur ein paar Minuten an, kann es sich um eine sog. transitorische ischämische Attacke (TIA) handeln. Ursache ist eine kurzzeitig gestörte Blutversorgung des Hirns. Die Symptome verbessern sich meist schnell und verschwinden innerhalb von 24 Stunden komplett. Eine TIA ist ein medizinischer Notfall, da sie Vorzeichen eines zukünftigen größeren Schlaganfalls sein kann. Suchen Sie mit dem Betroffenen den Arzt auf oder wenden Sie sich an den Notdienst.

1 F wie Face (Gesicht): Bitten Sie die Person zu lächeln, um eine Gesichtslähmung zu erkennen. Ist das Gesicht asymmetrisch verzogen oder hängen Auge und Mund auf der betroffenen Seite herab?

2 A wie Arms (Arme): Bitten Sie die Person, beide Arme mit den Handflächen nach oben zu heben. Ist dies unmöglich, sinken die Arme wieder oder drehen sich?

3 S wie Speech (Sprache): Bitten Sie die Person, einen einfachen Satz nachzusprechen. Ist die Sprache verwaschen oder spricht die Person ungewöhnlich langsam?

4 T wie Time (Zeit): Rufen Sie bei einem dieser Anzeichen sofort den Rettungsdienst.

BRUCH, VERSTAUCHUNG, ZERRUNG

Es ist schwierig, ohne Röntgenaufnahme eine Knochen- von einer Gelenkverletzung zu unterscheiden. Behandeln Sie im Zweifelsfall jede Verletzung als Bruch. Jede Bewegung im verletzten Bereich, die die Nerven und das Körpergewebe um die Verletzung schädigen könnte, muss verhindert werden. Ältere Menschen sind bei Stürzen für Knochenbrüche sehr gefährdet, vor allem an Oberschenkelhals oder Handgelenk.

WICHTIG!

- Geben Sie nichts zu essen und trinken (evtl. Narkose).
- Versuchen Sie nie, eine Gliedmaße geradezuziehen.
- Decken Sie blutende Wunden steril ab. Legen Sie ein Polster *um die Auflage herum* (keine direkte Druckausübung).

SYMPTOME UND ANZEICHEN

- Sichtbare Stufenbildung oder Fehlstellung im Vergleich zur gesunden Seite; ist ein Bein gebrochen, wirkt es evtl. kürzer
- Ungewöhnliche Beweglichkeit
- Der Betroffene sagt, er könne die Bewegung des Knochenendes spüren (Reiben, Knirschen).
- Bei offenem Bruch: sichtbare Bruchenden
- Schmerzen und Bewegungseinschränkungen im verletzten Bereich
- Schwellung und später Bluterguss
- Mögliche Anzeichen eines Schocks (S. 181), wenn große Knochen verletzt sind

1 Fordern Sie den Betroffenen auf, die verletzte Extremität ruhig zu halten. Stützen Sie sie ober- und unterhalb der betroffenen Stelle.

2 Stellen Sie die Extremität mit gerollten Handtüchern oder Kissen ruhig oder fixieren Sie sie am Körper. Legen Sie bei einer Verstauchung oder Zerrung ein Kühlpack auf.

3 Rufen Sie den Rettungsdienst. Wenn Sie sich sicher sind, dass es sich nur um eine Verstauchung oder Zerrung handelt, suchen Sie den Arzt auf.

4 Beruhigen Sie den Betroffenen und überwachen Sie seinen Zustand beim Warten.

SPEZIELLE VERLETZUNGSSTELLEN

VERLETZUNG	MASSNAHMEN
Handgelenk und Hand	Den Arm so unterstützen, dass die Hand über dem Ellbogen liegt, Schmuck entfernen. Hand umpolstern und in Armschlinge legen.
Ellbogen	Kann der Ellbogen bewegt werden, wie oben behandeln, jedoch mit Dreiecktuch am Körper fixieren. Puls und Gefühl in der Hand prüfen.
Bein	Helfen Sie der Person vorsichtig in Rückenlage; legen Sie um das verletzte Bein Handtücher und Decken und stützen Sie es ab.
Becken	Helfen Sie der Person in Rückenlage mit möglichst gestreckten Beinen (ggf. abstützen). Fixieren Sie Füße, Knöchel und Knie aneinander.
Knie	Helfen Sie der Person in Rückenlage, stützen Sie das Knie in der bequemsten Haltung weich ab. Mit elastischer Binde verbinden.

VERBRENNUNG

Bei einer **Verbrennung** wird das Gewebe der Haut geschädigt. Je nach Tiefenausdehnung sind nur die oberste Hautschicht oder mehrere Schichten betroffen (siehe Kasten unten). Wichtig ist, die Verbrennung so schnell wie möglich zu kühlen, um den Schädigungsprozess zu stoppen. Großflächige Verletzungen sind meist sehr ernst, da Flüssigkeit aus dem Kreislaufsystem austreten und ein Schock entstehen kann (S. 181).

VERBRENNUNGSGRADE

- *Grad 1:* Betrifft nur die oberste Hautschicht; Rötung, Schwellung, Schmerz.

- *Grad 2:* Betrifft auch tiefer liegende Hautschichten; Blasen entstehen. Bei großer Flächenausdehnung kann sich ein Schock entwickeln.

- *Grad 3:* Betrifft alle Hautschichten und ggf. Muskeln und Knochen; Gewebe stirbt ab, (wachs-)weiße Hautfarbe oder Verkohlung, keine Schmerzen. Sie müssen den Rettungsdienst rufen.

WICHTIG!

- Öffnen Sie nie eine Brandblase (Infektionsgefahr).

- Geben Sie keine Creme, Salbe, Mehl oder Fett auf die betroffene Stelle.

- Verwenden Sie niemals selbstklebende Verbände. Das verletzte Gewebe kann weiter reichen, als Sie denken; beim Lösen des Verbands wird die Haut dann weiter geschädigt.

- Entfernen Sie aus dem gleichen Grund keine Kleidungsstücke, die über einer Verbrennung am Körper haften.

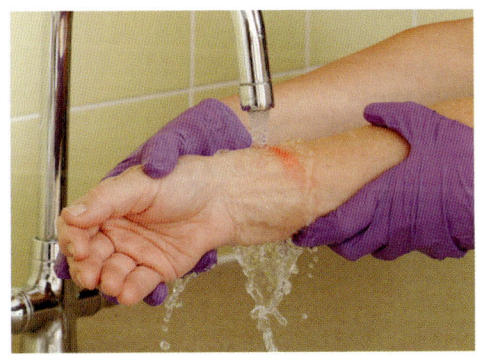

1 Kühlen Sie leichte Verbrennungen schnellstmöglich, um die Schmerzen zu lindern und die Schwellung zu reduzieren. Halten Sie den Bereich unter kaltes Wasser, bis die Schmerzen nachlassen. Achten Sie darauf, dass der Betroffene nicht unterkühlt.

2 Entfernen Sie beim Kühlen vorsichtig Kleidung, Uhren und Schmuck, bevor es zur Schwellung kommt. Schneiden Sie die Kleidung wenn nötig auch auf, aber entfernen Sie nichts, was auf der Haut festklebt (siehe oben).

3 Lagern Sie die Verletzung hoch, indem Sie zur Unterstützung etwas darunterlegen.

4 Suchen Sie bei Verbrennungen, die größer als eine Handfläche mit Fingern sind, den Arzt auf. Alarmieren Sie die 112, wenn eine Fläche so groß wie der Arm betroffen ist (etwa neun Handflächen), bei Verbrennungen 3. Grades, Verbrennungen der Atemwege, Beteiligung von Gesicht, Genitalien oder bei anderen Problemen.

5 Führen Sie bei einer schweren Verbrennung Maßnahmen gegen Schock durch (S. 181), während Sie auf Hilfe warten.

BLUTERGUSS

Ein Sturz oder Schlag, bei dem die Haut intakt bleibt, kann zu einer Blutung ins Gewebe führen. Ein Bluterguss kann sich schnell oder erst Stunden nach der Verletzung entwickeln. Blutgerinnungshemmer fördern Blutergüsse.

1 Helfen Sie dem Betroffenen, sich zu setzen oder sich bequem auf den Boden zu legen, wenn er gestürzt ist. Lagern Sie die verletzte Stelle hoch.

2 Kühlen Sie die Verletzung, indem Sie für 10 Minuten ein Kühlpack oder in ein Tuch gewickelte Eiswürfel auflegen, das reduziert die Schwellung. Unterkühlen Sie die Stelle nicht.

3 Bestehen starke Schmerzen und/oder Schwellungen, polstern Sie die Verletzung ab und suchen Sie den Arzt auf.

KRAMPFANFALL

Ein Krampfanfall wird durch eine Störung der elektrischen Aktivität im Gehirn ausgelöst. Häufig ist eine Epilepsie die Ursache, aber auch bestimmte andere Krankheiten, Kopfverletzungen oder Fieber können Krämpfe auslösen.

1 Wenn Sie jemanden krampfend stürzen sehen, versuchen Sie, den Sturz zu kontrollieren (S. 84–85). Räumen Sie den Weg frei, schicken Sie Unbeteiligte weg. Legen Sie zum Schutz Polster um den Kopf und lockern Sie die Kleidung. Niemals Krampfende festhalten!

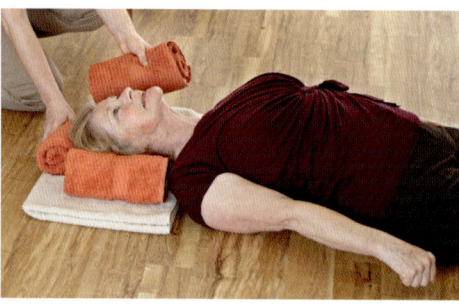

2 Im Anschluss an den Krampfanfall kann die Betroffene sehr müde werden. Legen Sie sie in die Seitenlage (S. 175).

3 Notieren Sie, wie lange die Krämpfe gedauert haben, und überwachen Sie den Zustand der Betroffenen. Sind Krampfanfälle bekannt, suchen Sie den Arzt auf. Sind sie neu aufgetreten, rufen Sie den Rettungsdienst.

PHASEN DES ANFALLS

Krampfanfälle folgen meist einem Muster:

- Der Betroffene bricht zusammen, er wird starr und drückt den Rücken durch.
- Zuckungen und Krämpfe beginnen; möglich ist auch ein Verlust der Blasenkontrolle.
- Die Atmung ist schnell und/oder durch Zusammenpressen der Kiefer erschwert.
- (Schaumiger) Speichel tritt aus dem Mund, bei Zungenbiss evtl. vermischt mit Blut.
- Die Muskeln entspannen und die Atmung wird wieder normal.
- Der Betroffene kommt zu Bewusstsein, kann aber sehr müde und schläfrig sein.

INSEKTENSTICH

Die meisten Insektenstiche sind eher schmerzhaft als gefährlich. Sie können jedoch allergische Reaktionen auslösen. Ein Stich in den Mund kann durch die Schwellung zur Atemwegsblockade führen und muss als Notfall behandelt werden.

SYMPTOME UND ANZEICHEN

- Rötung der Einstichstelle; ein Bienenstachel kann noch unter der Haut sitzen
- Schwellung um die Einstichstelle
- Möglicher juckender Ausschlag bei einer leichten allergischen Reaktion

1 Bleiben Sie beim Betroffenen. Entfernen Sie den Stachel schnellstmöglich. Am besten geht das, indem Sie einem scharfkantigen Gegenstand (z. B. Kreditkarte) über die Haut kratzen.

2 Kühlen Sie den betroffenen Bereich und lagern Sie ihn hoch, um die Schwellung zu lindern. Befindet sich der Stich im Mund, geben Sie dem Betroffenen Eis oder einen Eiswürfel zum Lutschen; kühlen Sie auch den Nacken.

3 Beruhigen Sie den Betroffenen. Sehen Sie regelmäßig nach ihm und achten Sie besonders auf Anzeichen einer schweren allergischen Reaktion (siehe unten). Reagiert er bekanntermaßen stark auf Insektenstiche, gehen Sie zum Arzt, ist der Stich im Mund, alarmieren Sie den Rettungsdienst.

SCHWERE ALLERGISCHE REAKTION

Ein sogenannter anaphylaktischer Schock kann schon wenige Minuten nach dem Kontakt mit einem Allergen zur Lebensgefahr führen. Menschen, die unter schweren Allergien leiden, haben oft eine Fertigspritze mit Adrenalin bei sich.

SYMPTOME UND ANZEICHEN

- Roter, juckender Ausschlag bzw. gerötete Haut, häufig am ganzen Körper
- Schwellung im Gesicht und im Mund
- Hautquaddeln
- Atemprobleme, Brustenge, Keuchen oder schnappende Atmung
- Angeschwollene Zunge und Kehle, verquollene Augen
- Schluckschwierigkeiten, die sich allmählich verschlimmern
- Angst und Unruhe
- Symptome und Anzeichen eines Schocks (S. 181) bis hin zur Bewusstlosigkeit

1 Alarmieren Sie den Rettungsdienst und sagen Sie am Telefon, dass die Betroffene eine schwere allergische Reaktion zeigt.

2 Hat die Betroffene eine Adrenalinspritze bei sich, verabreichen Sie diese. Entfernen Sie die Kappe und nehmen Sie die Spritze in Ihre Faust. Pressen Sie die Spitze auf den Oberschenkel (über der Kleidung) und drücken Sie fest auf den Auslöser.

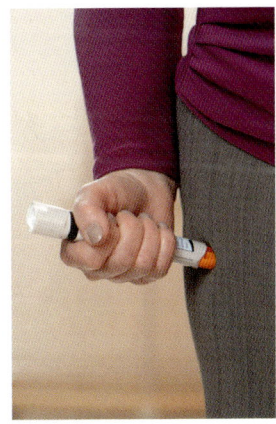

3 Helfen Sie der Betroffenen in die Lage, in der sie am besten atmen kann. Lockern Sie enge Kleidung und legen Sie eine Decke über. Überwachen Sie Bewusstsein, Atmung und Puls. Wird die Person blass und der Puls schwach, ergreifen Sie Schockmaßnahmen (S. 181).

KÄLTESCHÄDEN

Immobile oder gebrechliche Menschen reagieren empfindlicher auf Kälte und sind anfälliger für eine Unterkühlung (S. 165). In diesem Fall reduziert der Körper die Blutversorgung zu den Extremitäten, um die lebenswichtigen Organe weiter mit Blut versorgen zu können. Ohne Behandlung kann eine Unterkühlung tödlich enden. Manchmal bemerken ältere Menschen eine Unterkühlung nicht selbst, da ihr Temperaturempfinden nicht mehr so ausgeprägt ist. Wichtig ist es, eine unterkühlte Person langsam aufzuwärmen, da eine schnelle Erwärmung einen Schlag- oder Herzanfall auslösen kann.

WICHTIG!

- Lassen Sie ältere Menschen nie zur Erwärmung baden, da dies den Kreislauf zu sehr belastet.
- Reiben Sie die Haut nicht warm.
- Verabreichen Sie keinen Alkohol; er erweitert die Blutgefäße.
- Eine Unterkühlung kann die Symptome eines Herzinfarkts (S. 179) oder Schlaganfalls (S. 183) kaschieren.

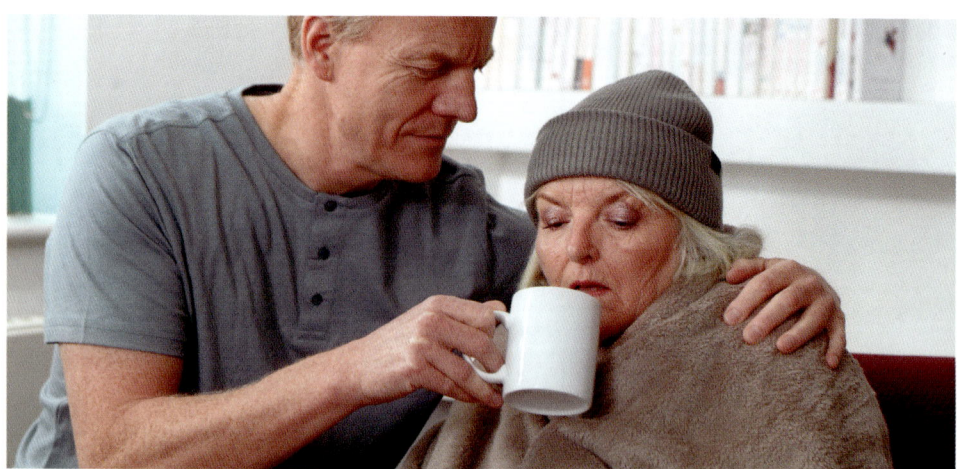

SYMPTOME UND ANZEICHEN

- Kalte, trockene, blasse Haut
- Zittern und Frösteln, das später aufhört
- Fehlende Energie; Desorientiertheit und unangemessene Reaktionen
- Verlangsamte, flache Atmung, die evtl. ganz aufhört
- Langsamer, schwacher und unregelmäßiger Puls, wenn die Unterkühlung nicht behandelt wird
- Evtl. Bewusstlosigkeit; in diesem Fall Herz-Lungen-Wiederbelebung (S. 176)

1 Verhindern Sie, dass die Betroffene noch mehr Wärme verliert. Heizen Sie kalte Räume auf oder gehen Sie ins Warme. Packen Sie die Person in mehrere Schichten Kleidung und/oder Decken ein. Wärmen Sie den Kopf mit einer Mütze. Benutzen Sie keine Wärmflasche oder elektrische Heizdecke, da diese das Blut aus dem Körperkern in die Haut abziehen.

2 Geben Sie der Betroffenen etwas Warmes (Tee, Suppe) zu trinken, wenn sie bei Bewusstsein ist. Bieten Sie etwas Energiereiches zu essen an, z. B. Schokolade.

3 Rufen Sie im Zweifel, bei älteren Betroffenen immer den Arzt. Überwachen Sie Atmung und Puls, während Sie auf Hilfe warten.

HITZESCHÄDEN

Mit zunehmendem Alter kann sich der Körper weniger gut an hohe Temperaturen anpassen. Bestimmte Krankheiten, z. B. Herzschwäche oder Diabetes, erhöhen das Risiko für eine Überhitzung. Einige Medikamente können zusätzlich die Temperaturregulation des Körpers beeinträchtigen oder Flüssigkeitsverluste verursachen. Kann der Körper hohe Temperaturen nicht mehr ausgleichen, kann es zu einer Hitzeerschöpfung kommen. Im schlimmsten Fall entsteht ein Hitzschlag, bei dem das Wärmeregulationszentrum im Gehirn komplett versagt.

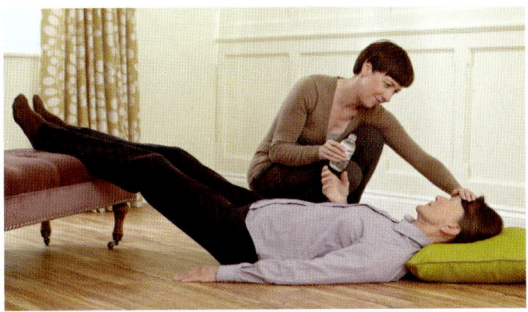

1 Bringen Sie die Betroffene an einen kühlen Ort, idealerweise mit Klimaanlage. Legen Sie sie mit erhöhten Beinen auf den Rücken (S. 181).

2 Geben Sie viel zu trinken – entweder Wasser oder besser isotonische Getränke, um den Wasser- und Elektrolythaushalt auszugleichen. Kühlen Sie die Stirn mit einem feuchten Tuch. Ziehen Sie überflüssige Kleidungsstücke aus.

HITZSCHLAG

Dieser lebensbedrohliche Zustand mit einer Körpertemperatur über 40 °C kann sich bei heißem oder schwülem Wetter entwickeln. Ist es sehr heiß, sollte Ihr Schützling leichte Baumwollkleidung tragen. Bleiben Sie im Schatten oder einem kühlen Raum und geben Sie viel Wasser zu trinken. Maßnahmen bei einem Hitzschlag, wenn die Person bei Bewusstsein ist:

- Rufen Sie den Rettungsdienst.
- Bringen Sie den Betroffenen in einen kühlen Raum, lagern Sie ihn mit erhöhtem Oberkörper und entfernen Sie die Kleidung.
- Tauchen Sie ein dünnes Laken in Wasser. Legen Sie es um seinen Körper, halten Sie es feucht.
- Beenden Sie das Kühlen erst, wenn die Körpertemperatur unter 37,5 °C gefallen ist, und wickeln Sie ihn in ein trockenes Tuch.
- Überwachen Sie den Zustand, während Sie auf den Rettungsdienst warten. Überprüfen Sie die Temperatur alle 10 Minuten und wiederholen Sie die Kühlung, wenn sie wieder steigt.

3 Überwachen Sie den Zustand der Betroffenen in den nächsten Stunden. Informieren Sie ihren Arzt, auch wenn sie sich zu erholen scheint. Rufen Sie bei einer Verschlechterung und/oder weiterem Temperaturanstieg den Rettungsdienst.

SYMPTOME UND ANZEICHEN

Hitzeerschöpfung
- Schweißausbruch bei blasser, feuchter Haut
- Atem und Puls sind schnell, aber schwach
- Kopfschmerzen, Schwindel und/oder Verwirrtheit
- Appetitlosigkeit, Übelkeit, evtl. Erbrechen, was den Flüssigkeitsverlust verschlimmert
- Muskelkrämpfe, besonders in den Armen und Beinen

Hitzschlag
- Haut ist heiß, gerötet und trocken
- Puls ist kräftig und schnell
- Kopfschmerzen, Schwindel und/oder Verwirrtheit
- Unruhe und Unwohlsein
- Körpertemperatur 40 °C oder höher
- Bewusstseinszustand verschlechtert sich schnell

10

STERBEBEGLEITUNG

- VORBEREITUNG AUF DEN ABSCHIED ■ MITEINANDER REDEN
- VORSORGEVERFÜGUNGEN ■ PFLEGE STERBENDER
- AUFGABEN NACH DEM TOD ■ TRAUER

VORBEREITUNG AUF DEN ABSCHIED

Irgendwann zeichnet sich vielleicht ab, dass die Person, die Sie pflegen, nicht mehr lange zu leben hat, z. B. wenn eine Krankheit im Endstadium diagnostiziert wurde. Diese Feststellung ist für Sie sehr belastend und wird starke Gefühle bezüglich des bevorstehenden Verlustes auslösen. Doch die Pflege eines sterbenden Menschen kann auch eine enge Verbindung zueinander schaffen. Das Wichtigste ist, ihm in der verbleibenden Zeit die größtmögliche Lebensqualität zu ermöglichen.

Ihre Gefühle

Als Pflegeperson haben Sie eine besonders große Verantwortung. Vermutlich fragen Sie sich, wie Sie die emotionalen und praktischen Aspekte der Pflege und die Reaktionen des Betroffenen und der Familie bewältigen sollen. Es gibt zahlreiche Unterstützungsleistungen, die Ihnen durch diese Zeit helfen können, so dass Sie sich nicht alleingelassen fühlen müssen.

Professionelle Unterstützung

Viele Berufsgruppen bieten Unterstützung und Pflege auch in der Sterbephase an. In dieser Zeit müssen immer wieder sehr schwierige Entscheidungen getroffen werden. Es ist wichtig, dass Ihnen dafür alle nötigen Informationen zur Verfügung stehen – sowohl für Diskussion mit den Ärzten als auch für Überlegungen zusammen mit dem Pflegebedürftigen.

Für einen Arzt ist es schwierig, eine akkurate zeitliche Voraussage für den Verlauf einer Krankheit zu

ACHTEN SIE AUF SICH SELBST

Die Versorgung eines Sterbenden kann äußerst belastend sein. Denken Sie auch an sich selbst, um die Situation zu bewältigen.

- Wie kann ich mir etwas Gutes tun?
- Welche Unterstützung brauche ich, um meine Pflegeaufgaben schaffen zu können?
- Wie schaffe ich etwas Zeit für mich?
- Kann ich Hilfe bei den täglichen Pflichten bekommen, z. B. beim Einkaufen?

treffen. Allerdings gibt es Symptome, die offensichtlich das letzte Stadium anzeigen. Der Arzt des Betroffenen wird in den letzten Wochen und Monaten medizinische und persönliche Bedürfnisse prüfen und zusammen mit dem Pflegeteam und der Familie einen Pflegeplan entwickeln.

Ambulante Pflegedienste arbeiten eng mit den Ärzten zusammen und bieten alltägliche Hilfe an, z. B. bei Infusionen oder Verbandwechsel, aber auch bei der Koordination der Hilfsleistungen. Sie können gemeinsam mit dem Pflegeteam überlegen, ob die Helfer am Tag oder auch nachts kommen und wie oft die Besuche stattfinden sollen. Der behandelnde Arzt wird entscheiden, ob spezialisierte Fach-

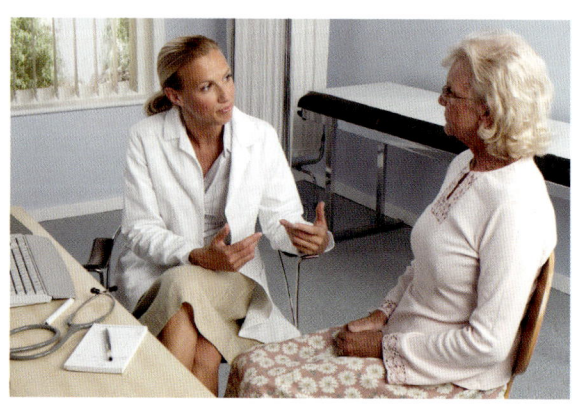

Verständnis finden
Die Palliativbetreuung unterstützt todkranke Menschen nicht nur medizinisch, sondern berücksichtigt auch emotionale, soziale und spirituelle Aspekte.

pflegekräfte (S. 13) hinzugezogen werden sollen, z. B. für häusliche Intensivpflege. In Deutschland kann der Arzt auch eine sogenannte spezialisierte ambulante Palliativversorgung (SAPV) verschreiben, bei der Teams aus Ärzten und Pflegern den Sterbenden zu Hause begleiten und versorgen.

Was ist Palliativpflege?

Die palliative Pflege konzentriert sich auf die Linderung der Leiden und Schmerzen in der letzten Lebensphase. Sie versteht das Sterben als normalen Prozess und zielt nicht darauf ab, das Leben eines Menschen zu verkürzen oder zu verlängern. Palliative Pflege kann zu Hause bei dem Sterbenden (SAPV), in einem Pflegeheim, Krankenhaus oder Hospiz geleistet werden.

■ **Einschätzung der Bedürfnisse** Wenn jemand palliative Pflege erhalten soll, wird der Arzt bei einem Hausbesuch die Situation einschätzen. Wenn er Sie noch nicht lange begleitet, wird er Ihren Schützling (sofern möglich) und Sie als Pflegende über Aspekte wie Aktivitäten, Appetit, Allgemeinbefinden und Symptome wie Übelkeit, Depressionen, Angst oder Müdigkeit befragen. Ein guter Arzt wird den Sterbenden ermutigen, seine Ängste vor dem Sterben und seine Sorgen zu äußern, und auch Ihre Bedürfnisse berücksichtigen, z. B. ob Sie sich den emotionalen und körperlichen Belastungen bei der Versorgung eines sterbenden Menschen gewachsen fühlen.

■ **Teamansatz** In der palliativen Pflege sind zahlreiche Berufsgruppen mit der Versorgung des sterbenden Menschen befasst: z. B. Hausarzt, Fachärzte, Palliativmediziner, Pflegefachkräfte, Physiotherapeuten, Seelsorger, Sozialarbeiter, Psychologen, Ernährungsfachleute, Apotheker und andere. Sie alle arbeiten zusammen, um die optimale Versorgung zu gewährleisten. Dabei ist die Erreichbarkeit eines Arztes oder eines Pflegers rund um die Uhr sichergestellt.

■ Was kann die palliative Pflege leisten?

Das Palliativteam bietet ein Unterstützungssystem, das dem Pflegebedürftigen helfen wird, möglichst aktiv und nach seinen Bedürfnissen zu leben. Dabei wird es auch die Familie und Sie als Pflegeperson unterstützen. Die palliative Pflege integriert körperliche, emotionale, spirituelle und soziale Aspekte einer fortgeschrittenen Krankheit mit begrenzter Lebenserwartung.

Professionelle Palliativpflege konzentriert sich vor allem auf die Linderung von Schmerzen und anderen Beschwerden, die eine Krankheit in der letzten Phase verursacht, z. B. Atemnot, Depressionen oder Angst. Spezielle Medikamente können körperliche Symptome lindern; sie werden zwar nicht die eigentliche Krankheit heilen, ermöglichen aber eine gewisse Lebensqualität.

Egal, ob zu Hause oder z. B. in einem Hospiz: Das Palliativteam wird auch Sie praktisch und mit Ratschlägen unterstützen. Sind für Sie die Anforderungen nur schwer zu bewältigen, kann es vielleicht eine ehrenamtliche Begleitperson für Ihren Angehörigen organisieren, damit Sie auch einmal Zeit für sich haben.

PFLEGE IM HOSPIZ

Hospize sind auf die Pflege sterbender Menschen spezialisiert. Wichtige Grundsätze:

■ Der Kranke und seine Angehörigen stehen im Mittelpunkt.

■ Wesentlich sind Symptomkontrolle, v. a. Schmerzlinderung, Lebensqualität, Begleitung und Beratung.

■ Die Pflege im Hospiz kann als Kurzzeitpflege und als Verhinderungspflege eingesetzt werden.

■ Das Team leistet körperliche, spirituelle, soziale und psychologische Hilfestellung.

■ Möchte der Sterbende zu Hause sterben, kann die Hospizpflege oft auch teilstationär oder ambulant fortgesetzt werden.

MITEINANDER REDEN

Wenn jemand stirbt, sind viele Menschen betroffen. Sie als Pflegeperson spielen eine zentrale Rolle. Sie brauchen viel Feingefühl, um den Gefühlen jedes Betroffenen gerecht zu werden, insbesondere der Person, die Sie pflegen.

Gespräche mit den Familienangehörigen

Zwischen den engsten Familienmitgliedern ist eine gute Kommunikation sehr wichtig, damit sich alle jederzeit integriert und informiert fühlen. Ob Sie nun ein Verwandter oder ein Freund des Sterbenden sind: Sie sollten die Beziehungen der einzelnen Familienmitglieder kennen und respektieren. Dazu brauchen Sie Einfühlungsvermögen und Geduld. Indem Sie von Anfang an gemeinsam planen, können Sie die Belastungen aller etwas lindern.

Geschwister sollten regelmäßig miteinander sprechen und sich gegenseitig auf dem Laufenden halten. Jede Uneinigkeit bezüglich der Pflegebegleitung kann zu Problemen und Konflikten führen. Versuchen Sie von Anfang an zu klären, wer wofür die Verantwortung trägt, z. B. wer

Kontakt mit dem Arzt oder Krankenhaus hält, wer finanzielle Dinge regelt oder Ansprechpartner fürs Pflegeteam ist.

Erwachsene Kinder haben häufig das Bedürfnis, sterbende Eltern zu »schützen«, indem sie den Tod nicht erwähnen. Auch viele Eltern versuchen bis zum Schluss, möglichst nicht darüber zu sprechen, um ihre Kinder nicht zu belasten. Versuchen Sie, offene Gespräche anzuregen, damit alle Meinungen gehört und Entscheidungen festgehalten werden können.

Zuhören

Es ist wichtig, dass der Pflegebedürftige dazu befragt wird, wer in Entscheidungen über die Sterbebegleitung einbezogen werden soll. Lassen Sie ihn möglichst selbst bestimmen, welche Behandlung er wünscht und unter welchen Umständen sie eingestellt werden soll (S. 195). Wie denkt er z. B. über lebenserhaltende Maßnahmen wie eine Magensonde (S. 59), wenn er anders nicht mehr ernährt werden kann?

Ein sterbender Mensch kann mit einer Vielfalt von Gefühlen kämpfen – sie reichen von Wut, Verbitterung, Trauer, Depressionen bis hin zu Unruhe und Panik. Ein Seelsorger kann hier eventuell wertvolle Hilfe bieten, selbst wenn der Betroffene früher keine Religion praktiziert hat.

Viele Menschen ziehen sich in den letzten Wochen in sich zurück, sei es aufgrund von Depressionen oder weil sie sich allmählich von der Welt verabschieden. Obwohl es sehr erschütternd sein kann mit anzusehen, wie ein Mensch sich offensichtlich aufgibt, ist Rückzug eine normale Phase des Sterbeprozesses. Reagieren Sie darauf, solange der Betroffene noch kommunizieren kann. Hören Sie dem Sterbenden aufmerksam zu und akzeptieren Sie seine Gefühle, statt sie zu verdrängen.

ACHTEN SIE AUF SICH SELBST

Jemanden in der Sterbephase zu pflegen, heißt, schwere Entscheidungen treffen zu müssen. Überforderung ist unter diesen Umständen eine normale Reaktion. Holen Sie sich Unterstützung, wenn Sie sie brauchen.

- Ihre Ängste und Sorgen einem Freund, einem professionellen Berater oder Trauerbegleiter oder einem Seelsorger mitzuteilen, kann helfen, besser mit allem fertig zu werden.

- Sind ambulante Pflegekräfte an der Pflege beteiligt, erhalten Sie als Pflegeperson von ihnen wertvolle Unterstützung und Ratschläge. Manchmal entstehen in dieser Phase enge persönliche Beziehungen.

VORSORGEVERFÜGUNGEN

Es ist sehr wichtig, darüber nachzudenken, welche medizinischen Maßnahmen jemand wünscht und welche nicht, wenn sein Ende naht. Auch wer im Falle der Handlungsunfähigkeit welche Entscheidungen treffen darf, sollte festgelegt werden. Informieren Sie sich genau über die richtige Form und die möglichen Inhalte solcher Vorsorgeverfügungen (S. 216).

Patientenverfügung

Indem Sie den Pflegebedürftigen ermutigen, eine schriftliche Patientenverfügung zu verfassen, ermöglichen Sie, dass seine Wünsche hinsichtlich seiner medizinischen Versorgung später respektiert werden können. Sie gilt, selbst wenn er nach einer Zustandsverschlechterung keine eigenen Entscheidungen mehr treffen kann.

In einer Patientenverfügung legt man im Voraus fest, in welche medizinischen

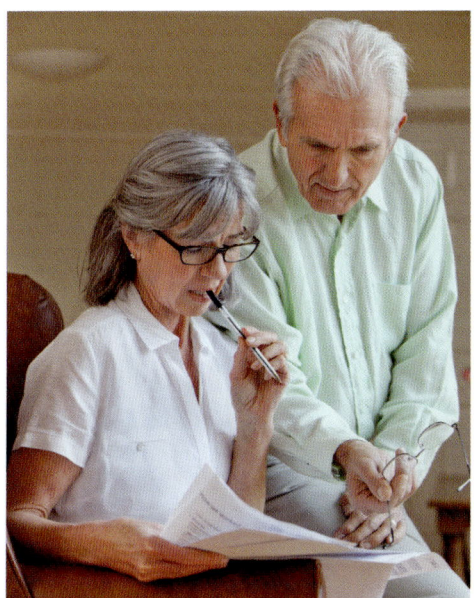

Behandlungen man unter welchen Umständen einwilligt und was man untersagt (z. B. Wiederbelebungsmaßnahmen).

Damit die Patientenverfügung rechtlich bindend ist, muss der Verfasser volljährig und einwilligungsfähig (nicht zwingend geschäftsfähig) sein. Wenn die Verfügung klar formuliert und eigenhändig unterschrieben ist, ist sie rechtsgültig.

Benennen eines Vertreters

Ist jemand besorgt, dass er irgendwann einmal keine selbstständigen Entscheidungen mehr treffen kann, kann er einen Vertreter bevollmächtigen. Das geht auf zwei Arten: mit einer Betreuungsverfügung oder mit einer Vorsorgevollmacht.

■ **Betreuungsverfügung** In einer Betreuungsverfügung kann man im Voraus bestimmen, wer gerichtlich zum gesetzlichen Betreuer bestellt werden soll, falls man selbst nicht mehr handlungsfähig ist. Möglich sind zudem Vorausverfügungen über den gewünschten Wohnort sowie Angaben, wie sie auch in einer Patientenverfügung gemacht werden. In gewissem Rahmen können auch finanzielle Angelegenheiten bestimmt werden.

Die Betreuungsverfügung muss getroffen werden, solange der Vollmachtgeber seinen Willen noch bekunden kann (selbst bei nicht mehr vorhandener Geschäftsfähigkeit). Sie tritt jedoch erst in Kraft, wenn er tatsächlich nicht mehr handlungsfähig ist. Das Betreuungsgericht ist verpflichtet, seine Wünsche bei der Bestellung eines

Vorausplanung
Pläne für die Zukunft brauchen keine Angst zu machen. Mit einem Freund oder Verwandten die unterschiedlichen Optionen zu diskutieren, kann für beide Parteien erleichternd sein.

gesetzlichen Betreuers zu berücksichtigen. Eine Betreuungsverfügung kann man selbst verfassen oder durch einen Anwalt aufsetzen lassen. Der Betreuer muss erwachsen sein, z. B. ein Freund oder Verwandter. Ein gesetzlich bestellter Betreuer untersteht teils strengen Aufsichtsmaßnahmen des Betreuungsgerichts.

■ **Vorsorgevollmacht** Eine freiere Form der Vertretung kann man durch eine Vorsorgevollmacht bestimmen. Mit dieser Verfügung ermächtigt man einen anderen Menschen, bestimmte Entscheidungen zu treffen, wenn man selbst nicht mehr handlungsfähig ist. Eine solche Vollmacht setzt großes Vertrauen voraus, da der Bevollmächtigte nicht gerichtlich kontrolliert wird. Damit die Vorsorgevollmacht gültig ist, muss beim Verfassen Geschäftsfähigkeit vorliegen. Für bestimmte Vollmachten ist zudem eine notarielle Beglaubigung nötig.

Kulturelle und spirituelle Bedürfnisse

Die spirituellen Bedürfnisse eines Menschen können gerade am Lebensende große Bedeutung für das Wohlbefinden erlangen. Fragen über den Sinn und den Wert des Lebens tauchen im Sterbeprozess ganz von selbst auf. Sie anzusprechen kann sehr beruhigend sein. Die Konfrontation mit dem Tod bewirkt manchmal auch, dass der Betroffene eine religiöse oder spirituelle Überzeugung entwickelt, die er zuvor nicht hatte. Dieser Glaube kann Ihnen als Pflegeperson wichtige Richtlinien für Ihre Entscheidungen geben. Teilen Sie allen beteiligten Personen mit, welche Dinge, Handlungen und Kontakte dem Sterbenden in dieser Hinsicht wichtig sind und beachtet werden sollten. Nehmen Sie die Frage nach einem Seelsorger immer ernst, unabhängig von den früheren Einstellungen des Betroffenen zum Glauben und zur Religion.

ANORDNUNG ZUM VERZICHT AUF WIEDERBELEBUNG (VAW)

Die Anordnung zum Verzicht auf Wiederbelebung informiert Ärzte und Pflegende, keine Wiederbelebungsmaßnahmen durchzuführen. Andere angemessene Behandlungs-/Pflegemaßnahmen können weitergeführt werden. Eine VaW-Anordnung muss vom Betroffenen oder seinem Stellvertreter und einem Arzt unterschrieben werden. Sie wird in den Pflegeakten des Betroffenen aufbewahrt.

WICHTIGE FRAGEN

Sterbende Menschen werden mit vielen Fragen konfrontiert; folgende Fragen können helfen, sich auf das Wichtigste zu konzentrieren:

■ Wer oder was macht mich derzeit glücklich?

■ Wer oder was ist mir wichtig?

■ Gibt es irgendetwas Ungesagtes, das ich noch jemandem mitteilen möchte?

■ Gibt es etwas, das ich noch erledigen möchte, bevor ich sterbe?

■ Was möchte ich noch erleben, was soll möglichst nicht mehr geschehen?

■ Gibt es jemanden, den ich sehen möchte, oder Besucher, die ich nicht sehen möchte?

■ Habe ich spezielle Wünsche für die Pflege in meinen letzten Tagen?

■ Möchte ich weiterhin zu Hause bleiben? Ist dies der beste Ort für meine Pflege und zum Sterben?

■ Mit welchen medizinischen Maßnahmen bin ich einverstanden, mit welchen nicht?

■ Gibt es etwas, das ich mir in meinen letzten Tagen wünsche, z. B. frische Blumen, Musik, mein Haustier oder Lieblingsessen?

■ Welche Rolle spielt Religion oder Spiritualität in meinem Leben?

■ Habe ich spezielle Wünsche für meine Beerdigung? Möchte ich eine Erd- oder eine Feuerbestattung? Wie soll die Beisetzung ablaufen?

■ Wo soll meine letzte Ruhestätte sein?

PFLEGE STERBENDER

Das Hauptziel der Pflege eines sterbenden Menschen besteht darin, seine Lebensqualität zu optimieren. Er soll sich möglichst wohlfühlen, abgelenkt und positiv gestimmt werden. Wenn Sie den Eindruck haben, der Sterbende leide unter Schmerzen oder Angst, teilen Sie dies dem Arzt mit. Er kann mit geeigneten Medikamenten helfen.

Verschlechtert sich der Zustand, können die Symptome ausgeprägter werden und es kann ein verstärktes Schlafbedürfnis auftreten. Dies erschwert es dem Betroffenen, sich zu konzentrieren und die Umwelt wahrzunehmen.

ACHTEN SIE AUF SICH SELBST

Es ist wichtig, dass Sie regelmäßig Pause machen. Lassen Sie sich vertreten, wenn Sie essen, trinken, schlafen oder kurz spazieren gehen wollen, um die eigenen Gefühle zu sortieren. Der Pflegebedürftige ängstigt sich vielleicht, wenn Sie weggehen. Dennoch ist es richtig, sich Zeit für sich selbst zu nehmen, um die Situation weiterhin bewältigen zu können.

Behagliche Umgebung

Versuchen Sie, die Umgebung des Betroffenen so ansprechend wie möglich zu gestalten. Frische Blumen z. B. beleben einen Raum und duften angenehm, leise Musik kann stimulierend wirken. Passen Sie die Beleuchtung und Temperatur den Bedürfnissen an und lüften Sie so viel wie möglich, ohne dass der Betroffene frieren muss.

Beschäftigung

Versuchen Sie nach Möglichkeit, den Sterbenden mit Dingen zu beschäftigen, die angenehm für ihn sind, etwa das Hören von Musik, das gemeinsame Blättern in einem Fotoalbum oder Vorlesen aus alten Briefen. Wenn es den Betreffenden nicht überfordert, ermuntern Sie Freunde zu kurzen Besuchen – zu lange Besuche können schnell überlasten und erschöpfen. Sagen Sie Einladungen ruhig auch kurzfristig ab, wenn es an einem Tag nicht passt.

Körperpflege

Sorgen Sie dafür, dass die betroffene Person sich körperlich so zeigen kann wie früher, legen Sie z. B. Lippenstift auf, kämmen Sie das Haar, maniküren Sie die Finger-

nägel und pflegen Sie die Kleidung. Solch kleine Details können sehr wichtig sein, denn sie erhalten die Würde und fördern die Lebensqualität der Betroffenen.

Beim Essen unterstützen

Wenn der sterbende Mensch sich in sich zurückzieht, verliert er häufig den Appetit und nimmt ab; dadurch sieht er anders aus und die Kleidung passt nicht mehr. Vielleicht haben Sie jetzt das Gefühl, dass er alt wirkt und sich die Hautfarbe ändert.

Sie können niemanden zum Essen zwingen – doch Sie können versuchen, seinen Appetit anzuregen. Bieten Sie kleinere Mahlzeiten und regelmäßig kleine

---

SCHMERZKONTROLLE

Nicht jeder Sterbende leidet unter Schmerzen. Wenn Schmerzen auftreten, gibt es effektive Möglichkeiten der Schmerzkontrolle (S. 162–163).

- Ärzte und Pflegende sind dazu ausgebildet, Schmerzmittel zu geben, die das Leiden lindern und nur wenige Nebenwirkungen haben.

- Vielleicht mildern Sie die Schmerzen, wenn Sie Wärme oder Kälte auf den schmerzenden Bereich legen oder für eine andere Position sorgen.

- Komplementärtherapien, z. B. Akupunktur, und schmerzlindernde Geräte, z. B. TENS, sind in manchen Fällen hilfreich.

Snacks an. Suchen Sie nach Speisen, die der Betroffene gern mag. Auch appetitstimulierende Maßnahmen können versucht werden, z. B. kann der Geruch von Vanille den Appetit anregen oder ein Glas Wein oder ein anderes alkoholisches Getränk vor dem Essen, sofern der Arzt zustimmt. Kalorienreiche Getränke oder hochkalorische Aufbaunahrung (S. 59) können die Ernährungssituation verbessern, wenn der Appetit gering bleibt.

Besprechen Sie mögliche Ernährungsprobleme mit dem Pflegeteam.

Lindernde Hilfsmittel

Manche Menschen nehmen in der Sterbephase aufgrund von Flüssigkeitseinlagerungen zu. Das kann an den Beinen zu Schwellungen führen. Damit sich der Betroffene trotzdem wohlfühlt, sind eventuell zusätzliche Hilfsmittel erforderlich, z. B. elastische Strümpfe zur Reduzierung von Schwellungen oder eine Lagerungshilfe zum Hochlagern, damit die Flüssigkeit abfließen kann. Auch durch leichte Bewegungen können Schwellungen reduziert werden.

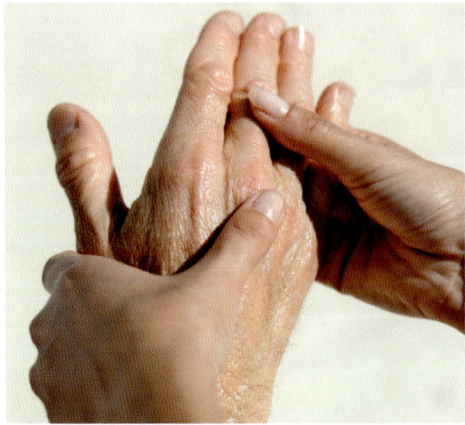

Trockene Haut pflegen
Massieren Sie Feuchtigkeitscreme leicht in die Haut, um unangenehme Trockenheit zu lindern und die Durchblutung anzuregen.

> **ACHTEN SIE AUF INFEKTIONSSYMPTOME**
>
> Als Pflegeperson müssen Sie wissen, dass Infektionen in der Sterbephase häufiger auftreten. Rufen Sie den Arzt, wenn Sie merken, dass sich der Zustand des Sterbenden allmählich oder plötzlich verschlechtert. Achten Sie auf Symptome wie Fieber, Zittern oder Frösteln.

Die letzten Tage des Lebens

In den letzten Tagen des Lebens benötigt der sterbende Mensch mehr körperliche Pflege. Eine professionelle Pflegekraft kann Sie dabei unterstützen.

In den letzten Stunden gibt es Zeichen, die das Ende anzeigen. Der sterbende Mensch wird schwächer und schläft länger; vielleicht verliert er ab und an das Bewusstsein – oder er ist wach, will oder kann aber nicht sprechen. Meist verlaufen die letzten Stunden ruhig und friedlich. Dennoch kann diese Zeit für Sie aber eine beängstigende Erfahrung sein, da Sie ständig mit dem Schlimmsten rechnen. Konzentrieren Sie sich darauf, es dem Betroffenen so leicht wie möglich zu machen.

■ **Hautpflege** Die Haut des Sterbenden muss feucht gehalten werden, damit keine Probleme durch Hauttrockenheit auftreten; vielleicht brauchen Sie jetzt Hilfe beim Waschen. Der sterbende Mensch wird sich wahrscheinlich nicht mehr selbst drehen können. Lassen Sie sich dabei helfen, ihn regelmäßig umzulagern, damit keine Druckgeschwüre entstehen (S. 102), die durch längeres Liegen auf der gleichen Stelle verursacht werden. Auf den Seiten 113–115 finden sich praktische Hinweise über das sichere und bequeme Lagern.

■ **Mundpflege** Sie müssen jetzt vielleicht häufiger Mundpflege mit einem Stäbchen zum Befeuchten und Reinigen des Mundes durchführen und Creme auf die Lippen auftragen, besonders wenn der Sterbende nicht mehr gut schlucken kann. Die professionelle Pflegekraft kann Ihnen dies zeigen und das Material zur Verfügung stellen. Ein frischer Mund und angefeuchtete Lippen können sehr zum Wohlbefinden beitragen.

■ **Warm halten** In den letzten Stunden vor dem Tod werden die Hände und Füße des Sterbenden kalt und klamm und weisen blau marmorierte Flecken auf. Halten Sie ihn mit warmen Socken und Decken warm.

■ **Sprechen und berühren** Viele Menschen sind in ihren letzten Stunden oder Tagen nicht mehr ansprechbar. Vielleicht sind Sie nicht sicher, ob der Sterbende Sie noch hören kann. Das Gehör ist jedoch der Sinn, der bis zuletzt erhalten bleibt. Versuchen Sie also, den Sterbenden durch Sprechen zu beruhigen und zu trösten. Sie können vorlesen, eine Lieblingsmusik vorspielen oder einfach ruhig bei ihm sitzen, die Hand halten oder ihn streicheln, um ihn in dieser Phase zu begleiten. Für einen Sterbenden ist es sehr tröstlich, jemanden an seiner Seite zu wissen.

■ **Spirituelle Unterstützung** Sie können je nach dem Glauben des Betroffenen in seinen letzten Tagen einen nahe stehenden Seelsorger zum Beten oder Vorlesen einladen. Religiöse Rituale können sowohl den Sterbenden als auch Sie trösten, besonders wenn Sie wissen, dass dies dem Wunsch des Sterbenden entspricht. Vielleicht möchte er zum Trost auch einen für ihn bedeutungsvollen Gegenstand halten, z. B. ein Gebetsbuch oder ein wichtiges Bild oder Foto.

Letzte Momente

Am Ende des Lebens eines Menschen verändern sich seine Atemmuster: Die Atmung wird oberflächlich und unregelmäßig, vielleicht auch erschwert und geräuschvoll, wenn sich Sekrete ansammeln und er nicht mehr richtig husten und schlucken kann. Auch kalter Schweiß, Verwirrtheit und andere Zeichen können auftreten. Möglicherweise ist das für den

Betroffenen nicht weiter schlimm, aber für Sie ist es schwer, dies mit anzusehen und mit anzuhören. Der Tod kann sehr langsam oder ganz schnell eintreten. Häufig ist ein langsames Hinüberdämmern. Nachdem die Atmung aufgehört hat, wird sich das Gesicht in aller Regel entspannen und friedlich aussehen.

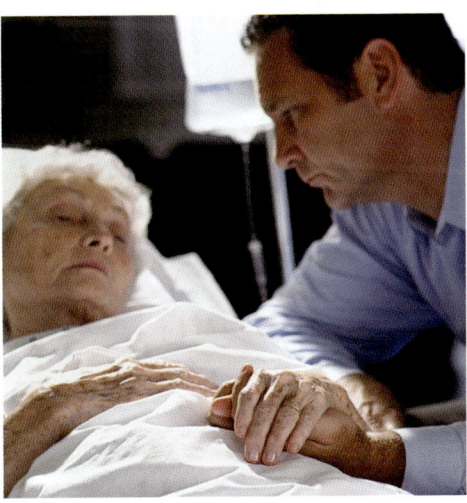

Trost in den letzten Stunden
In den letzten Stunden eng bei der Sterbenden zu bleiben, ist sehr wichtig. Halten Sie ihre Hand und sprechen Sie leise mit ihr, das beruhigt.

AUFGABEN NACH DEM TOD

Die Tage nach dem Tod können erstaunlich hektisch sein, da vieles erledigt werden muss. Nicht nur Freunde und die Familie müssen kontaktiert werden, sondern auch offizielle Stellen. Die Beerdigung muss arrangiert und alle relevanten Behörden und Ämter informiert werden. Vielleicht möchten Sie als Pflegeperson vieles selbst tun. Bedenken Sie aber, dass diese Aufgaben weniger belastend sind, wenn Sie Hilfsangebote von anderen annehmen.

Wen zuerst anrufen

Als Erstes muss der Arzt der Verstorbenen über den Tod informiert werden – dies können die anwesenden professionellen Pflegekräfte übernehmen. Der Arzt wird dann schnellstmöglich kommen, um den Totenschein auszustellen. Anschließend müssen Sie ein Beerdigungsunternehmen informieren, das den Leichnam abholt. Enge Familienangehörige möchten vielleicht noch etwas Zeit mit dem Verstorbenen verbringen; der Bestatter wird ihnen die gewünschte Zeit einräumen.

Leichenschau

Wenn jemand zu Hause verstirbt, ist es meist der behandelnde Arzt, der die Untersuchung des Verstorbenen vornimmt und anschließend den Totenschein ausstellt. Wurde ein Notarzt gerufen, so füllt dieser oft nur eine vorläufige Todesbescheinigung aus; der offizielle Totenschein wird später vom Arzt ausgefertigt. Besteht die Möglichkeit, dass es sich um einen nicht natürlichen Tod handelt, wird der Leichnam in ein rechtsmedizinisches Institut überführt. Dort erfolgt in der Regel eine äußere Leichenschau, um die Todesart festzustellen. Vor einer Feuerbestattung findet immer eine zweite Leichenschau statt. Sie dient u. a. der eindeutigen Identifikation.

DIE WICHTIGSTEN AUFGABEN

Alle Angelegenheiten nach einem Todesfall zu regeln, kann eine Belastung sein. Eine erste Checkliste hilft, sich auf das Wichtigste zu konzentrieren.

- Informieren Sie den Arzt des Verstorbenen, der den Tod feststellt und bescheinigt.
- Informieren Sie die direkte Familie.
- Informieren Sie ein Bestattungsunternehmen, das den Leichnam zu einer bestimmten Zeit abholen wird. Es kann Sie auch in allen formalen Fragen unterstützen.
- Zeigen Sie den Sterbefall beim Standesamt an. Dort erhalten Sie eine Sterbeurkunde.
- Benachrichtigen Sie sonstige Stellen wie Rententräger, Krankenkasse etc.
- Kümmern Sie sich um die Beerdigung des Verstorbenen.

Organisation der Beerdigung

Vielleicht haben Sie mit dem Verstorbenen vor seinem Tod besprochen, wie er sich seine Beerdigung wünscht. Wenn nicht, übernimmt die Familie diese Entscheidung. Der Bestattungsunternehmer wird die Möglichkeiten mit Ihnen besprechen und Sie beraten. Bei einer kirchlichen Bestattung wird der zuständige Pfarrer oder Priester Sie besuchen, um die Trauerfeier mit Ihnen gemeinsam zu planen. Sie können auch eine weltliche Trauerfeier wählen.

Wird der Betroffene feuerbestattet, klären Sie mit dem Bestattungsunternehmer ab, was mit der Asche geschehen soll. In Deutschland ist je nach Bundesland unterschiedlich geregelt, ob z. B. ein Urnengrab vorgeschrieben ist oder die Asche auch auf einem Friedhof verstreut werden kann.

Manche Familien möchten ihre Angehörigen im Ausland beerdigen, z. B. im Herkunftsland. Auch in diesem Fall können Ihnen Bestattungsunternehmer Rat und Unterstützung anbieten.

TRAUER

Ist die Beerdigung vorbei, erscheint die eigene Situation manchmal noch schwerer als vorher. Vielleicht geht es Ihnen einige Zeit schlecht, weil Ihre Alltagsroutine radikal verändert ist und sich die Tage leer und einsam anfühlen. Treffen Sie sich mit Freunden und Ihrer Familie, gehen Sie aus, nehmen Sie neue Aktivitäten auf und erfreuen Sie sich daran, während Sie die Erinnerungen an den Verstorbenen pflegen.

Reaktionen auf den Verlust

Wut, Tränen, Depressionen oder Verzweiflung sind normale Trauerreaktionen. Vielleicht sind Sie ärgerlich, weil der Verstorbene Sie alleingelassen hat. Ihr Verlust kann extrem schmerzlich sein, und von Zeit zu Zeit spüren Sie vielleicht ganz deutlich die Gegenwart des Verstorbenen oder träumen lebhaft von ihm.

Unterstützung von anderen

Sprechen Sie mit anderen über Ihre Gefühle, das kann Ihnen im Trauerprozess helfen. Andere können Sie unterstützen und Ihnen zuhören, wenn Sie über den Verlust reden möchten. Es ist sicher hilfreich, Ihre Zukunftsängste und Gedanken über die letzten wertvollen Tage und Momente mit dem geliebten Menschen zu äußern.

Erinnerung

Immer wenn Sie über Ihre Erinnerungen sprechen und an den Verstorbenen denken, hilft Ihnen das, Ihren Verlust nach und nach zu bewältigen. Besuchen Sie noch einmal das Zimmer des Verstorbenen und schauen Sie sich persönliche Dinge an, dann werden Sie lebhaft an Ihren Schützling erinnert und können allmählich besser akzeptieren, dass er gestorben ist.

ACHTEN SIE AUF SICH SELBST

Der Verlust eines Menschen kann dazu führen, die eigene Gesundheit zu vernachlässigen, denn Körper und Seele geraten in dieser Zeit durcheinander. Obwohl es gut ist, wenn Sie sich ablenken, müssen Sie auch bewusst auf sich achten und sich Zeit zum Trauern geben.

- Erwarten Sie nicht zu viel von sich. Erlauben Sie sich eine gewisse Zeit lang, durcheinander zu sein und Fehler zu machen.

- Erinnern Sie sich an glückliche Momente und an die guten Zeiten mit dem Verstorbenen; dies kann schmerzhaft, aber auch heilsam sein. Schauen Sie Fotos an und behalten Sie kleine Andenken.

- Achten Sie auf Ihre Gesundheit. Zu wenig Schlaf und Nahrung kann Sie anfälliger für Infektionen und Krankheiten machen.

- Versuchen Sie, sich körperlich zu bewegen, schon Spaziergehen genügt. Das wirkt positiv auf Seele und Körper.

- Vermeiden Sie Alkohol als Trost – sehr schnell wird das Trinken zur Gewohnheit.

- Nehmen Sie keine Schlafmittel. In den ersten Tagen können Schlaftabletten hilfreich sein; langfristig werden Sie davon abhängig.

- Seien Sie nett zu sich. Versuchen Sie jede Woche, sich irgendetwas Besonderes zu gönnen, z.B. einen Blumenstrauß oder einen Kinobesuch.

- Achten Sie auf Ihre Gefühle. Schreiben Sie sie auf oder tauschen Sie sich mit Menschen aus, die ebenfalls um den Verstorbenen trauern.

- Lassen Sie sich Zeit damit, die Kleidung des Verstorbenen zu entsorgen; dafür gibt es keinen Grund und es könnte zu diesem Zeitpunkt unnötigen Schmerz verursachen. Warten Sie, bis Sie sich dazu bereit fühlen.

- Gehen Sie alles langsam an. Nehmen Sie mindestens sechs Monate keine großen Lebensumstellungen vor, wie Umzug, Beginn einer neuen Beziehung oder Jobwechsel. Sie brauchen Zeit, um sich anzupassen.

- Nutzen Sie die Quellen für weitere Hilfe und Beratung auf S. 216, wenn Sie möchten.

11

HILFSQUELLEN

■ FINANZIELLE UND FORMALE ASPEKTE
■ ANLAUFSTELLEN UND LINKS ■ GLOSSAR

FINANZIELLE UND FORMALE ASPEKTE

Tritt die Pflegesituation ein, muss auch eine Menge finanzieller und formaler Aspekte bedacht werden. Vor allem ältere Menschen machen sich oft Gedanken, wie ihre weitere gesundheitliche Entwicklung aussehen mag und wie sie die nötige Pflege organisieren und bezahlen sollen. Doch auch derjenige, der die Pflege übernimmt, hat vieles zu bedenken, z. B. wie Pflege und Beruf zu vereinbaren sind und wie er im Falle eines Unfalls auf dem Weg zur Wohnung seines Schützlings abgesichert ist.

Dieses Kapitel geht auf die wichtigsten finanziellen und formalen Grundlagen ein, die im Pflegefall zu berücksichtigen sind. **Wie im gesamten Buch beziehen sich die Angaben auf die Situation in Deutschland.** Im Adressteil finden Sie jedoch zusätzlich weiterführende Informationsquellen für Österreich und die Schweiz.

Da sich sowohl Rahmenbedingungen als auch Details der hier zusammengestellten Informationen jederzeit ändern können, informieren Sie sich bitte jeweils zusätzlich bei den zuständigen Stellen nach den aktuell in Ihrem individuellen Fall geltenden Regelungen.

ALS PFLEGEBEDÜRFTIGER

Wenn Sie Pflege benötigen, hat das tiefgreifende finanzielle Auswirkungen. Nicht nur, dass Sie vielleicht nicht mehr oder nur noch eingeschränkt arbeiten können – es kommen auch zusätzliche Ausgaben auf Sie zu, z. B. für Hilfsmittel oder Dienstleistungen, die Sie früher nicht gebraucht haben. Daher ist es wichtig zu wissen, welche Unterstützung Ihnen von der Krankenkasse oder der Pflegeversicherung

zusteht. Auch andere finanzielle Hilfen, wie Steuererleichterungen für Pflegebedürftige, sollten Sie kennen.

Bei der Beantragung und Organisation der beschriebenen Leistungen können Sie sich unterstützen lassen. So kann der Antrag auf Feststellung der Pflegebedürftigkeit z. B. formlos von einem Angehörigen gestellt werden. Stellen Sie frühzeitig sicher, dass jemand, dem Sie wirklich vertrauen, Ihnen beisteht. Kümmern Sie sich möglichst um eine Vorsorgevollmacht oder eine Betreuungsverfügung (S. 195–196). Lassen Sie sich beraten, z. B. in Ihrem Pflegestützpunkt, wie Sie Ihre Angelegenheiten individuell am besten regeln.

Pflegestufen

Im Pflegefall prüft die Pflegekasse zunächst den Grad Ihrer Pflegebedürftigkeit (S. 211). Dazu kommt ein Gutachter zu Ihnen. Die Summen bestimmter Zuschüsse hängen von der Pflegestufe ab, die Ihnen zuerkannt wird. Ohne Pflegestufe erhalten Sie keine Leistungen von der Pflegeversicherung.

- **Pflegestufe I: erhebliche Pflegebedürftigkeit** Pflegeaufwand: mind. 90 Minuten täglich (davon über 45 Minuten Grundpflege; siehe S. 211–212)
- **Pflegestufe II: Schwerpflegebedürftigkeit** Pflegeaufwand: mind. 180 Minuten täglich (davon über 120 Minuten Grundpflege)
- **Pflegestufe III: Schwerstpflegebedürftigkeit** Pflegeaufwand: mind. 300 Minuten täglich (davon über 240 Minuten Grundpflege rund um die Uhr, auch nachts; Härtefall: über 360 Minuten Grundpflege, mehrere Pflegekräfte zeitgleich nötig)

Menschen mit geistiger Behinderung oder einer Demenzerkrankung haben besonderen Bedarf an Betreuung und Beaufsichtigung. Betroffene können allein aufgrund ihrer »Einschränkungen der Alltagskompetenz« Anspruch auf Leistungen der Pflegekasse haben, auch wenn Sie ansonsten nicht pflegebedürftig sind. Man spricht in diesem Fall auch von »Pflegestufe 0«.

Pflegesachleistung (ambulante Pflege)

Wenn Sie für die Pflege zu Hause professionelle Hilfe in Anspruch nehmen, spricht man von einer Pflegesachleistung. Sie brauchen die Arbeit des Pflegedienstes nicht selbst zu bezahlen, denn dieser rechnet direkt mit Ihrer Pflegekasse ab. Zu den möglichen Leistungen gehören Pflege, Hilfe im Haushalt und häusliche Betreuung. Je nach Pflegestufe sind bestimmte monatliche Höchstbeträge für Pflegesachleistungen festgesetzt. Auch demenzkranke oder geistig behinderte Menschen mit Pflegestufe 0 (»Einschränkungen der Alltagskompetenz« ohne weitere Pflegebedürftigkeit) können Pflegesachleistungen in Anspruch nehmen. Dieser Personenkreis erhält in Pflegestufe I und II Zuschläge zu den normalen Leistungen. Die Pflegeversicherung zahlt monatlich je nach Pflegestufe die folgenden Beträge für ambulante Dienste:

- **Pflegestufe 0 (eingeschränkte Alltagskompetenz):** 225 Euro
- **Pflegestufe I:** 450 Euro (bei zusätzlich eingeschränkter Alltagskompetenz: 665 Euro)
- **Pflegestufe II:** 1100 Euro (bei zusätzlich eingeschränkter Alltagskompetenz: 1250 Euro)
- **Pflegestufe III:** 1550 Euro (keine Erhöhung bei zusätzlich eingeschränkter Alltagskompetenz)
- **Pflegestufe III (Härtefall):** 1918 Euro (keine Erhöhung bei zusätzlich eingeschränkter Alltagskompetenz)

Pflegegeld

Wenn nichtprofessionelle Pflegekräfte wie Verwandte oder Freunde Ihre Versorgung übernehmen, können Sie Pflegegeld beantragen. Das Geld wird Ihnen monatlich von der Pflegekasse auf Ihr Konto überwiesen, Sie können es nach eigenem Ermessen investieren. Es wäre z. B. möglich, dem Helfer monatlich eine Summe zukommen zu lassen oder Taxifahrten zum Arzt zu bezahlen. Das Pflegegeld beträgt:

- **Pflegestufe 0 (eingeschränkte Alltagskompetenz):** 120 Euro
- **Pflegestufe I:** 235 Euro (bei zusätzlich eingeschränkter Alltagskompetenz: 305 Euro)
- **Pflegestufe II:** 440 Euro (bei zusätzlich eingeschränkter Alltagskompetenz: 525 Euro)
- **Pflegestufe III:** 700 Euro (keine Erhöhung bei zusätzlich eingeschränkter Alltagskompetenz oder in Härtefällen)

Kombination von Pflegegeld und Pflegesachleistung

Falls Sie für den ambulanten Pflegedienst nicht die volle Summe für Pflegesachleistungen benötigen, so können Sie zusätzlich Pflegegeld in Anspruch nehmen. Dieses vermindert sich dann anteilig um den Wert der »verbrauchten« Pflegesachleistung.

- **Beispiel:** Sie haben Pflegestufe I. Damit stehen Ihnen 450 Euro an Pflegesachleistungen zu. Sie verbrauchen aber für den Pflegedienst nur 225 Euro im Monat (also 50 %). Dann dürfen Sie zusätzlich noch 50 % Pflegegeld in Anspruch nehmen, das sind 117,50 Euro.

Tages-/Nachtpflege

Wenn Sie grundsätzlich zu Hause gepflegt werden, zusätzlich aber ein- oder mehrmals pro Woche Tages- oder Nachtpflege in einer entsprechenden Pflegeeinrichtung in Anspruch nehmen, können Sie dafür nochmals bis zu 50 % der Pflegesachleistungsbeträge von der Pflegekasse erhalten. Es handelt sich um eine echte Aufstockung, denn die anderen Hilfen werden dadurch nicht reduziert. Das Geld für Tages- bzw. Nachtpflege steht Ihnen auch zu, wenn Sie Pflegesachleistung und Pflegegeld kombinieren (S. 205).

■ **Beispiel:** Sie haben Pflegestufe II. Damit stehen Ihnen 1100 Euro an Pflegesachleistungen für den ambulanten Pflegedienst zu. Wenn Sie zweimal wöchentlich zur Tagespflege gehen, bezuschusst die Pflegeversicherung dies nochmals mit 50% der Pflegesachleistungen – also mit 550 Euro.

Ersatz- bzw. Verhinderungspflege

Kann Ihre übliche Pflegeperson die Pflege einmal nicht leisten – z. B. bei Krankheit oder weil sie in Urlaub fahren möchte –, übernimmt die Pflegeversicherung die Kosten für eine sogenannte Ersatz- bzw. Verhinderungspflege. Diese erfolgt in der Regel durch einen ambulanten Pflegedienst. Bedingung ist, dass die verhinderte Person Sie vorher schon mindestens 6 Monate lang gepflegt hat. Die Dauer der Ersatzpflege ist auf 28 Tage pro Kalenderjahr begrenzt, die maximale Zuwendung beträgt 1550 Euro im Jahr. Auch Menschen in Pflegestufe 0 mit erheblichem allgemeinem Betreuungsbedarf haben Anspruch auf Ersatzpflege.

Wird die Ersatzpflege von Angehörigen bis zum zweiten Grad übernommen (z. B. Kinder, Eltern, Schwager), dann zahlt die Pflegeversicherung maximal bis zur Höhe des entsprechenden Pflegegeldes – bei Pflegestufe I also 235 Euro. Zusätzliche Aufwendungen wie Fahrtkosten oder Verdienstausfälle darf der ersatzweise Pflegende allerdings bis zu einer Gesamtsumme von 1550 Euro pro Jahr geltend machen.

Parallel zur Ersatzpflege wird die Hälfte des bisher bezogenen Pflegegeldes (S. 205) für maximal 28 Tage weitergezahlt.

Stundenweise Ersatz- bzw. Verhinderungspflege

Ersatzpflege kann auch stundenweise in Anspruch genommen werden, z. B. wenn Ihre Pflegeperson einmal zum Arzt muss oder ein wenig Zeit für sich benötigt. Auch dann erstattet die Pflegeversicherung die Kosten. Die Höchstsumme von bis zu 1550 Euro jährlich bleibt bestehen. Die Zeiten werden jedoch nicht auf die maximal möglichen 28 Tage Ersatzpflege angerechnet, jedenfalls sofern nicht mehr als 8 Stunden pro Tag zusammenkommen. Sind die 1550 Euro für Ersatzpflege verbraucht, ohne dass die 28 Tage ausgenutzt wurden, besteht kein weiterer Anspruch auf Ersatzpflege in diesem Jahr.

Kurzzeitpflege

In manchen Fällen ist für eine gewisse Zeit die Pflege zu Hause nicht machbar, z. B. in familiären Problemsituationen oder wenn nach einem Krankenhausaufenthalt zunächst noch eine intensivere Versorgung wichtig ist. Dann besteht die Möglichkeit zu einer sogenannten stationären Kurzzeitpflege in einer Pflegeeinrichtung. Die Pflegeversicherung übernimmt die Kosten für insgesamt maximal 28 Tage und bis zu einem Betrag von 1550 Euro pro Jahr. Voraussetzung ist, dass die Pflegeeinrichtung entweder eine Zulassung zur pflegerischen Versorgung nach SGB XI hat oder dass die Pflegeperson in dieser Einrichtung (bzw. in der Nähe) an einer Vorsorge- oder Rehabilitationsmaßnahme teilnimmt. Welche Pflegeeinrichtungen in Ihrem Fall infrage kommen, erfahren Sie von Ihrer Krankenkasse bzw. Pflegeversicherung.

Es ist wichtig zu wissen, dass bei Kurzzeitpflege immer ein Eigenanteil für Unterkunft und Verpflegung fällig wird, auch wenn die Pflegekosten insgesamt unter den 1550 Euro Höchstbetrag bleiben.

Zusätzlich zur Kurzzeitpflege wird für maximal 28 Tage pro Jahr die Hälfte des bisher bezogenen Pflegegeldes (S. 205) weitergezahlt.

Betreuungsbetrag

Menschen mit erheblich eingeschränkter Alltagskompetenz, z. B. demenziell oder psychisch Erkrankte, haben zusätzlich zu allen oben beschriebenen Leistungen Anspruch auf bestimmte Betreuungsleistungen. Hiermit können beispielsweise Gruppen für Demenzkranke oder die Einzelbetreuung durch anerkannte Helfer bezahlt werden. Nicht jedes Angebot wird anerkannt; die Pflegeversicherung gibt Ihnen für Ihre Region Auskunft.

Der Betreuungsbetrag beläuft sich auf 100 Euro monatlich (Grundbetrag), bei erhöhtem allgemeinen Betreuungsbedarf 200 Euro monatlich (erhöhter Betrag). Falls Sie in einem Kalenderjahr den Ihnen zustehenden Betrag nicht voll nutzen, können Sie den nicht verbrauchten Anteil mit ins folgende Kalenderjahr übertragen.

Wohnraumanpassung

Eventuell müssen Sie Ihre Wohnung an Ihre Pflegesituation anpassen – z. B. mit einer Verbreiterung der Türen für einen Rollstuhl oder mit einem Umbau des Bades. Die Pflegeversicherung bezuschusst solche Maßnahmen mit maximal 2557 Euro. Bedingung für den Zuschuss ist, dass die Maßnahme
- die häusliche Pflege in der Wohnung ermöglicht oder erleichtert
- oder eine möglichst selbstständige Lebensführung wiederherstellt.

Der Zuschuss wird einmalig gezahlt und ist unabhängig von der Pflegestufe. Auch Menschen mit Pflegestufe 0 und erheblich eingeschränkter Alltagskompetenz können ihn in Anspruch nehmen.

Wird im Verlauf Ihrer Pflegebedürftigkeit eine erneute Anpassung notwendig, kann die Summe ein zweites Mal beantragt werden.

Pflegehilfsmittel

Vielleicht benötigen Sie für Ihre Pflege eine Gehhilfe oder ein Pflegebett, oder Verbrauchsartikel wie Inkontinenzeinlagen oder Einmalhandschuhe sind nötig. Solche Pflegehilfsmittel werden entweder von der Krankenkasse (bei ärztlicher Verordnung) oder von der Pflegekasse bezuschusst. Bedingung ist, dass sie zur häuslichen Pflege notwendig sind, diese erleichtern oder Ihnen eine selbstständige Lebensführung ermöglichen. Notwendige Pflegehilfsmittel werden unabhängig von der Pflegestufe bezuschusst. Auch Menschen mit Pflegestufe 0 und erheblich eingeschränkter Alltagskompetenz erhalten den Zuschuss für Pflegehilfsmittel.

- **Technische Pflegehilfsmittel** Bei der Anschaffung technischer Pflegehilfsmittel wie eines Toilettenstuhls müssen Sie einen Eigenanteil von 10 %, maximal jedoch 25 Euro, selbst übernehmen. Größere Hilfsmittel, z. B. ein Pflegebett, werden häufig leihweise überlassen. In diesem Fall entfällt der Eigenanteil.
- **Verbrauchsprodukte** Die Pflegeversicherung bezuschusst Verbrauchsprodukte wie Einmalhandschuhe, Betteinlagen etc. mit maximal 31 Euro pro Monat.

Kosten für das Wohnheim (Pflegesätze)

Wenn Sie nicht mehr zu Hause gepflegt werden können oder möchten und auch Tages- oder Nachtpflege keine Hilfe darstellen, werden Sie über den Umzug in ein Pflegeheim nachdenken müssen. Auch diese Versorgungsform wird von der Pflegekasse bezuschusst, die Sie auch über zugelassene Pflegeheime in Ihrer Nähe informiert. Manchmal lässt die Pflegeversicherung vom Medizinischen Dienst (MDK) überprüfen, ob eine vollstationäre Pflege wirklich notwendig ist. Wird dies positiv entschieden, so belaufen sich die monatlichen Sachleistungsbeträge für das Pflegeheim auf folgende Summen:

- **Pflegestufe I:** 1023 Euro
- **Pflegestufe II:** 1279 Euro
- **Pflegestufe III:** 1550 Euro
- **Pflegestufe III (Härtefall):** 1918 Euro

Dabei gilt, dass die Pflegeversicherung nicht mehr als 75 % des tatsächlichen Heimentgeltes übernimmt. Alle über den Leistungsbetrag der Pflegeversicherung hinaus anfallenden pflegebedingten Kosten (z. B. für Fußpflege), die Kosten für Unterbringung und Verpflegung, die Investitionskosten (z. B. Anteil an Reparaturkosten) und die Kosten für Extraleistungen (z. B. Taxifahrten zum Arzt) müssen privat übernommen werden.

Auch im Pflegeheim können Menschen mit erheblich eingeschränkter Alltagskompetenz den Betreuungsbetrag von 100 bzw. 200 Euro monatlich in Anspruch nehmen.

Die Beträge, die von der Pflegeversicherung bei vollstationärer Dauerpflege gezahlt werden, decken die tatsächlich anfallenden Kosten leider nicht ab. Insgesamt müssen Sie für eine vollstationäre Versorgung mit folgenden Gesamtkosten (inklusive aller Nebenkosten) rechnen:

- **Pflegestufe I:** 2300 Euro
- **Pflegestufe II:** 2700 Euro
- **Pflegestufe III:** 3200 Euro

(durchschnittliche Pflegeheimkosten 2007; Quelle: Statista 2013). Das bedeutet, dass oftmals Summen von etwa 1300 bis 1700 Euro monatlich privat aufgebracht werden müssen. Das ist eine große finanzielle Belastung, vor allem, wenn man keine private Pflegezusatzversicherung hat.

Sonstige finanzielle Erleichterungen

Überlegen Sie, wo Sie an anderer Stelle etwas Geld einsparen können. Nutzen Sie Beratungsangebote der Pflegestützpunkte, von Patienten- oder Wohlfahrtsverbänden. Fragen Sie ggf. einen Steuerberater, welche Steuererleichterungen für Sie infrage kommen. In manchen Fällen sind Gespräche mit der Bank sinnvoll, z. B. wenn Sie

über Immobilienbesitz verfügen und diesen mit zur Finanzierung der Pflege verwenden können und möchten. Im Folgenden werden beispielhaft einige Möglichkeiten genannt, welche zusätzlichen finanziellen Entlastungsmöglichkeiten es gibt.

- **Pflege als haushaltsnahe Dienstleistung** Pflege- und Betreuungskosten gehören ebenso zu den haushaltsnahen Dienstleistungen wie z. B. eine Putzhilfe. Als solche können diese Kosten bei der Steuererklärung geltend gemacht werden. Empfangenes Pflegegeld wird dabei nicht auf den Steuervorteil angerechnet. Maximal können so 4000 Euro im Jahr eingespart werden. Bei außergewöhnlichen Belastungen entfällt die Obergrenze.

- **Behinderten-Pauschbetrag** Alternativ können Sie auch einen Behinderten-Pauschbetrag steuerlich geltend machen. Dabei wird die Bemessungsgrundlage für die Einkommensteuer pauschal vermindert. Voraussetzung ist ein Grad der Behinderung (GdB) von mindestens 50 (bzw. von mindestens 25, sofern bestimmte andere Bedingungen erfüllt sind). Prüfen Sie, ob der Pauschbetrag oder die Anrechnung der Pflege- und Betreuungskosten für Sie günstiger sind.

- **Backsteinrente** Wer eine eigene Immobilie besitzt, muss sie nicht unbedingt verkaufen, um zusätzliches Geld für die Pflege zu erhalten. Manchmal ist es auch möglich, das Haus mit einer sogenannten Umkehrhypothek zu belasten. Dieses Darlehen wird in Form einer (auch lebenslangen) Zusatzrente ausgezahlt. Gleichzeitig wird ein lebenslanges Wohnrecht gewährt. Am Ende der Laufzeit bzw. nach dem Tod geht die Immobilie in den Besitz der Bank über. Fragen Sie bei der Bank, ob sie diese Form des Hypothekendarlehens anbietet.

- **Pflegewohngeld** In einigen Bundesländern gibt es das sogenannte Pflegewohngeld. Heimbewohner mit Pflegestufe I oder höher, deren Einkommen und Vermögen unter einer bestimmten Grenze liegt, können es als Zuschuss zu den Investitionskosten beantragen, die sie sonst bei vollstationärer Dauerpflege selbst mittragen müssten.

Wenn das Geld trotzdem nicht reicht

Wenn Sie stationäre Dauerpflege in einem Pflegeheim in Anspruch nehmen und den Eigenanteil nicht aus Ihrem eigenen Einkommen oder Vermögen bezahlen können, sind die Sozialhilfeträger unter bestimmten Umständen verpflichtet, die fehlenden Beträge zu übernehmen. Gleiches gilt z. B. für ambulante Angebote wie Essen auf Rädern. Wenn Sie Kinder oder Schwiegerkinder haben, wird allerdings zunächst geprüft, ob diese Sie finanziell unterstützen können (S. 211).

ALS PFLEGENDER

Die Pflege eines Menschen zu übernehmen, hat meist auch finanzielle Auswirkungen – vor allem, wenn Sie dafür Ihr berufliches Engagement reduzieren. Um den ehrenamtlichen pflegerischen Einsatz für die häusliche Pflege zu unterstützen, gibt es in Deutschland vielfältige Hilfsangebote an private Pflegepersonen. Sie reichen von Zuschüssen zur Rentenversicherung über den Anspruch auf Pflegezeit bis hin zur Ersatzpflege, wenn Sie Erholung benötigen. Gleichzeitig gibt es innerhalb der Familie aber auch die Verpflichtung, sich unter bestimmten Umständen gegenseitig finanziell zu unterstützen, um die Pflege zu bezahlen.

Unfallversicherung

Wenn Sie ehrenamtlich einen Menschen pflegen, sind Sie während der Pflege automatisch gesetzlich unfallversichert. Das gilt auch für alle Wege, die Sie aufgrund der Pflege zurücklegen, und für alle mit der Pflege verbundenen Tätigkeiten.

Rentenversicherung

Wer jemanden pflegt und dafür vielleicht beruflich kürzer tritt, kann weniger für seine eigene Altersvorsorge tun. Deswegen zahlt in Deutschland die Pflegekasse des Pflegebedürftigen einen Zuschuss zu Ihrer Rentenversicherung. Voraussetzung ist, dass Sie mindestens 14 Stunden pro Woche einen (oder mehrere) Menschen ehrenamtlich pflegen und nicht mehr als 30 Stunden pro Woche erwerbstätig sind. Die Höhe der Zahlungen hängt von der Pflegestufe des Pflegebedürftigen und vom Umfang Ihrer eigenen Pflegetätigkeit ab. Außerdem wird der Wohnort berücksichtigt (alte oder neue Bundesländer). Die Spanne der möglichen Zuschüsse zur Rentenversicherung liegt zwischen 114,66 und 407,84 Euro.

Selbst während Sie für Ihren Schützling Verhinderungs- oder Kurzzeitpflege in Anspruch nehmen (S. 206), um sich selbst einmal erholen zu können, werden die Beiträge zur Rentenversicherung von der Pflegekasse weitergezahlt.

Arbeitslosenversicherung

Falls Sie als Pflegender Ihren Beruf für die Pflege aufgeben, können Sie unter bestimmten Umständen freiwilliges Mitglied in der Arbeitslosenversicherung bleiben. Dafür müssen Sie bei der Bundesagentur für Arbeit innerhalb von 3 Monaten nach Beginn Ihrer ehrenamtlichen Pflegetätigkeit einen entsprechenden Antrag stellen. Die Kosten für diese Weiterversicherung müssen Sie selbst tragen. Lassen Sie sich von Ihrer Arbeitsagentur beraten, wenn diese Möglichkeit für Sie sinnvoll sein könnte.

Kurzzeitige Freistellung von der Arbeit

Pflegefälle treten oft plötzlich ein. Wenn Sie für Ihren Angehörigen überraschend Pflege organisieren müssen, dürfen Sie dafür bis zu 10 Tage von der Arbeit freinehmen, egal, wie groß oder wie klein der Betrieb ist. Ihr Arbeitgeber kann verlangen, dass Sie eine ärztliche Bescheinigung über die zu erwartende Pflegebedürftigkeit Ihres Angehörigen und über die Notwendigkeit der Arbeitsbefreiung vorlegen. Die freien Tage müssen nicht an einem Stück in Anspruch genommen werden. Während der Freistellung bleiben Ihre Kranken-, Pflege-, Renten- und Arbeitslosenversicherung automatisch bestehen.

Pflegezeit

Wenn Sie in einem Betrieb von mehr als 15 Mitarbeitern arbeiten und einen nahen Angehörigen (siehe Kasten) zu Hause pflegen wollen, können Sie sich für bis zu 6 Monate von der Arbeit freistellen lassen. Dabei verzichten Sie auf Ihr Arbeitsentgelt. Ihren Wunsch nach Pflegezeit müssen Sie Ihrem Arbeitgeber mindestens 10 Tage vor Beginn schriftlich ankündigen. Dazu müssen Sie ihm auch eine Bescheinigung der Pflegeversicherung oder des MDK vorlegen, die belegt, dass bei Ihrem Angehörigen mindestens Pflegestufe I vorliegt.

Oftmals können Sie auch eine Vereinbarung über eine Verringerung der Arbeitszeit über 6 Monate treffen. Ihr Arbeitgeber darf diesen Wunsch nur aus dringenden betrieblichen Gründen ablehnen. Eine vorzeitige Beendigung der angekündigten Pflegezeit ist nur unter bestimmten Bedingungen möglich.

Folgende Regelungen gelten für Ihren Versicherungsschutz während der Pflegezeit:

■ **Kranken-/Pflegeversicherung** Entweder greift die Familienversicherung oder Sie müssen sich als Selbstzahler freiwillig mit dem Mindestbeitrag versichern. Auf Antrag erstattet die Pflegekasse den Beitrag für die Kranken- und Pflegeversicherung (bis zur Höhe des Mindestbeitrages).

■ **Rentenversicherung** Bei mindestens 14-stündiger Pflege und maximal 30-stün-

---

NAHE ANGEHÖRIGE

Als nahe Angehörige gelten insbesondere:

- Ehegatten, Lebensgefährten, Partner in einer eheähnlichen Gemeinschaft
- Eltern und Großeltern
- Geschwister
- Kinder, Adoptivkinder, Pflegekinder, Enkelkinder
- Schwiegereltern, Schwiegertöchter, Schwiegersöhne

---

diger Berufstätigkeit pro Woche zahlt die Pflegeversicherung des Pflegebedürftigen Ihre Rentenbeiträge als Pflegeperson.

■ **Arbeitslosenversicherung** Die Pflegeversicherung übernimmt während der Pflegezeit die Beiträge zu Ihrer Arbeitslosenversicherung.

Familienpflegezeit

Wenn Ihr Arbeitgeber einverstanden ist, können Sie Familienpflegezeit in Anspruch nehmen. Dabei reduzieren Sie für maximal 2 Jahre Ihre Wochenarbeitszeit. Die Mindestarbeitszeit beträgt 15 Stunden pro Woche. Finanziell ist die Familienpflegezeit so geregelt, dass Sie während der Zeit ein etwas reduziertes Gehalt bekommen – abgezogen wird die Hälfte der Kürzung, die durch die reduzierten Arbeitsstunden entstehen würde. Bei einer Reduktion der Arbeitszeit auf 50 % erhalten Sie also 75 % Ihres Gehalts. Ist die Familienpflegezeit beendet, bekommen Sie bei Vollzeitarbeit zunächst weiterhin nur 75 % Ihres Gehalts (sogenannte Nachpflegephase). Damit wird die Summe, mit der Ihr Arbeitgeber in Vorleistung getreten ist, langsam wieder ausgeglichen.

Um den Gehaltsvorschuss, den Ihr Arbeitgeber bei diesem Modell über 2 Jahre leistet, abzusichern, müssen Sie eine Familienpflegezeitversicherung abschließen. Diese zahlt, falls Sie die

Vollzeittätigkeit nicht wieder aufnehmen können, z. B. wenn Sie in der Zwischenzeit berufsunfähig wurden. Nach vorzeitiger Beendigung der Pflege (Wegfall der Pflegebedürftigkeit, Tod des Pflegebedürftigen) oder nach Unterschreiten der Mindestwochenarbeitszeit von 15 Stunden endet die Familienpflegezeit automatisch mit einer Übergangsfrist von 2 Monaten. Folgende Regelungen gelten für Ihre soziale Absicherung während der Familienpflegezeit:

- **Kündigungsschutz** Während der Familienzeit und der Nachpflegephase ist eine Kündigung durch den Arbeitgeber nur in besonderen Ausnahmefällen möglich.

- **Rentenversicherung** Die Beiträge zur Rentenversicherung laufen auf der Basis des reduzierten Arbeitsentgelts normal weiter. Zusätzlich kann die Pflegeversicherung unter bestimmten Umständen Zuschüsse zu Ihrer Rentenversicherung zahlen (S. 209).

Im Gegensatz zur Pflegezeit (S. 210) besteht auf Familienpflegezeit kein Rechtsanspruch: Es handelt sich um eine freiwillige Leistung des Arbeitgebers.

Erholungszeiten

Sofern Sie die pflegebedürftige Person schon 6 Monate lang gepflegt haben, können Sie Ersatz- und Kurzzeitpflege beantragen, z. B. für den Fall, dass Sie einmal selbst eine Pause benötigen oder krank werden (S. 206).

Elternunterhalt

Benötigt ein Elternteil vollstationäre Dauerpflege und kann den Eigenanteil nicht aus eigenem Einkommen oder Vermögen bezahlen, wird das Sozialamt prüfen, ob Sie Ihre Eltern bzw. Schwiegereltern finanziell unterstützen können.

Für die Prüfung sind Sie verpflichtet, Ihre Einkommens- und Vermögensverhältnisse offenzulegen. Was über den festgelegten Betrag für Ihren Eigenbedarf

hinausgeht (sogenannter angemessener Selbstbehalt), kann für die Pflegeheimkosten herangezogen werden. Falls Sie noch andere Unterhaltsverpflichtungen haben, z. B. nach einer Scheidung, wird festgesetzt, welche Pflichten vorrangig sind. Ein Kind oder Schwiegerkind kann aber nicht verpflichtet werden, eine selbst genutzte Immobilie zu verkaufen, um Elternunterhalt zu leisten.

FESTSTELLUNG DER PFLEGESTUFE

Entscheidend für die Inanspruchnahme der Leistungen der Pflegeversicherung ist die Feststellung einer Pflegestufe oder der erheblich eingeschränkten Alltagskompetenz. Hierbei können gelegentlich Probleme auftauchen, die im Folgenden kurz umrissen werden.

Einschätzung des Pflegebedarfs

Die Begutachtung eines pflegebedürftigen Menschen ist eine äußerst komplexe Angelegenheit. Zwar wurden genaue Richtlinien dafür festgelegt, doch ist die realistische Einschätzung des tatsächlichen Pflegebedarfs selbst für die ausgebildeten Gutachter manchmal sehr schwierig. Auch die Tagesform des Pflegebedürftigen spielt eine große Rolle: Nicht selten kommt es vor, dass z. B. ein demenzkranker Mensch beim Besuch des Gutachters voller Stolz berichtet, er könne alles noch bestens allein bewältigen.

Wichtig zu wissen ist es, dass für die Einstufung des Pflegebedarfs wirklich nur die Grundpflege und Hilfen bei der Haushaltsführung relevant sind – und nur solche Tätigkeiten, die täglich bzw. regelmäßig anfallen. Zur Grundpflege gehören:

- **Körperpflege:** Waschen, Duschen, Baden, Zahnpflege, Haarwäsche, Kämmen, Rasieren, Gesichtspflege, Darm- und Blasenentleerung

- **Ernährung:** Mundgerechte Nahrungs-zubereitung (Portionieren, Temperatur-kontrolle), Anreichen von Speisen und Getränken, Sondennahrung, Umgang mit dem Essbesteck
- **Mobilität:** Aufstehen, Zubettgehen, An- und Auskleiden, Anlegen von Prothesen bzw. Hilfsmitteln, Gehen/Stehen/Treppen-steigen (wichtig: nur im Zusammenhang mit Körperpflege und Ernährung), Verlas-sen und Wiederaufsuchen der Wohnung (wichtig: nur zur Aufrechterhaltung der Lebensführung zu Hause und wenn der Pflegebedürftige persönlich erscheinen muss, z. B. bei Arztbesuchen)

Zur hauswirtschaftlichen Versorgung gehören Einkaufen, Kochen, Spülen, Reini-gen der Wohnung, Heizen sowie Wechseln, Waschen und Bügeln von Kleidung und Wäsche.

Fristen

Wenn ein Antrag auf Feststellung der Pflegebedürftigkeit gestellt wurde, muss dieser in der Regel innerhalb von 5 Wochen abschließend bearbeitet sein. Unter bestimmten Umständen, z. B. wenn die pflegebedürftige Person stationär behan-delt wird und die weitere Versorgung kurz-fristig sichergestellt werden muss, gelten knappere Fristen. Der Gutachterbesuch wird also eventuell relativ kurzfristig ver-einbart. Sofern es zeitlich möglich ist, kann es sinnvoll sein, schon in der Zeit kurz vor dem Antrag ein Pflegetagebuch zu führen, damit dieses fertig vorliegt, wenn der Gut-achter kommt.

Vorbereitung des Gutachterbesuchs

Bereiten Sie sich auf den Besuch des Medizinischen Dienstes bzw. von MEDICPROOF sehr gut vor. Es ist wichtig, dass Sie die Pflegesituation deutlich und zutreffend darstellen, ohne sich in Details zu verlieren, die für den Gutachter vielleicht gar nicht ausschlaggebend sind.

Bei Demenzkranken ist es für den Gutach-ter oft besonders schwierig, die Pflege-bedürftigkeit richtig einzuschätzen. Zum einen wechselt die Tagesform der Patien-ten deutlich, zum anderen stehen körper-liche Probleme, z. B. mit der Mobilität, bei ihnen in der Regel nicht im Vordergrund. Auch hier ist die klare und eingängige Schilderung der Alltagsprobleme bei der Pflege und Betreuung für das Gutachten unabdingbar.

Leistungsbescheid

Die Entscheidung der Pflegekasse, ob und in welchem Maß eine Pflegebedürftigkeit vorliegt, soll für die versicherte Person transparent und nachvollziehbar sein. Man kann schon beim Gutachterbesuch entscheiden, ob man zusammen mit dem Bescheid auch eine Kopie des Gutachtens erhalten möchte. Die Zusendung kann aber auch später noch erbeten werden.

Liegt der Leistungsbescheid vor, kann der Versicherte entscheiden, ob er die Ein-stufung bzw. Ablehnung akzeptieren oder ob er Widerspruch einlegen will. Ein Wider-spruch muss schriftlich (oder mündlich direkt in der Geschäftsstelle der Pflege-kasse) erfolgen und fristgerecht eingehen.

Rat und Hilfe

Pflegestützpunkte und andere Stellen beraten Sie beim Antrag auf eine Pflege-stufe und im Falle eines Widerspruchs. Demenzkranken und ihren Angehörigen bietet die Alzheimer Gesellschaft (S. 216) wertvolle Unterstützung. Hilfreich sind zudem Patientenratgeber, in denen die wesentlichen Punkte des Einstufungsver-fahrens dargestellt sind. Als ein Beispiel sei hier der aktuelle Ratgeber der Verbrau-cherzentrale NRW genannt:

- **Pflegegutachten und Pflegetagebuch.** Antragstellung, Begutachtung, Bewilli-gung. 1. Auflage 2013, 112 Seiten + 40 Sei-ten Pflegetagebuch, 7,90 Euro

ANLAUFSTELLEN UND LINKS

Die folgenden Adressen stellen lediglich eine Auswahl dar und erheben keinen Anspruch auf Vollständigkeit. Für die zentralen Themen sind Kontaktadressen in Deutschland, Österreich und der Schweiz benannt. Die Seiten zu Pflege allgemein beinhalten dabei auch Informationen zu diversen Einzelthemen. Die Telefonnummern sind jeweils ohne Ländervorwahl wiedergegeben. **Bitte beachten:** Es fallen z. T. zusätzliche Telefongebühren an.

PFLEGE ALLGEMEIN

Deutschland

Bundesministerium für Gesundheit
www.bmg.bund.de/pflege.html

Zentrum für Qualität in der Pflege (ZQP)
zqp.de
Tel.: 030 27593950

Pflege.de
www.pflege.de

Pflegeinfos.de
www.pflegeinfos.de

Österreich

Bundesministerium für Gesundheit
www.bmgf.gv.at

HELP.gv.at – Bundeskanzleramt Österreich
help.gv.at

Plattform für pflegende Angehörige des Bundesministeriums für Arbeit, Soziales und Konsumentenschutz (BMASK)
www.pflegedaheim.at/

Pflege.at
www.pflege.at

Schweiz

Bundesamt für Gesundheit
www.bag.admin.ch

Beratungsstelle Leben im Alter, Zentrum für Gerontologie der Universität Zürich
www.zfg.uzh.ch/berat.html
Tel.: 044 635342

Stiftung für Betagtenhilfe
www.seniorenwegweiser.ch
Tel.: 044 2842040

ERSTE ANLAUFSTELLEN

Deutschland

Pflegestützpunkt-Verzeichnisse
psp.zqp.de/search.php
www.pflegestuetzpunkte-online.de

Pflegeberatung der gesetzlichen Krankenkassen
Bitte wenden Sie sich direkt an die für Sie zuständige Krankenkasse.

COMPASS Private Pflegeberatung GmbH
www.compass-pflegeberatung.de
Tel.: 0221 933320
Service-Tel. zur Pflegeberatung: 0800 1018800

HILFSORGANISATIONEN

Arbeiter-Samariter-Bund (ASB)
www.asb.de
Tel.: 0221 476050

Malteser Hilfsdienst e. V. (MHD)
www.malteser.de
Tel.: 0221 982201

Deutsches Rotes Kreuz (DRK)
www.drk.de
Tel.: 030 854040

Die Johanniter (JUH)
www.johanniter.de
Tel.: 030 269970

WOHLFAHRTSVERBÄNDE

AWO Arbeiterwohlfahrt Bundesverband e. V.
www.awo.org
Tel.: 030 263090

Der Paritätische Gesamtverband
www.der-paritaetische.de
Tel.: 030 246360

Deutscher Caritasverband e. V.
www.caritas.de
Tel.: 0761 2000

Diakonisches Werk der Evangelischen Kirche in Deutschland e. V.
www.diakonie.de
Tel.: 0711 21590

Österreich

Bundesministerium für Arbeit, Soziales und Konsumentenschutz (BMASK)
www.infoservice.bmask.gv.at

Schweiz

Spitex Verband Schweiz
Pro Senectute Schweiz
www.pro-senectute.ch
Tel.: 044 2838989
www.spitex.ch
Tel.: 031 3812281

PFLEGEDIENSTE

Pflegedienstnavigator der AOK
www.pflegedienstnavigator.de

ONLINE-PFLEGEPLANER

Weisse Liste gemeinnützige GmbH
pflegeplaner.weisse-liste.de
Tel.: 030 3198705021

PFLEGEHEIME

Pflegeheimnavigator der AOK
www.pflegeheimnavigator.de

Pflegeheimsuche der Weissen Liste
http://pflegeheim.weisse-liste.de

PFLEGEKRÄFTE AUS DEM AUSLAND

ZAV Internationale Arbeitsvermittlung
http://www.arbeitsagentur.de/nn_25294/Navigation/zentral/Buerger/Arbeit/Vermittlung/Haushaltshilfen/Haushaltshilfen-Nav.html

Bundesverband Europäischer Betreuungs- und Pflegekräfte e. V.
www.bebp.eu
Tel.: 030 20 88 63 73

Stiftung Warentest: 24-Stunden-Betreuung zu Hause (mit Adressen)
www.test.de/Pflege-zu-Hause-Vermittlungs-agenturen-im-Test-1772650-0/

PSYCHOLOGISCHE HILFE

PflegeNotTelefon des ZQP
Tel.: 01802 494847

Pflegenotruf Sozialverband Deutschland e. V.
Tel.: 01802 000872

Pflegen und Leben Psychologische Online-Beratung für privat Pflegende.
www.pflegen-und-leben.de

Österreich

Pflegetelefon des Bundesministeriums für Arbeit, Soziales und Konsumentenschutz (BMASK)
Tel.: 0800 201622

SELBSTHILFEGRUPPEN ALLGEMEIN

Deutschland

Nationale Kontakt- und Informationsstelle zur Anregung und Unterstützung von Selbsthilfegruppen (NAKOS)
www.nakos.de
Tel.: 030 31018960

Bundesarbeitsgemeinschaft Hilfe für Behinderte e. V.
www.bag-selbsthilfe.de
Tel.: 0221 310060

Österreich

ARGE Selbsthilfe Österreich
www.selbsthilfe-oesterreich.at
Tel.: 01 740402855

bestNET Information-Service GmbH
www.selbsthilfe.at
Tel.: 01 3197500

Schweiz

Selbsthilfe Schweiz
www.selbsthilfeschweiz.ch
Tel.: 41 613338601

Stiftung MyHandicap
www.myhandicap.ch
Tel.: 071 9114949

SPEZIELLE PROBLEME

ALLERGIE UND ASTHMA

Allergie- und Asthmabund e. V.
www.daab.de
Tel.: 02161 814940

DEMENZ

Deutsche Alzheimer Gesellschaft e. V.
www.deutsche-alzheimer.de
Tel.: 01803 171017 und 030 259379514

DIABETES

Deutscher Diabetiker Bund e. V.
www.diabetikerbund.de
Tel.: 0561 7034770

HERZ-KREISLAUF-KRANKHEITEN

Deutsche Herzstiftung e. V.
www.herzstiftung.de
Tel.: 069 9551280

Deutsche Hochdruckliga e. V.
www.hochdruckliga.de
Tel.: 06221 588550
Herz-Kreislauf-Tel.: 06221 588555

HÖRBEHINDERUNG

Deutsche Gesellschaft der Hörgeschädigten – Selbsthilfe und Fachverbände e. V.
www.deutsche-gesellschaft.org
Tel.: 04331 589750

Deutscher Schwerhörigenbund e. V.
www.schwerhoerigen-netz.de
Tel.: 030 47541114

INKONTINENZ

Deutsche Kontinenz Gesellschaft e. V.
www.kontinenz-gesellschaft.de
Tel.: 0561 780604

KREBS

Deutsche Krebshilfe e. V.
www.krebshilfe.de
Tel.: 0228 729900

MULTIPLE SKLEROSE

Deutsche Multiple Sklerose Gesellschaft, Bundesverband e. V.
www.dmsg.de
Tel.: 0511 968340

OSTEOPOROSE

Netzwerk-Osteoporose e. V.
www.netzwerk-osteoporose.de
Tel.: 05251 280586 oder 21120

PARKINSON

Deutsche Parkinson-Vereinigung e. V.
www.parkinson-vereinigung.de
Tel.: 02131 740270

RHEUMATISCHE ERKRANKUNGEN

Deutsche Rheuma-Liga e. V.
www.rheuma-liga.de
Tel.: 0228 766060

SCHLAGANFALL

Selbsthilfeverband Schlaganfallbetroffener und gleichartig Behinderter e. V.
www.ssb-ev.de
Tel.: 06196 72130

Stiftung Deutsche Schlaganfall-Hilfe
www.schlaganfall-hilfe.de
Tel.: 05241 97700

SCHMERZ

Deutsche Schmerzliga e. V.
www.schmerzliga.de
Tel.: 06171 286053

SEHBEHINDERUNG

Deutscher Blinden- u. Sehbehindertenverband e. V.
www.dbsv.org
Tel.: 030 2853870

STOMA

Deutsche Ileostomie-Colostomie-Urostomie-Vereinigung e. V.
www.ilco.de
Tel.: 0228 33889450

WOHNRAUMANPASSUNG

Bundesarbeitsgemeinschaft Wohnungs-anpassung e. V.
www.wohnungsanpassung-bag.de
Tel.: 030 47474700
Oftmals wird Wohnberatung auch z. B. von Pflege-stützpunkten, Seniorenservicebüros, Beratungs- und Koordinierungsstellen angeboten.

HILFSMITTEL

Deutschland

Pflegehilfsmittelverzeichnis der Krankenkassen
hilfsmittel.gkv-spitzenverband.de

REHADAT Informationssystem
www.rehadat-hilfsmittelportal.de

Barrierefrei Leben e. V.
www.barrierefrei-leben.de
Tel.: 040 29995656

Nullbarriere.de – Barrierefreies Planen, Bauen und Wohnen
www.nullbarriere.de

Online-Shops (Beispiele)
www.rehavita24.de
Tel.: 08261 22029400
www.ovata.de
Tel.: 08133 444838
www.ntvital-shop.de
Tel.: 05232 6989510
www.seniorenfachhandel.de
Tel.: 089 80072979
www.sehhelfer.de
Tel.: 0800 1004088
www.hoerhelfer.de
Tel.: 0800 3305153

Österreich

Datenbank Hilfsmittelinfo des Bundes-ministeriums für Arbeit, Soziales und Konsumentenschutz (BMASK)
www.hilfsmittelinfo.gv.at

Schweiz

Stiftung MyHandicap
www.myhandicap.ch/hilfsmittel-ch.html
Tel.: 071 9114949

URLAUBSANGEBOTE

ProHandicapTravel
www.prohandicaptravel.de
Tel.: 0511 54546598

runa reisen GmbH
www.runa-reisen.de
Tel.: 05204 922780

Urlaub & Pflege e.V.
www.urlaub-und-pflege.de
Tel.: 02504 7396043

Ferien mit Pflege e.V.
www.ferien-mit-pflege.de
Tel.: 02166 136152

Deutsche Alzheimer Gesellschaft e.V.
Auf Anfrage Urlaubsangebote für Demenzkranke
und ihre Angehörigen.
E-Mail: info@deutsche-alzheimer.de
Tel.: 030 259379514 oder 01803 171017

RECHTLICHE UND FINANZIELLE FRAGEN

Deutschland

Netzwerk Pflegeberatung
Kooperation von BKK und dem Bundesverband
der Verbraucherzentralen
Patientenverfügung, Vorsorgevollmacht,
Betreuungsverfügung
Tel.: 01803 7705001
Beratung zu Heim- und Pflegedienstverträgen
Tel.: 01803 7705002
Alternative Wohnformen
Tel.: 01803 7705003

Sozialverband Deutschland e.V.
www.sovd.de
Tel.: 030 7262220

Informationen zur Familienpflegezeit
www.familien-pflege-zeit.de

Österreich

**Pflegetelefon des Bundesministeriums für
Arbeit, Soziales und Konsumentenschutz
(BMASK)**
Tel.: 0800 201622

Bundesministerium für Gesundheit
www.bmg.gv.at/home/Schwerpunkte/Medizin/
Patientenverfuegung/

**Pflegegeldberatung des Hauptverbandes der
österreichischen Sozialversicherungsträger**
www.sozialversicherung.at
Tel.: 01 711320

Schweiz

Unabhängige Beschwerdestelle für das Alter
www.uba.ch
Tel.: 058 4506060

STERBEN UND TOD

Deutschland

**Deutsche Gesellschaft für
Palliativmedizin e.V.**
www.dgpalliativmedizin.de
Tel.: 030 81826885

**Deutscher Hospiz- und
PalliativVerband e.V.**
www.dhpv.de
Tel.: 030 82007580

Deutsche PalliativStiftung
www.palliativstiftung.de
Tel.: 0661 48049797

Österreich

Österreichische Palliativgesellschaft
www.palliativ.at
Tel.: 01 404002752

Schweiz

**Schweizerische Gesellschaft für Palliative
Medizin, Pflege und Begleitung**
www.palliative.ch
Tel.: 044 2401621

GLOSSAR

Allergie
Verschiedene krankhaft veränderte Reaktionen des Organismus, ausgelöst durch eine Überempfindlichkeit auf eine bestimmte Substanz (Allergen): z. B. Hautjucken, Ekzeme, Bindehautentzündung.

Alzheimer-Krankheit
Unaufhaltsam fortschreitende Rückbildung von Gehirngewebe. Häufigste Demenzerkrankung.

Analgetika
Arzneimittel zur Schmerzlinderung.

Anaphylaktischer Schock
Extreme, lebensbedrohliche allergische Reaktion.

Angina pectoris
Erkrankung, bei der die Arterien verengt sind, die den Herzmuskel versorgen. Dies führt zu starken Schmerzen und einem Engegefühl in der Brust.

Antikoagulanzien
Die Blutgerinnung hemmende oder verzögernde Arzneimittel.

Asthma
Bei verschiedenen Krankheiten auftretende, anfallsartige Atemnot und Kurzatmigkeit, meist ist Bronchialasthma gemeint.

Aufbaunahrung
Spezielle, meist flüssige Kost, die konzentriert Kalorien, Eiweiß, Fett und wichtige Nährstoffe enthält, um bei bestimmten Erkrankungen und in der Rekonvaleszenz Ernährungsdefizite auszugleichen.

Betreuer
Person, die einen anderen (volljährigen) Menschen gesetzlich vertritt, der seine Angelegenheiten z. B. aufgrund einer Demenz nicht selbst regeln kann.

Betreuungsverfügung
Vorsorgeverfügung, bei der man festlegt, wen man sich als gesetzlichen Betreuer wünscht, falls man seine Angelegenheiten nicht mehr selbst regeln kann.

Blutzuckerspiegel
Konzentration von Glukose im Blut. Ein dauerhaft erhöhter Blutzuckerspiegel ist ein Anzeichen für Diabetes mellitus.

BMI (Body-Mass-Index)
Maß um zu bestimmen, ob jemand Normal-, Über- oder Untergewicht hat. Formel: Gewicht (in kg) geteilt durch das Quadrat der Körperlänge (in m).

Dehydratation
Der Körper dehydriert, wenn ihm Wasser entzogen wird, z. B. bei Durchfall und Erbrechen.

Dekubitus
Hautschädigung mit Druckgeschwüren und Druckwunden, die sich aufgrund eines längeren Drucks an einer bestimmten Stelle bilden; tritt vor allem bei Bettlägerigkeit auf.

Demenz
Fortschreitende Verschlechterung der intellektuellen Fähigkeiten (u. a. Störungen von Gedächtnis, Orientierung, Wahrnehmung, Sprachfähigkeit) aufgrund einer Schädigung des Gehirngewebes. Es gibt verschiedene Formen von Demenz; die Alzheimer-Krankheit ist die häufigste.

Diabetes mellitus
Verbreitete Stoffwechselstörung, bei der ein relativer oder absoluter Mangel an Insulin besteht. Hauptsymptome sind erhöhter Blutzuckerspiegel, Zuckerausscheidung im Urin, große Harnmengen, aber auch Mattigkeit und Wundheilungsstörungen. Die Symptomatik kann im schlimmsten Fall bis zum diabetischen Koma reichen.

Diastolischer Blutdruck
Der in den Arterien herrschende niedrige Druck, während das Herz zwischen den Kontraktionen entspannt ist und die Herzkammern sich mit Blut füllen.

Druckgeschwür
Siehe Dekubitus.

Durchbruchschmerzen
Intensive, anfallsartig auftretende Schmerzperioden im Rahmen einer Krankheit mit Dauerschmerzen, v. a. bei Krebserkrankungen.

Einwilligungsfähigkeit
Fähigkeit eines Menschen, die Bedeutung und Tragweite einer eigenen Entscheidungen zu erkennen, sie angemessen zu beurteilen und danach zu handeln. Ist er einwilligungsfähig, kann er z. B. in eine ärztliche Behandlung einwilligen oder sie ablehnen.

Elektrolyte
Verbindungen, die in wässriger Lösung in positiv oder negativ geladene Atome bzw. Moleküle zerfallen. Im Körper liegen viele wichtige Substanzen, wie Natrium, Kalium oder Kalzium, in Form von Elektrolyten vor.

Epilepsie
Sammelbegriff für verschiedene Funktionsstörungen des Gehirns, zu deren typischen Symptomen Krampfanfälle und Bewusstlosigkeit gehören.

Ersatzpflege
Siehe Verhinderungspflege.

Exsikkose
Austrocknung des Körpers bei starkem Flüssigkeitsverlust durch Dehydratation.

Fieber
Erhöhung der Körpertemperatur als Folge einer gestörten Wärmeregulation, z. B. bei einer Erkältung. Man spricht bei Temperaturen zwischen 38 und 38,5 °C von mäßigem, über 39 °C von hohem Fieber.

Gehirnerschütterung
Vorübergehende, durch eine Kopfprellung verursachte Funktionsstörung des Gehirns mit kurzer Bewusstlosigkeit und oft auch Erinnerungslücken.

Geschäftsfähigkeit
Die Fähigkeit, Rechtsgeschäfte selbst wirksam vorzunehmen. Als geschäftsunfähig gelten in Deutschland Kinder unter 7 Jahren und Menschen mit bestimmten schweren Erkrankungen, die die freie Willensbestimmung ausschließen.

Hypoglykämie
Stark erniedrigter Blutzuckerspiegel mit der Folge, dass die Gehirnfunktion beeinträchtigt ist.

Ileostomie
Chirurgischer Eingriff, bei dem ein Teil des Dünndarms (das Ileum) entfernt und ein künstlicher Darmausgang (Stoma) angelegt wird.

Infusion
Kontinuierliche Einführung größerer Flüssigkeitsmengen in den Körper, z. B. zur Medikamentengabe.

Injektion
Einbringen von Flüssigkeiten (z. B. Medikamenten) in den Körper, im Allgemeinen mithilfe einer Spritze.

Inhalator
Vorrichtung zur Verabreichung von Medikamenten in Form von Dämpfen, fein zerstäubten Flüssigkeiten oder Pulver.

Insulin
Hormon, das den Blutzuckerspiegel im Blut reguliert.

intramuskulär (i.m.)
Medizinischer Begriff, der »in den Muskel« bedeutet. Bei einer intramuskulären Injektion wird das Medikament in einen Muskel hinein injiziert.

intravenös (i.v.)
Medizinischer Begriff, der »in die Vene« bedeutet. Bei einer intravenösen Injektion wird das Medikament unmittelbar in eine Vene hinein injiziert.

Karotispuls
Blutdruckwelle, die über der Halsschlagader (Arteria carotis) am Hals getastet werden kann.

Katheter
Röhren- oder schlauchförmiges, flexibles oder starres Instrument, das in Hohlorgane oder Körperhöhlen eingeführt wird. Dient meist der Ableitung (z. B. als Blasenkatheter) oder dem Einführen von Flüssigkeiten bzw. Medikamenten (Infusion).

Kolostomie
Chirurgischer Eingriff, bei dem ein Teil des Dickdarms (das Kolon) entfernt und ein künstlicher Darmausgang (Stoma) angelegt wird.

Kortikosteroide
Eine bestimmte Gruppe von Hormonen, die in der Nebennierenrinde gebildet werden, und verwandter synthetischer Stoffe. Als Arzneimittel eingesetzt, dienen sie zur Behandlung u. a. von Entzündungen, Allergien, Asthma und rheumatischen Erkrankungen.

Krampfanfall
Plötzliche Episode unwillkürlicher Muskelkontraktionen aufgrund einer gestörten Hirnaktivität. Wiederholte Krampfanfälle treten bei Epilepsie auf.

Kurzzeitpflege
Übergangsweise Pflege in einer stationären Einrichtung, z. B. nach einem Krankenhausaufenthalt oder wenn eine familiäre Problemsituation zu überbrücken ist und die Pflege zu Hause deswegen nicht geleistet werden kann.

Mangelernährung
Zustand, der durch eine unzureichende Aufnahme bestimmter Nährstoffe auftritt. Man unterscheidet eine generelle Mangelernährung, bei der insgesamt zu wenig Nahrung zugeführt wird, von einer spezifischen Mangelernährung, bei der durch unausgewogene Ernährung einzelne Nährstoffe in zu geringen Mengen aufgenommen werden. Auch durch bestimmte Krankheiten kann es zu einer Mangelernährung kommen.

Medikation
Bei einer bestimmten Krankheit verordnete Arzneimittel bzw. Art und Charakter solcher Arzneimittel.

Meningitis
Entzündung der harten oder weichen Hirnhaut bzw. der Rückenmarkshäute, meist aufgrund einer Infektion durch Bakterien oder Viren. Die Erkrankung ist meldepflichtig.

Nadelstichverletzung
Versehentliches Durchstechen der Haut mit einer Injektionsnadel.

Nahrungsergänzungsmittel
Speziell zubereitetes Produkt, das zusätzliche Nährstoffe und/oder Wirkstoffe zur Verfügung stellt, z. B. Mineralstoffe, Vitamine oder Antioxidanzien.

Opioide
Gruppe zentral (über das Gehirn) wirkender Schmerzmittel mit morphinartigem Effekt; häufig werden die natürlichen Opioide Codein und Morphin verabreicht.

Palliativpflege
Medizinische Versorgung unheilbar kranker Menschen mit begrenzter Lebenserwartung, die auf die Linderung von Symptomen abzielt statt auf die Heilung der eigentlichen Krankheit. Ziel ist die bestmögliche Lebensqualität für Patienten und ihre Familien.

Parenterale Ernährung
Ernährung mittels Speziallösungen, die über eine Kanüle direkt in die Vene infundiert werden; auch intravenöse Ernährung genannt. Der Magen-Darm-Trakt wird so umgangen.

Patientenverfügung
Dokument, in dem man festlegt, unter welchen Umständen man in welche medizinische Behandlung einwilligt bzw. was man untersagt (z. B. lebenserhaltende Maßnahmen bei einem zum Tode führenden Grundleiden). Die Verfügung gilt für den Fall, dass man selbst seinen Willen nicht mehr mitteilen kann.

PEG-Sonde
Sonde, die durch die Haut direkt in den Magen gelegt wird, damit Nahrung, Flüssigkeit und Medikamente zugeführt werden können.

Pflegestützpunkt

Beratungsstelle für Pflegebedürftige und deren Angehörige, die organisatorisch und räumlich bei den gesetzlichen Kranken- und Pflegekassen angesiedelt ist. Hier erhalten Sie Informationen zu allen Themen der Pflege, Adressen, Preisvergleichslisten und konkrete Hilfe, z. B. beim Ausfüllen von Formularen.

Radialispuls

Blutdruckwelle, die direkt über der Speichenarterie (Arteria radialis) am inneren Handgelenk getastet werden kann.

Restless Legs

»Syndrom der unruhigen Beine«; eine neurologische Erkrankung, bei der es vor allem nachts zu Gefühlsstörungen und starkem Bewegungsdrang in den Beinen kommt.

Schlafapnoe

Störung, bei der es zu vorübergehenden, mehr als 10 Sekunden dauernden Atemstillständen während des Schlafs kommt.

Schlaganfall

Plötzlich auftretende Erkrankung, bei der bestimmte Hirnregionen als Folge eines Gefäßverschlusses oder einer Hirnblutung ausfallen; geht meist mit Halbseitenlähmungen und typischen Störungen einher. Eine sehr schnelle Akutversorgung ist entscheidend.

Schock

Fortschreitendes Kreislaufversagen, gekennzeichnet durch eine ungenügende Sauerstoffversorgung lebenswichtiger Organe. Der Begriff bezieht sich umgangssprachlich auch auf eine akute psychische Belastungsreaktion, die nach einem traumatischen Ereignis auftreten kann.

Sonde

Medizinisches Instrument in Schlauch-, Stab- oder Röhrenform, das in Körperhöhlen eingeführt wird. Dient einerseits der Untersuchung und Behandlung, andererseits der künstlichen Ernährung.

Spacer

Distanzstück aus Plastik, das auf das Mundstück eines Inhalators passt, um das Inhalieren eines Medikamentes zu vereinfachen.

Spastik

Unkontrollierte Anspannung von Muskeln, meist mit gleichzeitig gesteigerten Muskelreflexen; führt zu leichten Bewegungseinschränkungen bis hin zu schwerer körperlicher Behinderung. Ursache sind Hirn- bzw. Rückenmarksschädigungen.

Steril

Vollständig keimfrei; wichtig z. B. bei Gegenständen und Dingen, die mit einer Wunde in Berührung kommen. (Andere Wortbedeutung: unfruchtbar.)

Stoffwechsel

Gesamtheit aller Vorgänge im Körper, bei denen Stoffe in den Organismus aufgenommen, transportiert, umgewandelt, abgebaut und ausgeschieden werden.

Stoma

Operativ hergestellter Ausgang eines Hohlorgans, z. B. der Blase, zur Körperoberfläche; dient der Ableitung von Ausscheidungen (z. B. Urin), wenn zugehörige Organe funktionsunfähig sind.

Subkutan (s.c.)

Medizinischer Begriff, der »unter die Haut« bedeutet. Bei einer subkutanen Injektion wird das Medikament in das unter der Haut liegende Fettgewebe injiziert.

Suppositorium

Arzneiträger in Kegel-, Walzen- oder Torpedoform (»Zäpfchen«) aus Substanzen, die bei Körpertemperatur schmelzen. Meist als Rektalzäpfchen in den Anus einzuführen, aber auch zur Verwendung in der Scheide (siehe Vaginalzäpfchen).

Systolischer Blutdruck

Der in den Arterien herrschende hohe Druck, während sich der Herzmuskel zusammenzieht, um Blut durch die Arterien zu pumpen.

Transitorische ischämische Attacke (TIA)

Manchmal auch als »Minischlag« bezeichnet; vorübergehende Unterbrechung der Blutzufuhr zum Gehirn mit Symptomen eines Schlaganfalls, die aber innerhalb von 24 Stunden komplett wieder verschwinden.

Urostomie

Chirurgischer Eingriff, bei dem der Urin vorübergehend oder dauerhaft nicht über die Harnwege, sondern durch einen künstlichen Ausgang in der Haut (Stoma) abgeleitet wird.

Vaginalzäpfchen

Suppositorium, das in die Vagina eingeführt wird; dient der Verabreichung von Medikamenten, z. B. bei Pilzinfektionen der Scheide.

Verhinderungspflege

Ersatzpflege, bei der eine ehrenamtliche Pflegeperson für maximal 28 Tage im Jahr meist von einem ambulanten Pflegedienst abgelöst wird, z. B. damit sie sich erholen kann.

Vernebler

Gerät, das flüssige Medikamente löst und zu Nebel zerstäubt. Das so entstehende Aerosol kann über eine Gesichtsmaske eingeatmet werden. Man unterscheidet je nach System zwischen Dampf- und Ultraschallverneblern.

Vorsorgeverfügung

Sammelbegriff für Vorausverfügungen für den Fall, dass man selbst nicht mehr handlungs- und entscheidungsfähig ist. Hierzu zählen Patientenverfügung, Vorsorgevollmacht, Betreuungs- und Organverfügung.

Vorsorgevollmacht

Mit einer Vorsorgevollmacht ermächtigt eine Person einen anderen Menschen, im Fall einer Notsituation bestimmte Entscheidungen für sie zu treffen bzw. Aufgaben zu erledigen. Die Vollmacht ist unabhängig vom Betreuungsgericht.

REGISTER

REGISTER

DANK

DK möchte folgenden Personen für ihre wertvolle Unterstützung danken:

Allan Clarke, Carol Rhind und den Mitarbeitern von Bucklesham Grange Care Home, Ipswich für die Bereitstellung der Ausstattung für Fotoaufnahmen; Rose Health Care Centre, Ipswich für die Bereitstellung des Equipments; Julia Phipps bei Specialist Mobility für Bildmaterial; Ann Peters RGN, HV für fachliche Beratung.

Dank an die Modelle: Michelle Baxter, Kaiya Shang, Frances, Hewson, Colin Brewster, Spencer Holbrook, Jonathan Metcalf, Janet Mohun, Jenny Pattison, Shirley Cook, Moira Ellice, Sharon Harvey, Julie Stewart, Richard Barrett, Athene Barrett, Demii Hart, Michael Spencer, Patrick Sweeney, Sheila Spencer, Harvey Keys, Valerie Baxter, Lynda Sweeney, Nigel Wright

Der Verlag möchte folgenden Personen und Institutionen für die freundliche Genehmigung zum Abdruck ihrer Fotos danken:

(Legende: o=oben; u=unten; M=Mitte; a=außen; l=links; r=rechts; go=ganz oben)

2 Getty Images: Rob Lewine 11 Getty Images: the Agency Collection / Silvia Jansen. 13 Corbis: David Harrigan / ableimages. 14 Corbis: Dann Tardif / LWA. 15 Patterson Medical: (Mu). 16 Dorling Kindersley: Alexander Raths / Shutterstock. 20 Shutterstock: Igor Sokolov (breeze). 22 Getty Images: Cultura / Hybrid Images. 25 Corbis: JLPH / Cultura. 28 Getty Images: Cultura / Nils Hendrik Mueller. 30 Patterson Medical: (Mr, ur). 31 Patterson Medical: (ur). 32 Patterson Medical. 33 Platinum Stairlifts / Platinum Rails. 35 Patterson Medical: (gol). 37 Patterson Medical: (gol, agor, aMro/go, aMro/M, aMro/u, aMr, Mr, aMru, aur). 39 Patterson Medical. 41 Patterson Medical: (gor). 46 Dorling Kindersley: Sarah Ashun (aur). 55 Patterson Medical: (aMr, M, aMru, uM). 57 Alamy Images: Viktor Fischer. 61 Fotolia: Monkey Business. 66 Corbis: Maskot. 69 Patterson Medical: (Mlo, gor, Ml, aMl, Mlu). 70 Fotolia: Alexander Raths. 71 Getty Images: Photonica / Silvia Otte (ul). Patterson Medical: (or). 72 Getty Images:Stockbyte / altrendo images. 78 Corbis: Terry Vine / Blend Images. 79 PunchStock: Purestock. 87 Patterson Medical: (Mlo, Ml). 88 Patterson Medical: (Mro, Ml, Mlu, Mru). 106 Corbis: Jose Luis Pelaez Inc. / Blend Images. 110 Patterson Medical: (gor, Mr). 111 Patterson Medical. 119 Patterson Medical. 121 Patterson Medical: (Mr, Ml, Mru, ur). 122 Patterson Medical. 124 Corbis: Blue Jean Images. 129 Patterson Medical. 134 Patterson Medical. 135 Patterson Medical: (gol, ur). 136 Patterson Medical: (gol, Mru, ur). 138 Patterson Medical: (aul, ul, ur, aur). 139 Patterson Medical. 146 Fotolia: Bernd Leitner. 148 Fotolia: StefanieB. 151 Getty Images: Taxi / Garry Wade. 153 Corbis: Laura Doss. 155 Getty Images: Altrendo Images. 157 Fotolia: Richard Keuch. 159 Fotolia: Klaus Eppele. 163 Science Photo Library: Simon Fraser, Hexham General. 164 Corbis: Herry Choi / TongRo Images. 166 Science Photo Library. 167 Corbis: Ian Hooton / Science Photo Library. 168 Alamy Images: Dennis Hallinan. 192 Getty Images: Adam Gault / SPL. 195 Corbis: Ian Lishman / Juice Images. 198 Corbis: Bernd Vogel. 199 Corbis: FK Photo.

Alle anderen Abbildungen © Dorling Kindersley
Weitere Informationen unter: www.dkimages.com

DANK